Christophers / Ständer

Haut- und Geschlechtskrankheiten

Enno Christophers
Markward Ständer

Haut- und Geschlechtskrankheiten

6., überarbeitete und ergänzte Auflage
mit 128 Abbildungen, davon 71 in Farbe

Urban & Schwarzenberg
München–Wien–Baltimore

Anschriften der Verfasser:
Prof. Dr. med. **Enno Christophers**, Direktor der Hautklinik der Universität Kiel,
Klinikum der Christian-Albrechts-Universität zu Kiel, Schittenhelmstraße 7, 24105 Kiel
Dr. med. **Markward Ständer**, Chefarzt Klinikbereich Psoriasis – Dermatologie, Fachklinik
Bad Bentheim, 48455 Bad Bentheim

Lektorat, Planung: Annette Heuwinkel
Redaktion: Dr. Rainer Ostermann, Birgit Ruf
Herstellung: Ulrike Urban

Die Deutsche Bibliothek – CIP-Einheitsaufnahme

Christophers, Enno:
Haut- und Geschlechtskrankheiten / Enno Christophers ; Markward Ständer. – 6., überarb.
und erg. Aufl. – München ; Wien ; Baltimore : Urban und Schwarzenberg, 1997
    ISBN 3-541-06226-6
NE: Ständer, Markward:

Vorwort zur 1. Auflage

Dieses Buch wurde für Schwestern, Pfleger, Lernbeflissene geschrieben. Es berichtet über die Haut und ihre wichtigsten krankhaften Veränderungen. Auf Seltenes oder weniger Wichtiges wurde verzichtet. Das Praktische steht im Vordergrund, deshalb der Titel*.

Wir danken Herrn Bilek für die Zeichnungen, dem Verlag für die Bereitstellung der Abbildungen aus dem Atlas und Praktikum der Dermatologie und Venerologie von W. Burckhardt, Frau Deml und Frau Ludewig für das Schreiben des Manuskripts.

E. Christophers und M. Ständer

Vorwort zur 6. Auflage

Der Erfolg des Titels „Haut- und Geschlechtskrankheiten" macht nunmehr eine 6. Auflage erforderlich, die wiederum Gelegenheit bietet, Verbesserungen anzubringen und den Inhalt dieses Buches für Dermatologie und Venerologie der Entwicklung des Faches anzupassen. Deshalb werden in den einzelnen Kapiteln neue Kenntnisse eingebracht – neue Krankheiten und neue Therapieverfahren – und, wo erforderlich, wurde Seltenes und nicht mehr Zeitgemäßes gestrichen.

Unsere Form der Darstellung haben wir beibehalten, nämlich die knappe Darstellung des derzeitigen Kenntnisstandes und die Verwendung von Merksätzen, Tabellen, wechselnden Schriftbildern etc. Das Buch mag dadurch lebendiger gestaltet erscheinen und die rasche Information erleichtern.

In den letzten Jahren ist unübersehbar eine Zunahme bestimmter Hauterkrankungen zu verzeichnen, dazu zählen besonders bösartige Tumoren der Haut, insbesondere das maligne Melanom, aber auch allergische Erkrankungen und die kindliche Neurodermitis. Darüber hinaus werden Veränderungen an der Haut mehr denn je bewußt wahrgenommen und erlebt. Sie werfen Fragen auf hinsichtlich ihrer gesundheitlichen Bedeutung, ihrer möglichen Gefährlichkeit, Gutartigkeit oder Bösartigkeit, die es zu beantworten gilt.

Auch in der vorliegenden 6. Auflage wird dermatologisches Grundwissen gepflegt, und zwar unter bewußtem Verzicht auf bislang unbeweisbare Vermutungen und alternative Glaubensbekenntnisse. Wie bisher ist es unsere Aufgabe, anerkannte Wissensinhalte zu vermitteln und Spekulationen zu vermeiden.

E. Christophers und M. Ständer

* Das Buch hatte bis zur 4. Auflage den Titel „Praxis der Haut- und Geschlechtskrankheiten"

Inhaltsverzeichnis

Teil A Einführung in die Dermatologie

Teil B   Die wichtigsten Erkrankungen der Haut

Teil C   Sexuell übertragbare Krankheiten (venerologische Infektionen)

Teil D Anhang

Teil A

Einführung in die Dermatologie

1 Anatomie und Physiologie der Haut

Die Haut ist das größte Organ des menschlichen Körpers. Ihr Aufbau ist kompliziert, um die wesentlichste Leistung, nämlich den Schutz des Organismus vor der Außenwelt, zu verwirklichen. Sie verfügt über ein hochentwickeltes Nervengeflecht und besitzt empfindlich reagierende Mechanismen zur Regulation des Wärmehaushaltes: die Gefäße und die Schweißdrüsen.

Die Haut besteht aus drei Gewebsschichten, die von außen nach innen gesehen folgendermaßen bezeichnet werden (Abb. 1.1):

- **Epidermis:** Sie ist etwa 0,05 mm dick, gefäßlos und besteht zur Hälfte aus lebenden, zur Hälfte aus den toten (verhornten) Zellen des Stratum corneum.
- **Korium** (die Dermis): eine dichtgepackte Bindegewebslage (Lederhaut), die von nur wenigen Zellen durchsetzt ist. Sie besteht zu 75% aus Kollagen (Bindegewebe), das von Fibroblasten gebildet wird. Neben der sog. Grundsubstanz (Glucosaminoglykane, ca. 15%) ist das Korium durchzogen von einem hochentwickelten Gefäßsystem. Eingebettet darin liegen die Gefäße und Nerven.
- **subkutanes Fett:** eine dicke Gewebslage, die fast ausschließlich aus Fettzellen besteht (Speicherfett).

Hinzu kommen die Hautanhangsgebilde (Adnexen): ekkrine Schweißdrüsen, apokrine Schweißdrüsen, Haarfollikel, Talgdrüsen, Nägel sowie die Sinnesrezeptoren für Temperatur-, Schmerz- und Tastreize.

Im Gegensatz zur Epidermis, die sich während des ganzen Lebens ständig er-

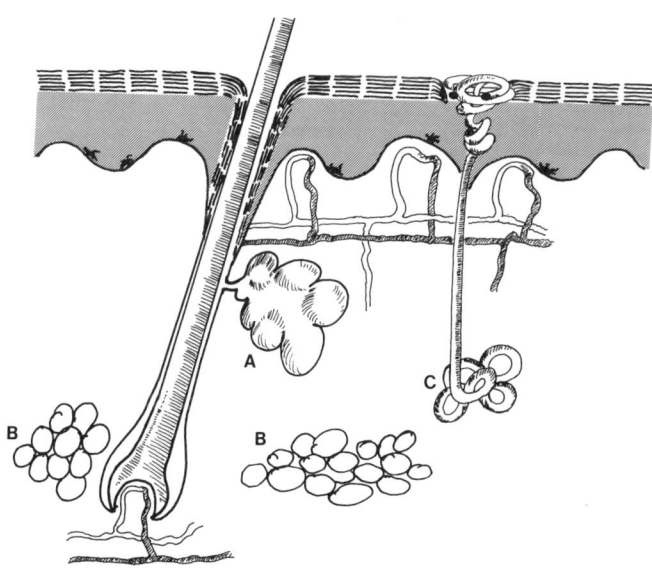

Abb. 1.1 Schematische Darstellung der Haut mit Hautanhangsgebilden (Haar, Talgdrüse und Schweißdrüse).
A = Talgdrüse; B = Fettgewebe; C = ekkrine Schweißdrüse. Schraffiertes Areal = Epidermis.

neuert, werden diese Adnexen, sobald sie einmal angelegt sind, nicht mehr neu geformt. Ihr Wachstum und ihre Funktion vollziehen sich weitgehend unabhängig von der Haut; sie stellen somit eigene Organeinheiten dar.

Es wird deutlich, warum die gesamte Haut ein kompliziertes System darstellt und weshalb das Verständnis für viele Hauterkrankungen oft Schwierigkeiten bereitet.

Bei oberflächlicher Betrachtung erkennt man Hautlinien (**Langer-Linien**), die einen bestimmten Verlauf aufweisen. Es sind Dehnungslinien; bei dermatochirurgischen Maßnahmen soll die Schnittführung entlang dieser Linien erfolgen. An den Händen und Sohlen zeigen sich weiterhin die bekannten **Handlinien**, die für jede Person ein charakteristisches Muster haben und durch die besondere anatomische Anordnung von Bindegewebspapillen bedingt sind.

In Kenntnis dieser anatomischen und funktionellen Gegebenheiten wird verständlich, daß ein und derselbe Krankheitsprozeß zu unterschiedlichen klinischen Bildern führen kann, wenn er an verschiedenen Körperarealen, beispielsweise am Skrotum oder an den Handtellern oder an den Augenlidern auftritt. Man sollte sich weiterhin vor Augen halten, daß die Haut nicht lediglich die Schale des menschlichen Körpers zur Außenwelt ist, sondern in einem dauernden Austauschprozeß mit dem Blut sowie mit den inneren Organen steht. So gibt es innere Erkrankungen, die an der Haut Symptome hervorrufen und auf eine nichtkutane, interne Erkrankung schließen lassen (s. a. S. 163).

 Die Aufgaben der Haut sind:

- physikalischer Schutz gegen Umwelteinflüsse.
- Wärmeschutz durch Haarkleid, Fettschicht, Schweißdrüsen und Gefäßsystem.
- Barrierefunktion: Schutz vor Wasserverlust und Austrocknung, Schutz vor dem Verlust körpereigener Substanzen (Eiweiß, Elektrolyte u. a.).

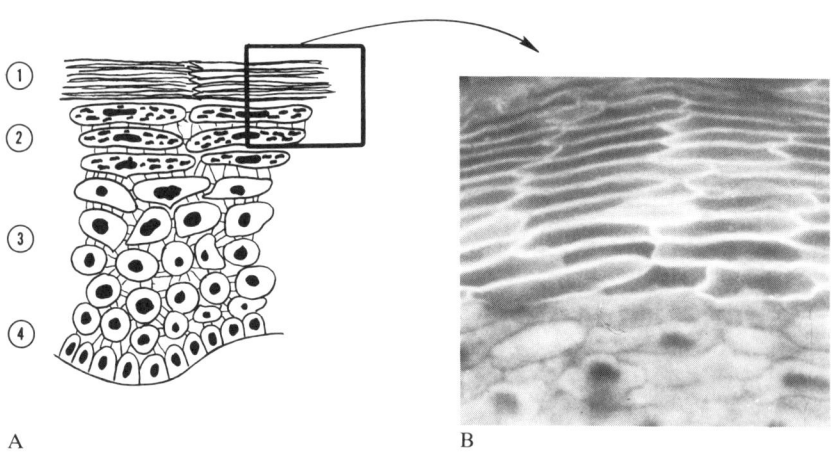

A   B

Abb. 1.2   A. Schematische Darstellung der Epidermis mit Hornschicht (1), Körnerschicht (2), Stachelzellschicht (3) und Basalzellschicht (4). B. Ausschnitt: Mikroskopische Abbildung der oberen Epidermis (vergrößert).

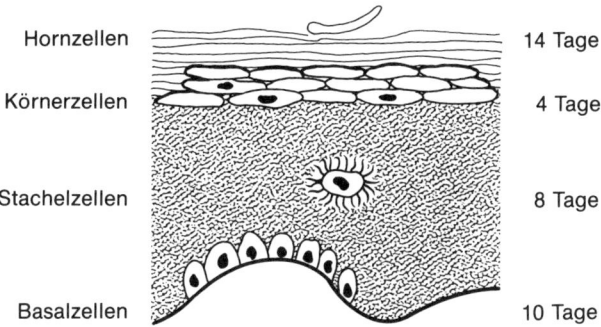

Hornzellen		14 Tage
Körnerzellen		4 Tage
Stachelzellen		8 Tage
Basalzellen		10 Tage

Abb. 1.3 Die Erneuerungszeit der Epidermis beträgt normalerweise 4–5 Wochen. Dabei durchwandern die Epidermiszellen die einzelnen Abschnitte mit unterschiedlicher Geschwindigkeit.

1.1 Epidermis

Die Epidermis (oberste Hautschicht) ist ein dünnes, ausschließlich aus Zellen bestehendes Gewebe, das aus einem lebenden (Stratum Malpighii) und einem toten (Stratum corneum [Hornschicht]) Abschnitt besteht.

Die Epidermis erneuert sich kontinuierlich, erkennbar an den mit bloßem Auge oftmals sichtbaren Schuppen. Die unterste Zellschicht der Epidermis (**Basalzellschicht**) besteht aus teilungsfähigen Zellen, die durch Kontaktpunkte (sog. Halbdesmosomen) mit der darunterliegenden Dermis verbunden sind. Nach erfolgter Zellteilung in der Basalzellschicht wandern die Tochterzellen langsam in Richtung Hautoberfläche, wobei sie beim Übergang von der lebenden in die tote epidermale Zellschicht vollständig verhornen, abflachen und im **Stratum corneum** einen zusammenhängenden, widerstandsfähigen Zellverband bilden (Abb. 1.2). Der ganze Prozeß dauert etwa 4 Wochen (Abb. 1.3) an der menschlichen Rumpfhaut, jedoch bestehen erhebliche Unterschiede an anderen Körperarealen (Kopfhaut oder Gesichtshaut – Dauer etwa 14 Tage).

Die Bildung dieser widerstandsfähigen, undurchlässigen und doch flexiblen Hornschicht ist Hauptaufgabe der Epidermis. Dadurch ist ein Schutz gegenüber mechanischen, chemischen oder physikalischen Schäden gewährleistet. Während in der lebenden Epidermis nach erfolgter Zellteilung eine sehr stoffwechselaktive Synthese der Hornsubstanzen stattfindet, treten diese Substanzen nach Abschluß dieses Prozesses in eine Umverteilungsphase ein, und damit stirbt die Zelle. Dabei gehen der Zellkern wie auch alle anderen mikroskopisch sichtbaren Zellstrukturen verloren; es bleibt eine hochgradig abgeflachte, im Inneren mit einer homogenen Masse ausgefüllte Zelle übrig (die **Hornzelle**, Abb. 1.4).

Zwei wesentliche Komponenten bilden die Voraussetzung für die oben gezeigte hohe Widerstandsfähigkeit der Hornschicht: einmal der unlösliche **Zellinhalt (Keratin)** und zweitens die sehr festen, miteinander verbackenen **Zellmembranen**. Durch enzymatische Auflösung der interzellulären Kittmasse lösen sich die Zellagen an der Oberfläche ab (Schuppung). Sie werden durch von unten sich nachschiebende neue Hornzellen ersetzt. Während die lebende Epidermis etwa 70 bis 80 Gew.%

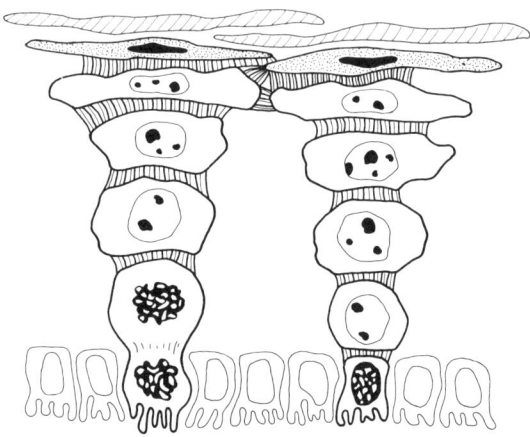

Abb. 1.4   Durch mitotische Zellteilung im Basalzellager wird der Zellnachwuchs für die differenzierenden und verhornenden Epidermisabschnitte bereitgestellt. Die Zellen ordnen sich im oberen Stratum spinosum und im Stratum granulosum säulenförmig an, wodurch eine enge Verzahnung der Hornschicht erfolgt (n. Pinkus).

Wasser enthält, liegt der Wassergehalt der Hornschicht zwischen 10 und 15%. Naturgemäß wechseln diese Werte mit dem Wassergehalt und der Temperatur der Umgebung. So ist es verständlich, daß bei trockener Haut nicht etwa Fettmangel die entscheidende Rolle spielt; es ist vielmehr das mangelnde Wasser, das die Hornschicht brüchig und rauh macht.

Die Epidermis besteht zu über 90% aus Keratinozyten. Darüber hinaus sind vier weitere Zelltypen nachweisbar:

- **Melanozyten** (Dichte: 1000–1500 pro mm², s. S. 10).
- **Langerhans-Zellen**: Langerhans-Zellen (Dichte: etwa 500 pro mm²) befinden sich in der oberen lebenden Epidermis (Stratum spinosum) in gleichmäßigen Abständen zueinander. Wie Melanozyten besitzen sie langausgezogene Zellfortsätze (Dendriten). Langerhans-Zellen stellen den periphersten Teil des Immunsystems dar. Ihre Aufgabe ist die Antigenerkennung und Antigenpräsentation. Sie spielen bei immunologischen Erkran-

kungen wie auch bei der immunologischen Überwachung eine wichtige Rolle (s. S. 87).
- **Merkel-Zellen**: Diese sind periphere Nervenzellen im Stratum basale (Dichte: wechselnd, bis zu 300 pro mm²).
- **Lymphozyten**: Einzelne Lymphozyten durchwandern vermutlich im Sinne einer Immunüberwachung kontinuierlich die Epidermis.

1.2 Haare

Haare entspringen schlauchförmigen Epitheleinschlüssen und sind in unterschiedlicher Dichte über den ganzen Körper, mit Ausnahme der Handflächen und Fußsohlen, verteilt. Die gesamte Haut des menschlichen Körpers enthält etwa **5 Mill. Haarfollikel**, davon allein etwa 1 Mill. am Kopf, 100 000 Haare stehen durchschnittlich an der behaarten Kopfhaut. Die Haarfollikel werden während des Embryonalwachstums angelegt und können sich im späteren Le-

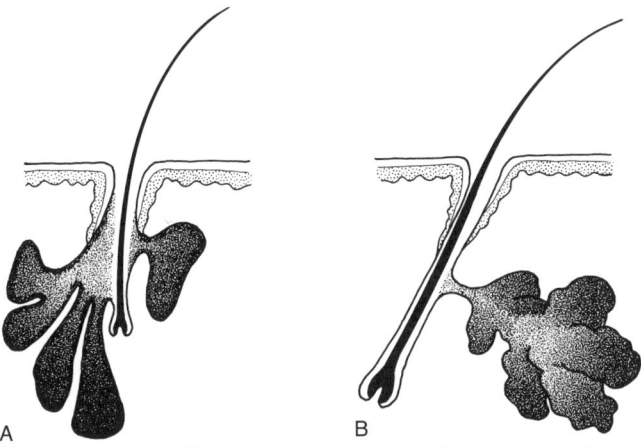

A   B

Abb. 1.5 Abhängig von der Körpergegend sind Haarfollikel, Haarschaft und begleitende Talgdrüse unterschiedlich stark ausgestaltet. Im Bereich des Gesichtes sind die Haare dünn (Lanugohaare, A) und die Talgdrüsen durchweg sehr groß („dünne Haare, dicke Drüsen"). Im Bereich der Kopfhaut (Kapillitium, B) sind Drüsenkörper wie auch Haarfollikel und Haarschaft durchweg stark ausgebildet.

ben nicht mehr neu bilden. Zerstörte Haarfollikel (Narbengewebe!) werden somit nicht wieder ersetzt.

Abhängig von dem Körperareal wachsen Haare in unterschiedlicher Dichte, unterschiedlicher Dicke (Abb. 1.5), Schnelligkeit und Pigmentierung. Das Normalhaar am Kopf wächst etwa 0,35 mm pro Tag, durchläuft insgesamt einen **Haarzyklus**, der beim Kopfhaar 2 bis 6 Jahre dauert (Abb. 1.6, Tab. 1.1). Anschließend an diese aktive Wachstumsperiode (**Anagenphase**) entwickelt sich die Haarzwiebel (Matrix) zurück, das Haar wird kleiner und fällt aus (**Katagenphase**). Die jetzt folgende Ruhe-

phase (**Telogenphase**) dauert etwa 6 Monate und geht dann wiederum über in die aktive Wachstumsphase (Anagenphase) mit der Entstehung eines neuen Haares (Tab. 1.2). Die Zellneubildung in der Haarmatrix ist jetzt hochgradig gesteigert und reagiert naturgemäß außerordentlich empfindlich gegenüber allen äußerlichen wie auch innerlichen Störungen (besonders Medikamenten!).

Die **Farbe** der Haare hängt ab von der Zahl und Aktivität der Melanozyten in der Haarzwiebel, die das Kopfhaarpigment (Melanin) bilden, das im höheren Alter langsam verlorengeht: Die Haare werden weiß. Verschiedene Typen von Haaren unterstehen einem hormonalen Einfluß: Das Testosteron ist das wichtigste Hormon; es stimuliert das Bartwachstum wie auch die Ausbildung der Schambehaarung und ist mitverantwortlich für die Entstehung der männlichen Glatze.

Von den 100 000 Haaren der Kopfhaut befinden sich etwa 15–20% in der Ruhephase (telogen), der Rest in der aktiven Anagenphase. Der **normale Haarverlust** liegt aus diesem Grunde bei etwa

Tab. 1.1 Haarzyklus und Verteilung der Wurzelformen (in Prozent)

Phase	Wurzelformen	Dauer
Wachstumsphase (anagen)	85–90	2–6 Jahre
Übergangsphase (katagen)	1	2 Wochen
Ruhephase (telogen)	10–15	2–6 Monate

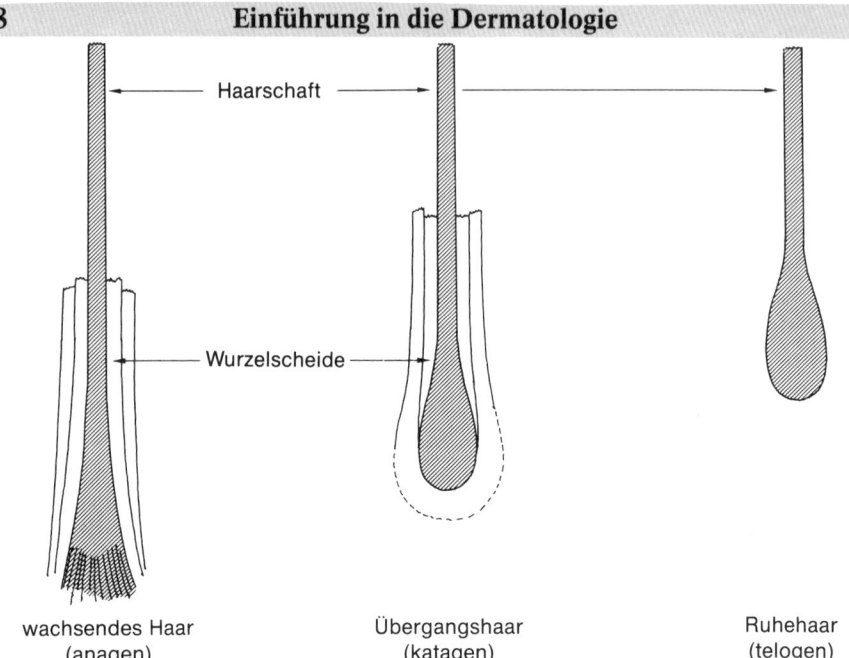

<table>
</table>

wachsendes Haar (anagen) Übergangshaar (katagen) Ruhehaar (telogen)

Abb. 1.6 Schematische Darstellung der Haarwachstumsformen.

80 Haaren pro Tag, eine Tatsache, die oft übersehen wird und besonders bei langen Haaren oft zu beträchtlicher Sorge Anlaß gibt. Häufig bestehen Klagen über einen stärkeren Haarausfall, beispielsweise nach Geburt eines Kindes, nach Absetzen der „Pille" oder nach einer schweren Erkrankung. Hier handelt es sich um einen erhöhten Übergang von Haaren in die Ruhephase (= verstärkte Kolbenhaarbildung). Diese Art von Haarausfall ist vorübergehend und wird

innerhalb von 6 Monaten durch das Auftreten neuen Haarwachstums in den nicht dauernd geschädigten Haarfollikeln ersetzt. Auch psychische Streßsituationen, Mangelernährung oder der Haarausfall bei Neugeborenen („Babyglatze") gehören zu diesen Formen. Länger dauernde Allgemeinerkrankungen werden auf sehr unspezifische Weise im Haarwachstum reflektiert. Es kann eine vermehrte Zahl von Ruhehaaren gebildet werden, das Haarwachstum als

Tab. 1.2 Kopfhaarwachstum beim Erwachsenen (Normalwerte)

durchschnittliches Wachstum:	0,35 mm/Tag
männliches Haar:	wächst schneller als weibliches
Wachstumsgeschwindigkeit:	schwankt abhängig von Tages- und Jahreszeit
Maximum der Wachstumsgeschwindigkeit:	zwischen 15. und 30. Lebensjahr
Abnahme der Wachstumsgeschwindigkeit:	zwischen 50. und 60. Lebensjahr
Haarwachstum:	erfolgt asynchron-zyklisch
Haardicke:	0,1–0,025 mm
Anzahl der Kopfhaare:	ca. 100000
Haardichte:	175–300/cm²
physiologischer täglicher Haarverlust:	zwischen 80 und 100 Haare

Ganzes kann sich verlangsamen, und die Haare können dünner werden. Insgesamt gesehen handelt es sich hierbei jedoch um reversible Vorgänge.

1.3 Nägel

Nägel wachsen kontinuierlich während des ganzen Lebens. Sie bestehen aus hartem Keratin, und im Gegensatz zum Horn der Haut schuppen sie nicht, d.h., die Zellen lösen sich nicht voneinander. Ihre Wachstumsrate liegt bei etwa 0,1 mm pro Tag, wobei die Fingernägel schneller wachsen als die Fußnägel. Es dauert 3 bis 4 Monate, bis ein Nagel vollständig nachgewachsen ist.

Die **Nagelplatte**, die individuell verschieden dick ist, entspringt einem breiten Epithelpolster, der **Nagelmatrix**, die, unterhalb des proximalen **Nagelfalzes** beginnend, sich als **Lunula** bis unter die sichtbare Nagelplatte vorschiebt. Die Matrixzone geht über in das viel dünnere Epithel des **Nagelbettes**, das eine Hornschicht bildet, die mit der vorschiebenden Nagelplatte fest verbacken ist. Erst beim Übergang des Nagelbettes in die Haut der Finger- oder Zehenspitzen wird ein anderes Horn gebildet, wodurch sich die Nagelplatte lösen kann (Abb. 1.7).

Das Nagelbettepithel ebenso wie das Matrixepithel sind frei von Melanin; jedwede Verfärbung der Nagelplatte entsteht deshalb durch andere Pigmentstoffe, die nicht primär der Haut angehören (Hämatome, Splitterblutungen, Nävi [Male], eingenommene Medikamente, z.B. Tetracyclin). Systemische Einflüsse auf das Nagelwachstum zeigen sich in erster Linie in Veränderungen der Nagelplatte. Ebenso wie beim Haar kann bei schweren Erkrankungen das Nagelwachstum verzögert werden, die Nagelplatte kann brüchig werden, leicht splittern oder Querrillen (Beau-Reil-Furchen) aufweisen. Alle Erkrankungen des Nagelbettes dagegen stören das Wachstum der Nagelplatte zunächst nicht, sondern rufen Ablösungen der Nagelplatte hervor mit vermehrter Produktion von Horn im Nagelbett (beispielsweise Pilzinfektionen). Erst wenn entzündliche Erkrankungen auch an die Nagelmatrix vorgedrungen sind, kommt es zu einer Störung des Nagelplatten-

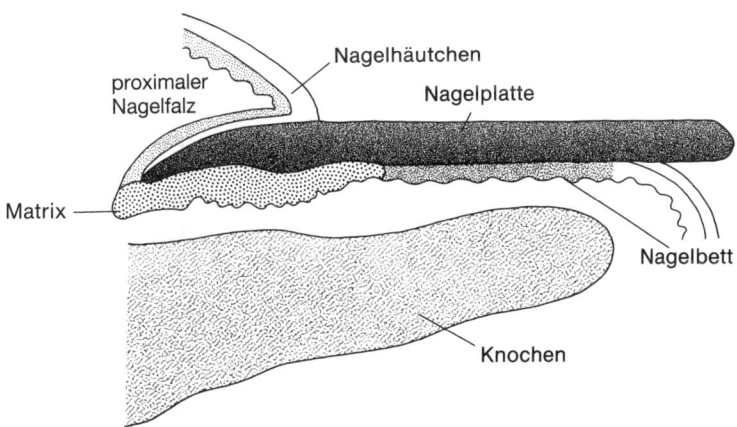

Abb. 1.7 Schematische Darstellung des Fingerendgliedes mit Nagelmatrixzone, Nagelbett und Nagelplatte.

wachstums. Das Ausmaß der krankhaften Veränderungen in der Nagelmatrix führt zu unterschiedlichen Bildern in der Nagelplatte. Ist nur ein kleiner Bereich der proximalen Nagelmatrixteile erkrankt (z.B. bei Psoriasis), so gibt es die charakteristischen Tüpfelungen: stecknadelkopfgroße Grübchen in der Nageloberfläche. Erst wenn die gesamte Matrix befallen ist, kommt es zur Bildung krümeliger Hornmassen, die leicht zerfallen. Ist der vordere distale Teil der Nagelmatrix oder auch das Nagelbett befallen, so kommt es zu Defekten an der Unterseite der Nagelplatte, die sich z.B. bei Psoriasis als sog. Ölflecken zeigen: gelblich-bräunliche Verfärbungen der Nagelplatte (s. S. 81).

Besonders bei Pilzinfektionen erscheinen die Nagelplatten abschnittweise gelblich verfärbt, eine Folge der vermehrten Hornproduktion im Nagelbett (s. a. S. 64).

1.4 Pigment

Das Pigment der Haut ist schwarz: Melanin. Es ist ein relativ großes Eiweißmolekül, das von besonderen Zellen, den **Melanozyten**, gebildet wird. Der Grad der Hautpigmentierung jedes Menschen, besonders deutlich bei den rassischen Unterschieden, ist durch die Menge von Melanin, die in der Epidermis anwesend ist, bedingt.

Die Melanozyten entstammen dem Neuralrohr und wandern während der Embryonalentwicklung in die Basalzellschicht der Haut ein. Sie liegen dort verstreut zwischen den Basalzellen und sind mit langen Ausläufern ausgestattet, die kontinuierlich die Melaningranula in die Epidermiszellen abgeben (Abb. 1.8). Es bestehen erhebliche Unterschiede in der Zahl der Melanozyten zwischen den einzelnen Körperarealen: mehr Melanozyten in lichtexponierten Arealen (Kopf, Hals und distale Extremitätenabschnitte) sowie in der Genito-Inguinalregion. Interessanterweise ist die Zahl der Melanozyten bei Schwarzen wie bei Hellhäutigen etwa gleich. Der unterschiedliche Pigmentierungsgrad wird also ausschließlich durch die verschiedene Syntheserate von Melanin bedingt. Bei Schwarzen sind die Melanozyten jedoch größer und produzieren mehr Melanin.

Ultraviolettes Licht B (UV-B) ist das stärkste Reizmittel für die Melaninproduktion. Dabei wird ein Enzym (Tyrosinase) aktiviert, und die Bildung von Melanin aus der Aminosäure Tyrosin läuft ab. Der Vorgang wird gleichfalls gesteigert durch **unspezifische Entzündungen** der Haut, oftmals kenntlich an zurückbleibenden dunklen Flecken nach Abheilung der Entzündung. Auch

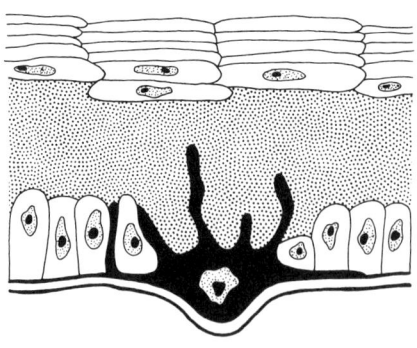

Abb. 1.8 Melanozyten liegen intraepidermal in der Basalzellschicht und vermitteln die Melaningranula durch Zellfortsätze in die umgebenden Epidermiszellen.

hormonell kann die Melaninsynthese gesteigert werden, besonders durch Östrogen: Dunkelwerden der Mamillen bei schwangeren Frauen, fleckförmige oder flächenhafte Hyperpigmentierung im Gesicht (Chloasma), die oft auch nach Einnahme von Antikonzeptiva auftritt.

Melanozyten reagieren empfindlich auf ein spezifisches Hormon, das melanozytenstimulierende Hormon (MSH). Besonders bei der Addison-Erkrankung (s. S. 163) wird mit dem vermehrten Ausstoß von ACTH auch MSH aus der Hypophyse ausgeschüttet, und es kommt zu einer gleichmäßig dunklen Hyperpigmentierung.

Angeborene Fehlbildungen der Haut wie Nävi enthalten sehr viel Melanin, bei oberflächlichem Sitz von bräunlicher Farbe; je tiefer diese Nävi in der Haut liegen, um so blauer wird die Farbe. Der gefährlichste Hauttumor, das Melanom, produziert in den meisten Fällen exzessive Mengen von Melanin, die sich in den Tumorzellen befinden und dadurch die braune Farbe dieser Veränderung kennzeichnen (s. S. 116).

1.5 Drüsen der Haut

Es werden unterschieden:
- die Talgdrüsen,
- die apokrinen und
- die ekkrinen Schweißdrüsen.

Talgdrüsen gibt es am ganzen Körper mit Ausnahme der Fußsohlen und Handteller. Sie sind fast immer mit dem Haarfollikel verbunden und entleeren ihren talgigen Inhalt **(Sebum)** durch Drüsenschläuche in die trichterförmige Einsenkung des Haarfollikels. Gelegentlich trifft man Talgdrüsen auch in der Mundschleimhaut, die sich dort als kleine gelbliche Stippchen zeigen (Fordyce-Status). Talgdrüsen zeigen, abhängig von der Körperregion, starke Größenunterschiede: die größten Drüsen findet man am Rücken, die größte Zahl von Drüsen/cm^2 Hautoberfläche liegt im Gesicht vor (Tab. 1.3). Geradezu gigantische Talgdrüsenlappen führen zu einer erheblichen Schwellung der Haut (wenn sie in großen Arealen auftreten), z.B. beim Rhinophym (s. S. 144).

In den basalen Abschnitten der Talgdrüsenläppchen teilen sich kontinuierlich die dort liegenden **Basalzellen**, die langsam verfetten und größer werden. Nach über 2 Wochen sind diese Zellen vollständig ausgereift, die Zellmembran platzt dabei, und es ergießt sich ein Strom von fettigem Material durch den Talgdrüsenausführungsgang auf die Hautoberfläche. Besonders bei jugendlichen Personen wird dieser Talgfluß an der Hautoberfläche als feiner, glänzender Fettfilm sichtbar **(Seborrhö)**.

Talgdrüsen reagieren empfindlich auf androgenes Hormon (Testosteron). Mit der steigenden Androgenproduktion während der Pubertät vergrößern sich die Talgdrüsen sehr stark, und die Produktion von Talg nimmt gegenüber der Kindheit um ein Erhebliches zu. Östrogene dagegen wirken gegenläufig und führen vor allem im Experiment zu einer Verkleinerung der Talgdrüsen.

Apokrine Drüsen treten am menschlichen Körper nur in besonderen Arealen auf: den Axillen, der Perianal- und Perigenitalregion und in der Umgebung des Nabels (Abb. 1.9). Die Drüsen produzieren geringe Mengen einer milchigen,

Tab. 1.3 Regionale Dichte der Hautadnexen (Haarfollikel und Schweißporen, n. Szabo)

Durchschnittswert pro cm^2		Rel. Dichte in %
Kopf	980 ± 10	58
Rumpf	270 ± 10	16
Arm	250 ± 10	15
Bein	190 ± 10	11

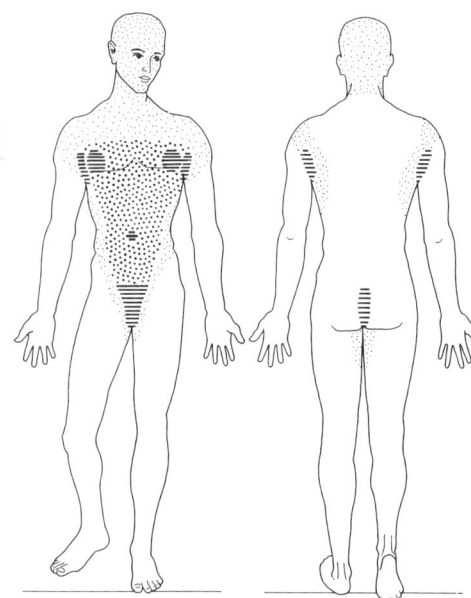

Abb. 1.9 Verteilung der apokrinen Drüsen (schraffiert).

zunächst geruchlosen Flüssigkeit, die an der Hautoberfläche rasch von Bakterien zersetzt wird. Ihr Ausführungsgang endet immer in einem Haarfollikel; ihre größte Bedeutung besitzen diese Drüsen wohl für die Herstellung eines spezifischen, individuell verschiedenen Körpergeruches, der durch die bakterielle Zersetzung des „apokrinen Schweißes" entsteht. Auch diese Drüsen werden durch androgene Hormone stimuliert, ihre eigentliche Sekretionstätigkeit setzt somit während der Pubertät ein.

Ekkrine Schweißdrüsen sind außerordentlich wichtig für die Aufrechterhaltung einer regelrechten **Thermoregulation,** unter extremen Bedingungen (Tropen) können sie bis zu mehrere Liter Schweiß pro Tag produzieren. Andererseits bedingt das angeborene Fehlen von Schweißdrüsen bei einem seltenen Krankheitsbild (ektodermale Dysplasie)

einen völlig ungenügenden Wärmehaushalt, der sich vor allem bei Kindern in schweren Überhitzungssymptomen zeigen kann.

Die größte Dichte von ekkrinen Schweißdrüsen ist an der Stirn (s. Tab. 1.3), an den Handflächen und Fußsohlen anzutreffen.

Im Gegensatz zu den anderen Drüsen unterliegen die ekkrinen Schweißdrüsen nicht einer hormonellen Steuerung, sondern einer **nervösen Regulation.** Über zentralnervöse Zentren im Stammhirn wird die Aktivität der ekkrinen Schweißdrüsen kontinuierlich reguliert. **Hitze** ist der stärkste Stimulus zum Schwitzen, jedoch können Streß oder auch der Genuß scharfer Speisen (gustatorisches Schwitzen) zu einer erheblichen Steigerung der ekkrinen Schweißproduktion führen.

Der wesentliche Bestandteil des ekkrinen Schweißes ist **Kochsalz.** Bei stärkerem Schwitzen sinkt der Kochsalzgehalt des Schweißes, während bei geringem Schwitzen mehr Kochsalz ausgeschieden wird. Bei einer Erkrankung wird der Kochsalzgehalt des Schweißes als führendes Symptom meßbar verwertet, nämlich bei der Mukoviszidose. Hier sind die Natriumchloridkonzentrationen im Schweiß erheblich höher als bei vergleichbaren Normalpersonen.

1.6 Dermis (Korium)

Das Korium ist der Hauptbestandteil der Haut und besteht zu 90% aus festem Bindegewebe. Drei wesentliche Bestandteile machen das Korium aus: Bindegewebszellen, Bindegewebsfasern **(Kollagen** und **Elastica)** und die Grundsubstanz. Wie die übrigen oben besprochenen Bestandteile der Haut wechselt auch die Ausstattung des Koriums von einem Hautareal zum anderen. Es wechseln die Dicke, der Gehalt an **Zellen,** die

Menge an **Grundsubstanz,** die Ausrichtung der kollagenen **Faserbündel.**

Eingebettet in dieses Gerüst liegt ein weitverzweigtes, sich bis in feinste Gefäße (Kapillaren) aufsplitterndes **Gefäßnetz** (Abb. 1.10). Dieser Gefäßplexus reagiert außerordentlich empfindlich auf alle unspezifischen Reize, die die Haut treffen. Hier finden die entzündlichen Reaktionen der Haut statt, und dank der rasch wirksam werdenden Regulation kann hier durch vermehrte Durchblutung oder durch Drosselung der Blutzufuhr der **Wärmehaushalt** des Körpers empfindlich kontrolliert werden.

Ein weiterer, sehr hoch entwickelter Bestandteil der Dermis ist ihr **Nervensy-** stem, das sich gleichfalls bis in feinste Nervenfäserchen aufspaltet und somit eine der Hauptaufgaben der Haut – nämlich die Übermittlung der Empfindungsqualitäten (Wärme, Kälte, Schmerz und Druck) – durchführen kann. Besonders um die Haarfollikel ist das Nervengeflecht außerordentlich fein entwickelt. Je nach der speziellen Funktion findet man unterschiedlich sensible Rezeptoren: **Meißner-Tastkörper** (Berührung), **Krause-Endkolben** (Temperatur) sowie zahlreiche freie Nervenendigungen für die Schmerz- und Juckreizempfindung. Mechanorezeptoren sind auch die **Vater-Pacini-Körper** und die **Merkel-Tastscheiben** (Abb. 1.11, s. S. 14).

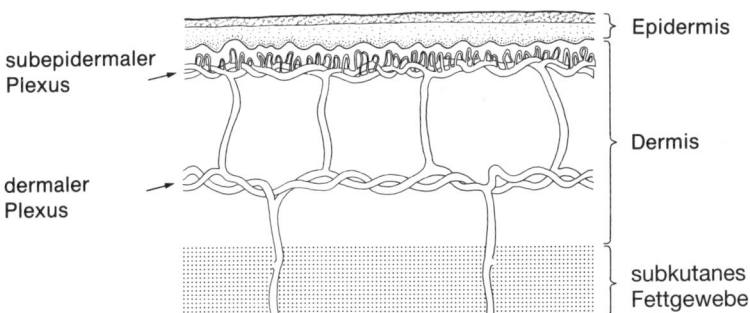

Abb. 1.10   Zonenaufbau der Haut mit Darstellung des Gefäßsystems. Dicht unterhalb der Epidermis befindet sich der subepidermale Gefäßplexus mit aufsteigenden haarnadelförmigen Kapillaren. Er steht in Verbindung mit dem dermalen Gefäßplexus, der sich als zweites horizontales Gefäßgeflecht oberhalb des subkutanen Fettgewebes darstellt.

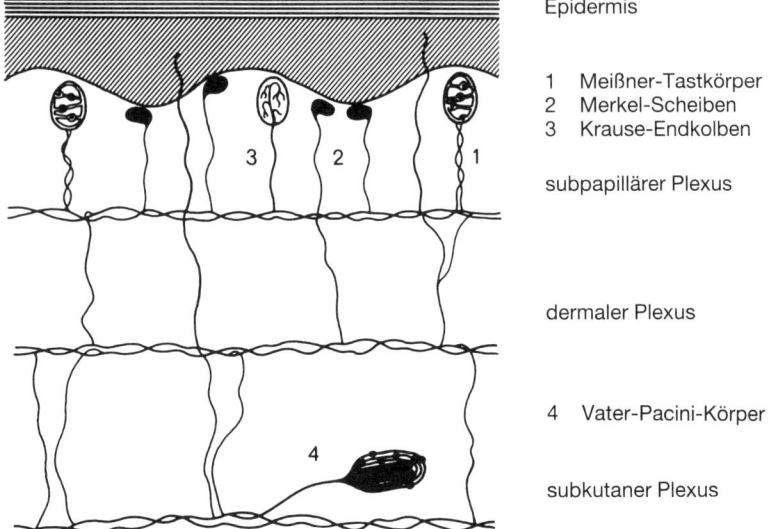

Epidermis

1   Meißner-Tastkörper
2   Merkel-Scheiben
3   Krause-Endkolben

subpapillärer Plexus

dermaler Plexus

4   Vater-Pacini-Körper

subkutaner Plexus

Abb. 1.11   Zonenaufbau der Haut mit Darstellung der Nervenversorgung. Dicht unterhalb der Epidermis befinden sich die sensiblen nervalen Endorgane, während Mechanorezeptoren (Vater-Pacini-Körper) in der tieferen Fettschicht liegen.

2 Effloreszenzenlehre

In der gesamten Medizin werden die Erkrankungen des Menschen grundsätzlich anhand von zwei Kriterien eingeteilt: entweder nach dem Aussehen (Morphe) oder nach der Ursache (Ätiopathogenese). Die beschreibende (morphologische) Form ist die ältere, die ursächliche Form ist die modernere. Mit dem Anwachsen der medizinischen Kenntnisse gewinnt die letztere naturgemäß an Boden.

Die krankhaften Veränderungen der Haut bieten sich dem Auge unmittelbar dar, und es ist deshalb verständlich, daß man für die Einteilung der Erkrankungen zunächst eine morphologische Klassifikation bevorzugt. Zudem stoßen wir bei vielen Erkrankungen hinsichtlich ihrer Ursachen an die Grenzen des medizinischen Wissens. Von der Häufigkeit her sind Infektionserkrankungen, allergische und immunologische Erkrankungen, zirkulationsbedingte Störungen sowie tumoröse Neubildungen sicher die häufigsten, ätiopathogenetisch gut abtrennbaren Dermatosen. Hinzu kommen hormonelle und metabolische Veränderungen der Haut, genetische Erkrankungen sowie Fehlbildungen. Zudem begegnen wir einer großen Zahl von in ihrer Ursache ungeklärten Affektionen, die uns durch ihr unterschiedliches Aussehen, durch ihren Krankheitsverlauf wie auch durch ihre Prognose ein bestimmtes Bild liefern.

Alle sichtbaren Veränderungen der Haut nennt man Effloreszenzen. Diese werden unterteilt in primäre und sekundäre.

Zu den **Primäreffloreszenzen** zählt man:

- Fleck (Makula)
- Papel, Höcker, Knötchen (Papula, Tuber, Nodulus)
- Quaddel (Urtica)
- Bläschen, Blase, Pustel (Vesicula, Bulla, Pustula)
- Zyste

Im einzelnen sind die Primäreffloreszenzen folgendermaßen zu beschreiben:

- **Makula** (Abb. 2.1): bedingt durch
  a) Erweiterung der Blutgefäße (z.B. Entzündung).
  b) Vermehrte Pigmenteinlagerungen (Hämoglobin, Fremdstoffe, Melanin), fehlende Pigmente (Leukoderm, Vitiligo).
- **Papula:** ein über das Hautniveau ragendes, bis erbsgroßes Knötchen, das durch Zunahme fester Bestandteile (Zellen oder Zellprodukte) mit oder ohne Epidermisverdickung (Abb. 2.2 u. 2.3) hervorgerufen wird.
- **Tuber:** Knoten, etwas größer als ein Kirschkern.
- **Nodulus:** kleiner harter Knoten.
- **Urtica** (Abb. 2.4): beetartige Hauterhebung durch Austritt von Serum mit Entwicklung eines umschriebenen Ödems in Epidermis und Korium.
- **Vesicula** (Abb. 2.5): Abhebung der oberen Hautschicht mit Bildung eines flüssigkeitsgefüllten Hohlraumes.

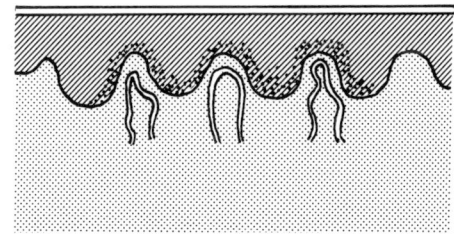

Abb. 2.1 Makula.

- **Bulla** (Abb. 2.6): großflächige Abhebung der Epidermis mit Bildung eines flüssigkeitsgefüllten Hohlraumes.
- **Pustula:** Eiterbläschen.
- **Papulopustel:** Papel mit zentraler eitriger Einschmelzung (z.B. bei Acne vulgaris).
- **Zyste:** Ein mit Epithel ausgekleideter Hohlraum.

Aus diesen Primäreffloreszenzen gehen oft im weiteren Verlauf des betreffenden Krankheitsprozesses die Sekundäreffloreszenzen hervor.

Zu den **Sekundäreffloreszenzen** zählt man:
- Schuppe (Squama = Horn, Abb. 2.7),
- Kruste (Crusta = Blut, Abb. 2.8),
- Hautabschürfung (Erosio, Abb. 2.9),
- Geschwür (Ulkus, Abb. 2.10),
- Schrunde (Rhagade),
- Narbe und Atrophie (Cicatrix et atrophia, Abb. 2.11),
- Exkoriation (tiefere Abschürfung mit seröser Sekretion und punktförmigen Blutungen, Abb. 2.12).

Diagnostik von Läsionen der Haut:
- **Tastbefund der Läsion:** Konsistenz (weich, derb, hart, brettartig, fluktuierend),
- **Form der Läsion:** rund, oval, polygonal, polyzyklisch, anulär (ringförmig), serpiginös (schlangenförmig), genabelt, linear,
- **Anordnung der Läsion:** gruppiert, retikulär (netzförmig), linear, disseminiert, aggregiert, konfluierend, multipel,
- **Verteilung der Läsion:** isoliert, generalisiert, regional, segmental.

 Histopathologische Begriffe:
- **Akanthose:** Verbreiterung der Epidermis (Verdickung durch vermehrte Zellneubildung, z.B. Psoriasis oder Ekzem).
- **Akantholyse:** Auflösung der Interzellularbrücken (Desmosomen) führt zur Trennung des Gewebsverbandes. Daraus folgen Spalt- und Blasenbildung innerhalb der Epidermis (z.B. Pemphigus vulgaris).
- **Athrophie:** Verminderung von Gewebsbestandteilen.
- **Dyskeratose:** Verhornungsstörung einzelner Zellen.
- **Fibrose:** verstärkte Bildung meist parallel gelagerter Bindegewebsfasern.
- **Hyperkeratose:** Verbreiterung des Stratum corneum (enthält mehr Zellagen) durch erhöhte Zellneubildung (z.B. Psoriasis, Ekzem) oder durch verminderte Abschuppung (z.B. Ichthyosis).
- **Mikroabszesse:** Ansammlung von neutrophilen Granulozyten (bei Psoriasis) oder abnormen Lymphozyten in der Epidermis unterhalb des Stratum granulosum (Pautrier-Mikroabszesse bei Mycosis fungoides).
- **Parakeratose:** fehlerhafte Verhornung, dabei bleiben die Zellkerne im Stratum corneum erhalten (z.B. Ekzem, Psoriasis).
- **Spongiose:** Verbreiterung der interzellulären Spalten durch Ödem, kann bis zur Bläschenbildung führen (z.B. akutes Ekzem).

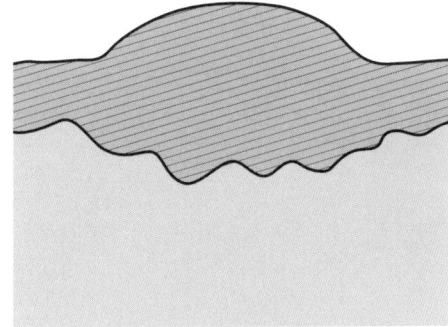

Abb. 2.2 Papula mit Epidermisverdickung.

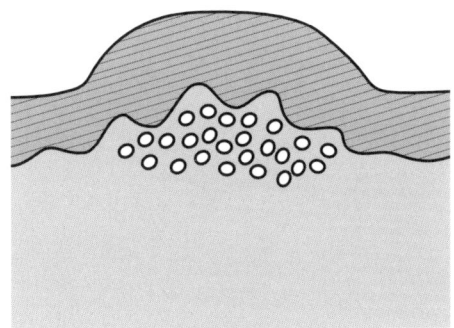

Abb. 2.3 Papula ohne Epidermisverdickung.

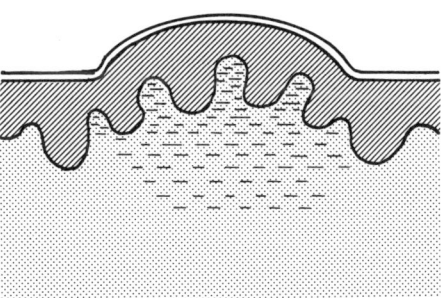

Abb. 2.4 Urtica.

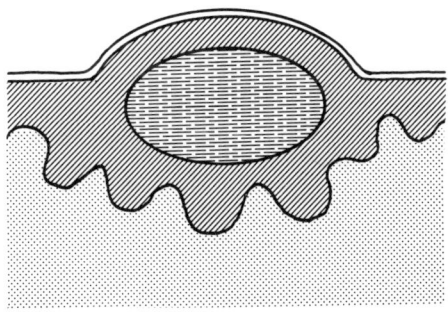

Abb. 2.5 Vesicula.

2

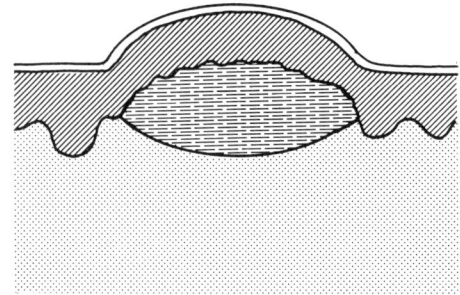

Abb. 2.6   Bulla.

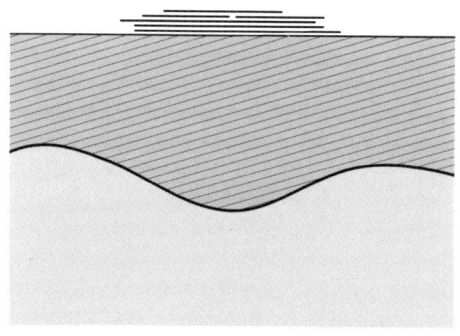

Abb. 2.7   Schuppe.

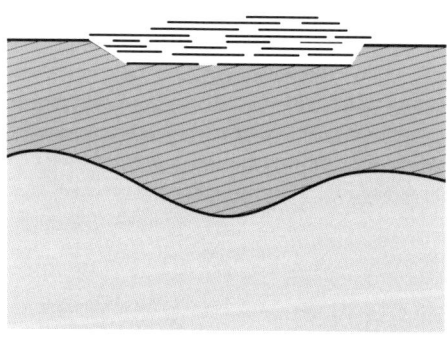

Abb. 2.8   Kruste.

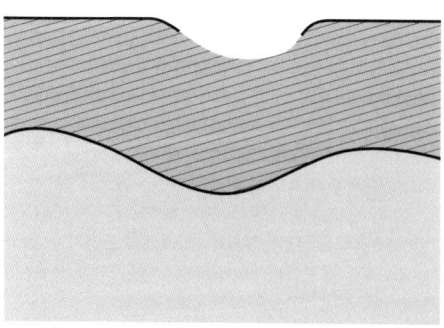

Abb. 2.9   Erosion.

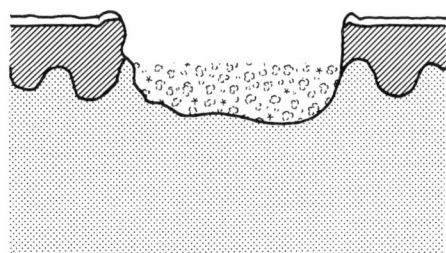

Abb. 2.10   Ulkus.

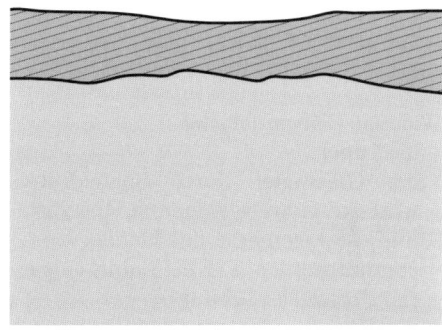

Abb. 2.11   Atrophie.

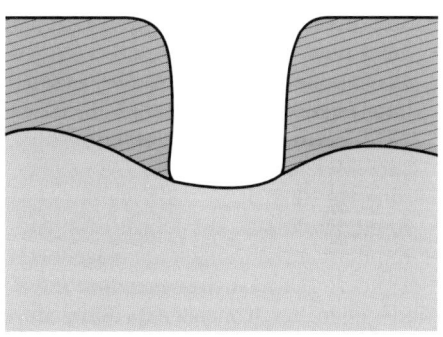

Abb. 2.12   Exkoriation.

Wichtige Untersuchungsmaßnahmen

Hautveränderungen lassen sich nicht bei schlechter Beleuchtung diagnostizieren! Je besser das Licht, desto leichter ist die Diagnose zu stellen. Am besten sind helles Tageslicht oder helle, ungetönte Beleuchtungsquellen. Eine Hautdiagnose läßt sich auch nicht aus der Entfernung stellen, der Augenabstand darf deshalb höchstens 30 cm betragen.

Wichtige Hilfsmittel sind
- die **Lupe,**
- der **Glasspatel:** durch Spateldruck wird die Gewebshyperämie beseitigt, und die Eigenfarbe des Herdes kann erkannt werden, z.B. bei Lupus vulgaris („Apfelgeleefärbung"),
- die **Knopfsonde:** zur Diagnostik einschmelzender Prozesse, in die die Sonde bei leichtem Druck einbricht, z.B. Lupus vulgaris,
- das **Woodlicht:** UV-Licht zur Erkennung bestimmter Pilzarten, s. S. 63).
- **Auflichtmikroskopie** (Dermatoskop): zur Melanomdiagnostik, Vergrößerung 10–100fach,
- **Kapillaroskopie:** zur Diagnostik von Kapillarveränderungen am Nagelfalz.

Besondere Untersuchungsmaßnahmen sind neben der **Konsistenzprüfung** mit dem tastenden Finger (Qualitäten: Abgrenzbarkeit, Fluktuation, Härte, Konfiguration – plattenartig, stiftförmig –, Tiefenausdehnung) sowie der Prüfung des **Dermographismus** (zur unmittelbaren Beurteilung der Empfindlichkeit der Gefäße: Haut einmal kräftig mit Holzspatel bestreichen); die in Tabelle 3.1 aufgeführten Maßnahmen dienen der speziellen Diagnostik, s. auch Tab. 3.2.

Tab. 3.1 Spezielle diagnostische Verfahren

Erregernachweis
- direkte Verfahren (Mikroskopie)
- kulturelle Züchtung

Allergologische Testverfahren
- Intrakutan-Testung
- Prick-, Scratch-, Reibe-Test
- Provokationstest
- Epikutantestung

Immunologische Nachweisverfahren
- RAST
- PRIST
- ELISA
- Immunoblot etc.
- Immunhistologie

Spezielle Zell- und Gewebsnachweise
- Spermauntersuchungen
- Haarwurzelstatus

Hautfunktionsprüfungen

Dermatohistologie

Spezielle Funktionsprüfungen
- Oszillographie
- Lichtreflektionsrheographie etc.
- Dopplerschalluntersuchungen

Tab. 3.2 Infektiöse Erreger, die durch die Polymerasekettenreaktion (PCR) nachweisbar sind

Viren	Bakterien	Protozoen
Humane Papillomviren (HPV)	Borrelia burgdorferi	Leishmanien
Herpes-simplex-Virus (HSV)	Chlamydia trachomatis	Toxoplasma gondii
Varicella-Zoster-Virus (HZV)	Mykobakterien	Trypanosoma cruzi
Zytomegalievirus (CMV)	Mykoplasmen	
Epstein-Barr-Virus (EBV)	Treponema pallidum	
Hepatitisviren		
Humanes Immunschwächevirus (HIV)		
Masernvirus		

4 Richtlinien zur örtlichen Behandlung

Bedingt durch die periphere Lage des Hautorgans, lassen sich viele Erkrankungen der Haut **durch direkten Kontakt** mit therapeutisch wirksamen Substanzen ohne den Umweg über den Gesamtorganismus behandeln. Dadurch wird es möglich, Medikamente zu verwenden, die im Organismus selbst toxische Reaktionen auslösen würden.

Die Behandlung von Hautkrankheiten erfordert nichtsdestoweniger ein hohes Maß an Genauigkeit, aufmerksamer Beobachtung der Hautreaktion und strenger Befolgung therapeutischer Richtlinien.

4.1 Lokalbehandlung

Bei der Lokalbehandlung unterscheidet man im wesentlichen folgende Anwendungsweisen (vgl. auch Abb. 4.1 u. Tab. 4.1):

- feuchte Umschläge, Bäder
- Puder
- Pinselungen (Tinkturen, Schüttelmixturen, Öle)
- Salben

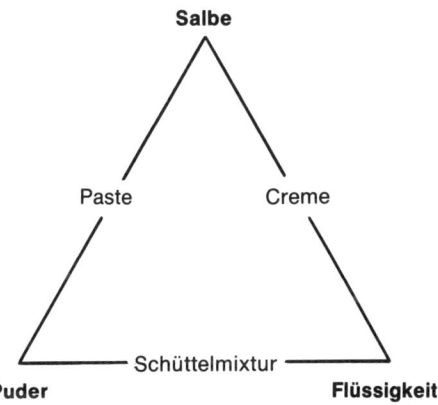

Abb. 4.1 Sog. therapeutisches Dreieck: Salbe, Puder und Flüssigkeit stellen die drei reinen Phasen (Zustandsformen) dar, aus denen je nach Mischungsverhältnis Pasten, Cremes oder Schüttelmixturen hergestellt werden können.

Tab. 4.1 Indikation und Eigenschaften von Trägersubstanzen („Vehikeln", n. Marghescu u. Wolff, 1975)

	Indikation	Penetration	Wirkprinzip
Puder	akute Entzündung		
Schüttelmixtur (Lotio)	nichtnässende Hautoberfläche		
Feuchter Umschlag, Lösung	akute, nässende Entzündung	gering	trocknend
Paste, Creme	subkutane Entzündung	mittel	abdeckend, mäßig feuchtend
Salbe	chronische Entzündung	groß	fettend, Penetrationserhöhung

- Pasten
- Pflaster
- Okklusivverband
- intradermale Injektion

4.1.1 Feuchte Umschläge

Wirkungsweise: Feuchte Umschläge kommen überwiegend bei nässenden Dermatosen zur Anwendung, um den Serumaustritt zu unterbinden. Das Wirkprinzip besteht darin, daß durch die Wasserdampfabgabe Verdunstungskälte entsteht, die zu einer Kontraktion und Abdichtung der oberflächlichen Hautkapillaren führt. Dadurch wird der weitere Serumaustritt gebremst, und die Hautflächen trocknen rasch ab.

 Bei feuchten Dermatosen feuchte Umschläge.

Technik: Abgekochtes oder destilliertes Wasser in ein bereitstehendes Gefäß füllen und bei Erfordernis entweder Chinolinsulfat-Tabletten (1 Chinosol®-Tablette/1 l Wasser), Kaliumpermanganat (bis zur schwachen Rosafärbung) oder Kochsalz (etwa 1%) zufügen. Ein sauberer Baumwollappen wird in diese Lösung eingetaucht und naß-feucht auf die erkrankte Haut gelegt. Dieser Vorgang wird alle 30 bis 60 Minuten wiederholt. Zwischendurch Baumwollappen ausspülen, um eine Wirkstoffanreicherung zu verhindern.

4.1.2 Bäder

Außer Reinigungsbädern werden therapeutische Bäder (Sole-Bäder, hypertonische Salzbäder) bei generalisierten schuppenden Dermatosen, insbesondere bei Psoriasis und psoriatischer Erythrodermie, angewandt. Entsprechende therapeutische Wirkstoffe (Teer-, Öl-Mischungen) können zugesetzt werden.

Lokale Bäder bei schlecht heilenden Ulcera, granulierenden oder eiternden Prozessen an den Extremitäten wie auch am Genitale können unter Verwendung von Kaliumpermanganat, Chinolinsulfat (Chinosol®) oder Kernseife durchgeführt werden.

4.1.3 Balneo-Phototherapie

Eine Reihe von Hauterkrankungen (Psoriasis, aber auch chronisches Ekzem, Prurigo-Formen) können durch die kombinierte Anwendung von hypertonischen Salzbädern (Sole) in Verbindung mit nachfolgender UV-Bestrahlung behandelt werden. Ausreichend sind ein etwa 20minütiges Bad in einer möglichst konzentrierten Salzlösung und nachfolgende UV-B-Bestrahlung.

Bei der Bade-PUVA-Behandlung wird der Photosensibilisator Psoralen (Meladinine) in die Badelösung gegeben und nachfolgend mit UV-A bestrahlt. Diese Behandlung ist günstig bei Psoriasis. Zur Verringerung der Badelösung sind sogenannte Folienbäder vorteilhaft.

4.1.4 Puder

Wirkungsweise: austrocknend, kühlend, gelegentlich juckreizstillend. Durch Puderanwendung sollen normale Hautsekrete (vor allen Dingen Schweiß) absorbiert werden.

Bei nässenden Hauterkrankungen keinen Puder verwenden, da sich unter der Puderkruste die Entzündung verstärkt fortsetzt.

4.1.5 Pinselungen

- **Tinkturen:** Zahlreiche Tinkturen mit verschiedenen Inhaltsstoffen stehen gebrauchsfertig zur Verfügung, z.B. mit Kortikosteroiden (Volon A®-Tinktur, Celestan-V crinale®, Betnesol-V crinale®), mit Antiseptika (Merfen®-

Tinktur, Jod 5%ig), mit Antimykotika oder mit differenten Zusätzen etwa zur Behandlung von Kopfhauterkrankungen (Alpicort®, Crinohermal®, Ell-Cranell® etc.).

Wirkungsweise: wegen ihrer raschen Verflüchtigung wird die Wirksubstanz gleichmäßig und ungelöst auf die Haut aufgebracht.

- **Schüttelmixturen** (Lotionen = flüssiger Puder) bestehen je zur Hälfte aus festen und flüssigen Bestandteilen. Die festen Bestandteile sinken rasch auf den Boden des Gefäßes, deshalb vor Gebrauch schütteln!

Wirkungsweise: austrocknend, durch Wärmeverlust entzündungshemmend, sekretaufsaugend oder als Träger von Arzneimitteln. Gegenüber dem Puder haben Schüttelmixturen den Vorteil, daß sie sich gleichmäßiger auftragen lassen, besser haften und eine bessere Abdeckung der Haut erzielen.

- **Öle:** dienen ausschließlich als Trägersubstanzen für verschiedene Medikamente.

Wirkungsweise: gleichmäßige Ausbreitung des Wirkstoffes, verminderte Austrocknung (gegenüber beispielsweise Schüttelmixturen). Öle besitzen mäßige antientzündliche Wirkung und sollten mehrmals täglich aufgetragen werden, da das Öl leicht eintrocknet.

4.1.6 Salben

Salben bestehen nur aus Fettkomponenten und besitzen keine Puderbeimischung (vgl. Tab. 4.2). Sie werden bevorzugt als Medikamententräger benutzt. Die bekannteste (sehr fette) Salbe ist die Vaseline.

Wirkungsweise: Die wesentliche Wirkung von Salben besteht in der Verhinderung der normalen Hautabdunstung. Der sich unter der Salbenauflage entwickelnde Feuchtigkeitsstau läßt die Hornschicht quellen und erlaubt eine

bessere Durchdringung der in die Salbe eingebrachten Medikamente.

Nachteile: Durch Wärmestau, Mazeration wie auch bakterielles Wachstum kann die Haut geschädigt werden.

Deshalb werden moderne Salbengrundlagen vielfach mit Wasser vermischt (Verdünnungseffekt), z.B. Wasser-in-Öl-Emulsionen (Lanolin, Unguentum leniens, Unguentum molle).

Die täglich benötigte Salbenmenge zur Lokalbehandlung ist abhängig vom zu behandelnden Hautareal. Als Faustregel kann gelten: Arme und Kopf 3 g/Tag, Rumpf (Vorderseite oder Rückseite) und Beine jeweils 6 g/Tag.

Cremes unterscheiden sich von Salben durch einen höheren Wassergehalt.

Emulsionen sind disperse Systeme von zwei nicht miteinander mischbaren Flüssigkeiten; je nach dem Anteil der beiden Substanzen unterscheidet man Wasser-in-Öl-Emulsionen (Beispiel: Butter) oder Öl-in-Wasser-Emulsionen (Beispiel: Milch).

4.1.7 Pasten

Pasten bestehen aus Puderbestandteilen und Fettsubstanzen.

Wirkungsweise: größere Tiefenwirkung als Schüttelmixturen oder Emulsionen vom Öl-in-Wasser-Typ; im Gegensatz zu Salben wirken sie austrocknend.

Anwendungsgebiet: subakute bis chronische Hauterkrankungen an nicht behaarten Körperstellen. Die bekanntesten Pasten sind die weiche und die harte Zinkpaste. Medikamente, die in Pasten eingemischt werden, haben aus den oben genannten Gründen eine geringe Resorptionsrate.

Tab. 4.2   Die Salbengrundlagen des Deutschen Arzneibuches (DAB)

1a	weiße Vaseline (Vaselinum album) DAB 10	Gemisch gereinigter, gebleichter, gesättigter Kohlenwasserstoffe. Natur-Vaseline wird aus den halbfesten Rückständen der Erdöldestillation gewonnen. Kunst-Vaseline stellt man durch Auflösen von Paraffin in einem Mineralölraffinat unter Zusatz von Ceresin oder mikrokristallinen Wachsen her.	
1b	gelbe Vaseline (Vaselinum flavum) DAB 7	Gemisch gereinigter, gesättigter Kohlenwasserstoffe. Gelbe Vaseline ist weniger raffiniert als weiße und hat daher einen höheren Gehalt an polyzyklischen Aromaten.	
2	Wollwachs (Adeps lanae) DAB 10	Wollwachs ist die bei der Aufbereitung der Schafwolle gewonnene gereinigte salbenartige Masse, der geeignete Stabilisatoren zugesetzt sein können. Adeps lanae ist ein typisches Wachs von komplexer Zusammensetzung.	
3	Lanolin (Lanolinum) DAB 10	Wollwachs Wasser dickflüssiges Paraffin	65 % 20 % 15 %
4a	Wollwachsalkoholsalbe (Alcoholes adipis lanae) DAB 10	Wollwachsalkohole Cetylstearylalkohol weiße Vaseline	6,0 % 0,5 % 93,5 %
4b	wasserhaltige Wollwachs- salbe (Lanae alcoholum unguentum aquosum) DAB 10	Wollwachsalkoholsalbe Wasser	50 % 50 %
5	weiche Salbe (Unguentum molle) DAB 6	gelbe Vaseline Lanolin Es handelt sich also um eine Mischung aus: gelber Vaseline dickflüssigem Paraffin Wollwachs Wasser	50 % 50 % 50,0 % 7,5 % 32,5 % 10,0 %
6a	hydrophile Salbe (Unguentum emulsificans) DAB 10	weiße Vaseline dickflüssiges Paraffin emulgierender Cetylstearylalkohol	35 % 35 % 30 %
6b	wasserhaltige hydrophile Salbe (Unguentum emulsificans aquosum) DAB 10	Wasser hydrophile Salbe	70 % 30 %
7	Polyäthylenglykolsalbe (Unguentum polyaethylenglycoli) DAB 8	Polyäthylenglykol 300 Polyäthylenglykol 1500 Polyäthylenglykole sind Polykondensations- produkte mit der allgemeinen Formel $HO-CH_2-(CH_2-O-CH_2)_n-CH_2-OH$	50 % 50 %
8	Kühlsalbe (Unguentum leniens) DAB 10	Erdnußöl Wasser Walrat (Oleum cetacei) gelbes Wachs	60 % 25 % 8 % 7 %
9a	Schweineschmalz (Adeps suillus) DAB 10	ausgeschmolzener, von Wasser und Eiweiß befreiter Anteil des Fettgewebes aus Netz und Nierenumhüllung gesunder Schweine	
9b	Benzoeschmalz (Adeps benzoatus) DAB 6	Schweineschmalz Benzoe getrocknetes Natriumsulfat	50,0 % 12,5 % 37,5 %

Zum Auftragen von äußerlich anzuwendenden Medikamenten immer Plastikhandschuhe benutzen! Salbe aus Töpfen nur mit wegwerfbarem Spatel entnehmen!

4.1.8 Pflaster

Die ursprünglich verwendeten Pflaster bestanden vorwiegend aus Gemischen von Bleisalzen und Fett. Heute noch geläufig ist die Bleipflastersalbe (Unguentum diachylon), die eine sehr resorptionsfördernde Wirkung hat und besonders in Verbindung mit Salicylsäure zur Entfernung von Schuppen angewandt wird.

Moderne therapeutische Pflaster besitzen eine Klebemasse, in die verschiedene Wirkstoffe eingearbeitet sind:

- Salicylpflaster (40 bis 60% Salicylsäure als Pflaster zur Entfernung von umschriebenen Hyperkeratosen, z.B. Hühneraugen oder Warzen-Guttaplast®).
- selbstklebende Folie, in deren Klebemasse wirksame Kortikosteroidverbindungen eingearbeitet sind. Hohe Resorption dieser Wirkstoffe durch die („Okklusivbedingungen"-Sermaka®-Folie).

Moderne Wundverbände: durch die Entwicklung neuer Materialien stehen heute neuartige Wundverbände zur Verfügung, die drei wichtige Aufgaben der Wundheilung erleichtern:

- Säuberung der Wunde,
- Granulationsanregung und
- Förderung der Epithelisierung.

Die Verbände werden für die jeweilige Wundgröße zurechtgeschnitten und auf den Wundgrund aufgebracht. Sie bleiben 24–28 Stunden liegen – gelegentlich auch länger –, um dann erneuert zu werden.

Bei heutigen Wundverbänden kommen folgende Materialien bzw. Substanzen zum Einsatz:

Folien

Produkte: Bioclusive®, Cutifilm®, Flexipore®, Opraflex®, Op-Site®, Tegaderm® u. a.
Besonderheiten: vorwiegend semipermeable Polyurethanfilme mit Klebeschicht.

Hydrogele

Produkte: Geliperm®, Hydrosorb plus®, Opragel®, Primamed®, Spenco® u. a.
Besonderheiten: hydrophile Polymere aus Acrylmethacrylsäure, Wasseraufnahme durch Quelleffekte.

Hydrokolloide

Produkte: Biofilm®, Comfeel®, Cutinova hydro®, Hydrocoll®, Metroderm®, Restore®, Tegeserb®, Varihesive® u. a.
Besonderheiten: Kolloidschicht (Methylzellulose, Gelatine u. ä.) wird von einer Polyurethan(permeabel!)-Folie getragen. Aufnahme von Wundsekreten. Folie klebt an den Wundrändern und läßt sich ohne Trauma entfernen.

Alginate

Produkte: Algosteril®, Kaltostat®, Sorbalgon®, Tyagel® u. a.
Besonderheiten: Alginsäure-Salz (wasserlöslich) aus Meeresalgen wird in der Wunde in saugfähiges Na-Alginat umgewandelt. Nimmt das 20fache des Eigengewichtes an Feuchtigkeit auf.

Schaumstoffe

Produkte: Alleryn®, Cutinova plus®, Epigard®, Lymusse®, Primamed®, Spyrosorb®, Syspuderm®, Tielle® u. a.
Besonderheiten: Schaumstoffe bestehen aus einer Polyurethan-Schaumplatte, die saugkräftig und granulationsfördernd ist und werden zur Auspolsterung von Wunden verwendet.

4.1.9 Okklusivverband

Um therapeutisch wirksame Substanzen verstärkt in die Haut einzubringen, bedient man sich des Okklusivverbandes. Nach Bestreichen des zu behandelnden Hautareals mit einer entsprechenden Salbe wird dieser Hautbezirk mit einer dünnen Plastikfolie (Haushaltsfolie) bedeckt. Die Ränder werden anschließend mit Heftpflaster möglichst luftdicht verschlossen, und eine Mullbinde fixiert den Verband weiter. Durch die unter der Plastikfolie entstehende Erwärmung und Durchfeuchtung der Haut können aufgetragene Lokaltherapeutika besser penetrieren.

💡 Ein Okklusivverband darf nur kurzfristig angelegt werden, da sich rasch bakterielle Sekundärinfektionen oder Entzündungen der Schweißdrüsengänge oder Haarfollikel entwickeln. Vorteilhaft ist es deshalb, eine Woche jeweils nur einen halben Tag lang okklusiv zu behandeln.

4.1.10 Intradermale Injektion von Kortikosteroiden

Im Falle einer Undurchführbarkeit von Okklusivverbänden (z.B. an Schleimhäuten, im Gesicht etc.) oder um eine höhere Konzentration im Gewebe zu erzielen, kann man Kortikosteroide (als „Kristallsuspension") lokal intradermal injizieren.
Technik:
1. Suspension immer verdünnen, am besten mit einem Lokalanästhetikum (Scandicain®, Meavarin® 1%ig) ohne gefäßverengende Zusätze (Adrenalin),
2. Verdünnungsverhältnis etwa: 10 mg Kristallsuspension auf 3 bis 4 ml Verdünnungsmittel.
3. Mischung kräftig durchschütteln und flach injizieren, so daß die Kutis, nicht die Subkutis, infiltriert wird.
4. Fächerförmige Verteilung unterhalb der Hautläsion; Faustregel: ca. 1 mg Triamcinolon pro cm^2 Hautoberfläche. Dabei sind folgende Äquivalenzdosen zu beachten (Tab. 4.3):

Tab. 4.3 Wirkäquivalenz von Kristallsuspensionen (n. Kaiser)

Hydrocortisonacetat	5–10 mg
Prednisolonacetat	4– 6 mg
Triamcinolon	1– 2 mg
Dexamethason	0,1– 1 mg
Betamethason	0,1– 1 mg

4.2 Physikalische Behandlung

4.2.1 Röntgenbestrahlung

Zur Röntgenbestrahlung der Haut benutzt man heute spezielle Geräte, die eine besondere Strahlenqualität (sog. Weichstrahlen) produzieren. Die Eindringtiefe in das Gewebe ist genau dosierbar und überschreitet eine Gewebehalbwertstiefe von etwa 3 cm nicht. Auf diese Weise wird eine Schädigung tieferliegenden Gewebes ausgeschlossen. Die dermatologische Röntgenbestrahlung beschränkt sich heute im wesentlichen auf bösartige Hauttumoren, maligne Hautlymphome, Präkanzerosen, therapieresistente Ekzeme. Gelegentlich werden auch wachsende Hämangiome oder tieferliegende umschriebene Entzündungsprozesse (z.B. Furunkel) in niedrigen Dosen bestrahlt.

Je nach der Strahlenqualität wie auch nach der Dosierung
- wird die epidermale Zellproduktion gesteigert oder gehemmt (bei höheren Dosen),
- wird die Pigmentbildung gesteigert,
- werden die Gefäße weitgestellt bis zur Entzündungsreaktion.

Jede Art von Strahlenbehandlung führt zu einer Störung der normalen Hautbiologie. Deshalb kommt Strahlenbehandlung nur bei sorgfältiger Indikation in Betracht.

💡 Der Umgang mit Röntgenstrahlen erfordert eine spezielle Unterrichtung. Sorgfältigste Beachtung der Bedienungsvorschriften sowie von Strahlenschutzmaßnahmen sind erforderlich.

4.2.2 Ultraviolett-Bestrahlung

Das ultraviolette Licht ist für die Haut von großer Bedeutung. Diese Form der elektromagnetischen Strahlung ist unsichtbar und reicht von 100 bis 400 nm. Je kurzwelliger das Licht, desto energiereicher ist es (Abb. 4.2). Man unterteilt das ultraviolette Licht in drei Wellenbereiche:

- **UV-A:** das langwellige UV-Licht mit dem Wellenbereich 315 bis 400 nm. Es führt an der Haut zu einer Bräunungsreaktion und dringt von allen UV-Bereichen am tiefsten in die Haut ein, nämlich bis zum Korium (Abb. 4.3). Weitere biologische Wirkungen von UV-A in der Haut sind nicht bekannt. Bei zu hoher Dosierung (häufige Anwendung) kann UV-A zur Austrocknung der Haut und zu verstärkter Hautalterung führen. Neuerdings unterteilt man den UV-A-Bereich in UV-A1 (340–400 nm) und UV-A2 (315–340 nm). Die UV-A2-Wirkung ist den UV-B-Effekten ähnlich.
- **UV-B:** der wichtigste Bereich des UV-Lichtes, der zwischen 280 bis 315 nm liegt. Besonders hohe Wirksamkeit ist bei 280 nm gegeben. Gegenüber UV-A dringt UV-B nur bis in die Basalzellschicht ein (Abb. 4.3). Die biologischen Wirkungen von UV-B umfassen die Bräunungsreaktion (Melaninsynthese in Melanozyten), Vitamin-D-Synthese, Entzündungsreaktionen (Sonnenbrand; vgl. Abb. 4.4) sowie bei langfristiger Lichtexposition die Krebsentstehung.

- **UV-C:** kurzwelliges UV-Licht unter 280 nm. Dieser UV-Anteil wird durch die Ozonschichten der Atmosphäre abgefiltert und erreicht die Erde nicht. UV-C ist der energiereichste UV-Wellenbereich, der nur experimentell erzeugt werden kann.

Natürliches Sonnenlicht enthält somit UV-B und UV-A in wechselnder Intensität (abhängig von Jahreszeit, Tageszeit, Witterungsbedingungen, Sekundärstrahlung). Die Entwicklung moderner Metallhalogenidhochdrucklampen sowie auch Niederdruckleuchtstoffröhren gestattet es, bestimmte Spektren des Sonnenlichts in verstärktem Maße zu erzeugen und für therapeutische (SUP = selektive Ultraviolett-Phototherapie) und kosmetische Zwecke einzusetzen.

Neben der Steigerung der Pigmentbildung (Bräunungseffekt) wird die Zellteilung in der epidermalen Basalzellschicht angeregt; bei stärkerer Einstrahlung kommt es zu Gefäßweitstellung mit einem entzündlichen Ödem und der Auswanderung von Entzündungszellen. Langzeiteffekte bestehen in einer zunehmenden Anreicherung von Elastin und dem Abbau von Bindegewebsfasern (vorzeitige Alterung der Haut).

Die Anwendung von UV-B-Strahlen stellt ein therapeutisches Hilfsmittel bei der Behandlung besonders der Psoriasis vulgaris sowie der Parapsoriasisgruppe dar. Zur Erhöhung der Lichtdurchlässigkeit der Haut können Salzbäder vor der

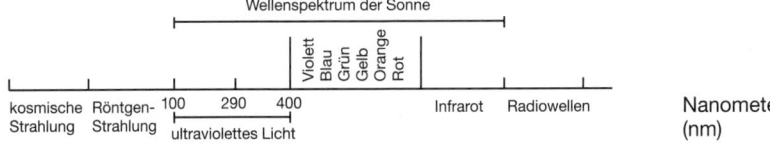

Abb. 4.2 Das Spektrum der auf der Erdoberfläche gemessenen Strahlen reicht von der kosmischen Strahlung bis zu den langwelligen Radiowellen. Ein schmaler Bereich umfaßt das ultraviolette Licht.

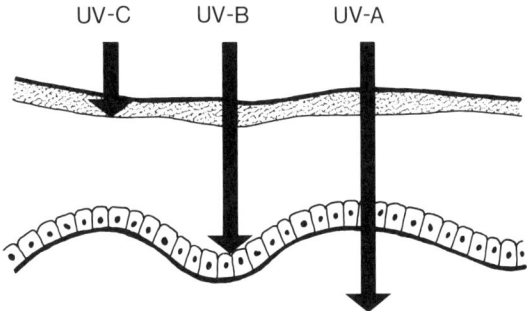

Abb. 4.3 Ultraviolettes Licht penetriert in unterschiedlicher Weise die Haut. Während künstlich erzeugtes UV-C das Stratum corneum nicht durchdringt, gelangt UV-B bis in die Basalzellschicht u. UV-A durchdringt die gesamte Epidermis und erreicht die oberen Kutiszonen.

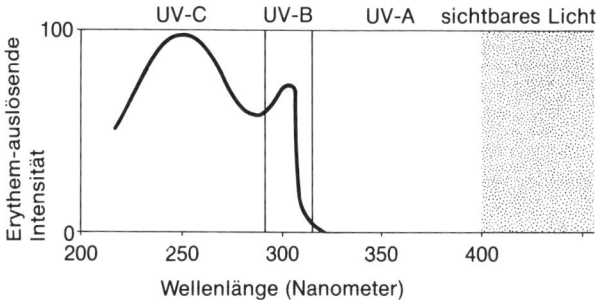

Abb. 4.4 Die Auslösung eines Erythems an der Haut ist abhängig von der Wellenlänge des eingestrahlten Lichtes. Die stärkste Erythemwirksamkeit besitzen UV-C und das für uns bedeutsame UV-B. UV-A löst nur in 1000fach höherer Dosierung (verglichen mit UV-B) ein schwaches Erythem aus.

Bestrahlung durchgeführt werden. Teerbäder erhöhen die Lichtsensibilisierung. **Behandlungsvorgehen:** Langsame Steigerung der Bestrahlungsdauer (richtet sich nach dem Gerät).

Die Augen von Patient und medizinischem Personal müssen immer durch spezielle Schutzbrillen geschützt werden.

Die großen Unterschiede in der Lichtempfindlichkeit der menschlichen Haut werden heute in einer Klassifikation erfaßt, die sechs Hauttypen in bezug auf ihre Empfindlichkeit gegenüber dem ultravioletten Licht, ihre Fähigkeit zur Entwicklung eines Sonnenbrandes und zur Bräunung unterscheidet (Tab. 4.4).

Tab. 4.4 Einteilung der Lichtempfindlichkeit der menschlichen Haut in sechs Typen

Typ	Sonnen-brand	Bräunung	% der Be-völkerung (nördliches Europa)
I	immer	nie	2
II	immer	gering	12
III	selten	häufig	75
IV	selten	immer	10
V	nie	–	1
VI	nie	–	1

4.2.3 Photochemotherapie (PUVA)

Prinzip dieser Behandlung ist es, durch die Verwendung eines Photosensibilisators (8-Methoxypsoralen, kurz 8-MOP) in Verbindung mit langwelligem Ultraviolettlicht (UV-A) Veränderungen in der Haut hervorzurufen, durch die bestimmte Erkrankungen (Psoriasis, Parapsoriasisgruppe, Mycosis fungoides) unterdrückt werden. Man unterscheidet eine **lokale** und eine **systemische** Photochemotherapie.

- **Lokale Photochemotherapie:** Applikation einer Methoxypsoralen-Lösung (0,15%ig) auf die Haut oder als Badezusatz, Bestrahlung mit einem verhältnismäßig schwachen UV-A-Strahler in steigender Dosierung bis zur Abheilung. Nachteil dieser Behandlung: Fleckförmige Hyperpigmentierung.
- **Bade-PUVA:** geringe Mengen einer Meladinine-Lösung zum Badewasser geben, 20 Min. baden und anschließend mit UV-A bestrahlen. Bei der lokalen Photochemotherapie wie auch der Bade-PUVA können Sonnenbrände auftreten. **Deshalb Vorsicht bei der UV-A-Dosierung!**
- **Orale (systemische) Photochemotherapie:** Die gleiche Substanz (8-MOP) wird peroral verabfolgt; 2 Stunden später wird die Haut mit einem hochintensiven UV-A-Bestrahlungsgerät bestrahlt. Erforderlich sind eine vorherige Untersuchung der Augen, Leberstatus, Ausschluß einer Gravidität, Blutbild, Rö-Thorax!

Anwendungsgebiet: Psoriasis vulgaris, Lichen ruber exanthematicus, Mycosis fungoides.

 Nach Einnahme von 8-MOP müssen für einen Zeitraum von mindestens acht Stunden stark filternde Sonnenbrillen (Zeiß-Gläser Clarlet rosé und Clarlet Nr. 35) getragen werden.

Als Nebenwirkung einer langdauernden PUVA-Therapie (Gesamtdosis > 3 000 bis 4000 J/cm^2) können am ganzen Körper Pigmentflecken (PUVA-Lentigines) auftreten. Sie bleiben unverändert bestehen.

4.2.4 Laserstrahlen

Laserlicht ist monochromatisches Licht, das in Abhängigkeit von der Wellenlänge sehr tief und in hoher Intensität eingestrahlt werden kann. Die Verwendung von Laserlicht in der dermatologischen Therapie ist zur Zeit noch in der Erprobungsphase (Tab. 4.5). Anwendungsbereiche sind Gefäßnävi, Tätowierungen sowie bösartige Geschwülste.

Beachte bei der Laser-Behandlung:
- Augenschutz (für Patient und Personal)
- Absaugvorrichtung (Verbrennungsrauch kann infiziert sein, z.B. mit Viruspartikeln).

4.2.5 Kältebehandlung (Kryotherapie)

Verwendet wird Kohlensäure (CO_2)-Schnee, der durch Ausströmen von CO_2 in ein kräftiges Tuch oder einen Beutel gewonnen wird (Temperatur: –19 °C). Nach Zugabe einer geringen Menge Aceton erhält man einen rasch sich verflüchtigenden Brei, der mit Wattestäbchen auf die Haut aufgetragen wird.

Bei Verwendung von flüssigem Stickstoff wird der Watteträger in den Stickstoffbehälter getaucht. Vielfach werden heute Kontakt- oder Sprayverfahren angewendet.

Die bei dieser Behandlung auftretende Hautschädigung ist abhängig von der Behandlungsdauer: Je länger ein Hautareal unterkühlt wird, um so stärker ist der Gewebeschaden.

Tab. 4.5   Gebräuchliche Laser in der Dermatologie

Laser	Arbeitsmodus	Zielstrukturen	Wirkung(en)	Wellenlänge (nm)
Sichtbarer Bereich				
Argon	cw	Hb, Melanin	Koagulation	
		fokussiert:	Vaporisation	
Farbstoff	p	Melanin	Photothermolyse	510
Nd:YAG	Q	Pigmente (rot)	Photothermolyse	532
Kupferdampf	p	Hb	Photothermolyse	578
Farbstoff	p	Hb	Photothermolyse	577, 585
Farbstoff	cw	Hämatoporphyrin	phototoxisch	630
Rubin	Q	Melanin, Pigmente	Photothermolyse	694
Alexandrit	Q	Melanin, Pigmente	Photothermolyse	755
Infrarotbereich				
Nd: YAG	Q	Pigmente	Photothermolyse	1 064
	cw	Proteine	Koagulation	
Erbium: YAG	P	Wasser	Ablation	2 940
CO_2	cw	Wasser	Vaporisation	10 600
	p*		Ablation	

Abkürzungen: cw = continuous wave (Dauerstrichmodus), Q = Q-switch (gütegeschaltet), p = gepulst * sog. Superpuls, Ultrapuls und Silk-touch-Technik des CO_2-Lasers (n. Kaufmann)

Wirkungsweise: kurzfristig applizierter Kohlensäure-Acetonschnee führt zur Schälung der Epidermis. Anwendung bei Acne vulgaris, Einwirkzeit: wenige Sekunden. Längere Einwirkungsdauer (bis zu 3 Sekunden, eventuell mit Wiederholung) führt zu blasiger Ablösung der Haut, z.B. bei vulgären Warzen (s. S. 54).

Chloräthyl, kurzfristig auf die Haut gebracht, wirkt wie eine Lokalanästhesie. Deshalb wird es besonders bei rascher Entfernung oberflächlicher Hautveränderungen (z.B. Warzen, Eröffnung kleinerer Abszesse, seniler Keratosen, seborrhoischer Warzen u. ä.) benutzt.

Bei Verwendung von Chloräthyl besteht Explosions- und Brandgefahr. Deshalb keine gleichzeitige elektrochirurgische Behandlung durchführen!

4.3 Hyposensibilisierung

Die Hyposensibilisierung (Desensibilisierung, Immun[o]therapie) ist die einzig kausale Therapiemöglichkeit, Allergien gegen nicht vermeidbare Allergene zu behandeln. Insbesondere bei Pollen- und Insektengiftallergien bestehen mit der subkutanen Hyposensibilisierung gute Erfolgschancen, welche in den letzten Jahren durch eine Mehrzahl placebokontrollierter Studien bestätigt wurden. Der Wirkungsmechanismus der Hyposensibilisierung konnte jedoch bislang noch nicht hinreichend geklärt werden. Diskutiert werden:

- Induktion blockierender IgG-Antikörper,
- Absinken des IgE-Spiegels,
- Induktion von Suppressor-T-Lymphozyten.

Die Therapie ist bei Pollenallergie zu 80%, bei Hausstaubmilbenallergie zu 70%, bei Schimmelallergie zu nur 10%, bei Insektengiftallergie jedoch zu über 90% erfolgreich.

4.3.1 Indikationen

Die Abschnitte 4.3.1 bis 4.3.6 beruhen auf den Richtlinien des Ärzteverbandes Deutscher Allergologen e.V.

Für eine Hyposensibilisierung sind **Allergien vom Sofort-Typ** (Typ-I-Allergien) der Atemwege sowie **Typ-I-Insektengiftallergien** geeignet. Auch beim atopischen Ekzem kann bei nachgewiesener Typ-I-Allergie eine Hyposensibilisierung versucht werden. Nahrungsmittelallergien werden nur ausnahmsweise hyposensibilisiert.

Subkutane Hyposensibilisierung: Es werden in erster Linie Blütenstauballergien hyposensibilisiert. Die besten Therapieerfolge mit 90% hat man bei den Insektengiften von Biene und Wespe. Sofern aber Allergene, wie beispielsweise Haustiere oder Berufsallergene (z.B. Mehle), gemieden werden können, gibt man der **Karenz** den Vorzug.

Bei **Kindern** unter 5 Jahren ist man mit der Indikation zur subkutanen Hyposensibilisierung zurückhaltend, da Akzeptanz und Mitarbeit gering sind und bei Auftreten einer anaphylaktischen Reaktion wenig respiratorische Reserve besteht, die Kinder schlechter auf Bronchodilatatoren ansprechen und sich die Notfallbehandlung schwieriger gestaltet.

Die **orale Hyposensibilisierung** mit Inhalationsallergenen wird als wenig wirksam angesehen.

Voraussetzung für eine erfolgreiche Hyposensibilisierung ist eine exakte Diagnostik, bei welcher in zahlreichen Fällen neben Anamnese und Hauttest **Provokationstests** und **In-vitro-Tests** (RAST, ELISA) unentbehrlich sind. Eine weitere Voraussetzung für diese sich über Jahre erstreckende Therapie sind eine hinreichende Motivation sowie insbesondere auch Zuverlässigkeit des Patienten.

4.3.2 Durchführung

Der Therapieextrakt sollte nur von allergologisch erfahrenen Ärzten zusammengestellt werden. Auf die zahlreichen dabei für den Spezialisten zu berücksichtigenden Punkte wird hier nicht eingegangen. Das Rezept mit dem dazugehörigen Formular des Allergen-Herstellers wird dem Hausarzt übermittelt oder dem Patienten selbst ausgehändigt. Der Patient löst dieses in der Apotheke seiner Wahl ein. Bei der Zeitplanung ist zu berücksichtigen, daß der Extrakt erst nach 3–4 Wochen der Apotheke von der Herstellerfirma geliefert wird. Vorgefertigte Extrakte wie Bienengift- und Wespengiftextrakte und Allergoide sowie häufig verwendete Allergenkombinationen wie z.B. Hausstaubmilben oder Gräser/Roggenpollen werden oft schneller geliefert.

Die Extrakte sollen solange wie möglich im Kühlschrank bei wenigen Graden über Null gelagert und nur während der Behandlung in der Praxis/Klinik kurz zum Gebrauch entnommen werden.

4.3.3 Beginn der Behandlung

Vor jeder Injektion muß man sich genauestens über den Namen des Patienten, den zugehörigen Extrakt, die Zusammensetzung und die Allergen-Verdünnungsstufe vergewissern. Auch ist vor jeder Injektion eine kurze ärztliche Anamnese zu erheben, bei der insbesondere nach dem derzeitigen Befinden, Infekten, Arzneimitteleinnahme und nach der Verträglichkeit der vorangegangenen Hyposensibilisierungsinjektion gefragt wird.

Aufgrund dieser Zwischenanamnese ist die Allergendosis für jede Injektion individuell zu bestimmen. Begonnen wird die Injektionsserie mit 0,1 ml (Tuberlinspritze) aus Flasche 1 (Flasche A), ggf.

auch 0,05 ml bzw. bei noch weiter verdünnten Extrakten bei Allergien hohen Sensibilisierungsgrades mit der Flasche 0 oder noch stärkeren Verdünnungen (z.B. Insektengifte).

Die Injektion ist streng **subkutan** an der Außenseite des Oberarms durchzuführen, da diese Region besonders gefäßarm ist und der Oberarm bei Bedarf abgebunden werden kann. Die Lösung wird mit der Tuberkulinspritze mittels einer 14er- bis 18er-Kanüle mit kurzem Schaft und kurzem Anschliff in eine abgehobene Hautfalte subkutan langsam injiziert. Vor dem Einspritzen des Extraktes ist stets eine Aspiration vorzunehmen. Ein Wechsel des Armes von Injektion zu Injektion ist üblich, aber nicht obligat.

Die Injektion soll nicht an ärztliches Hilfspersonal delegiert werden.

Auf dem Protokollblatt werden das Datum, die verabreichte Allergenmenge und die Verträglichkeit (keine Reaktion, schwache bis starke Lokalreaktion oder Allgemeinreaktion) notiert.

Nach der Injektion hat der Patient über 30 Minuten im Arbeitsbereich des Arztes zu verweilen, so daß ihm jederzeit bei einer überstarken Reaktion (z.B. Kreislaufreaktion, generalisierte Urtikaria, Asthma) rasch geholfen werden kann.

Hat der Patient eine stärkere lokale oder sogar beginnende Allgemeinreaktion gezeigt, so ist die Beobachtungszeit zu verlängern. Für die Versorgung eventuell später auftretender Reaktionen sollte Vorsorge getroffen werden. Nach den Injektionen sind den ganzen Tag über Sport, heißes Duschen und übermäßige Beanspruchung des Armes zu unterlassen. Alkoholische Getränke sollten gemieden werden.

4.3.4 Dosissteigerung

Bei der nächsten Injektion wird die Dosis bei guter Verträglichkeit der ersten Spritze gesteigert. Bei den häufig verwendeten Depot-Extrakten wird in der Regel am Anfang auf die jeweils doppelte Allergenmenge gesteigert, gegen Ende erfolgt die Steigerung langsamer. Man überschreite nicht die vom Allergen-Hersteller empfohlenen Dosierungen auf dem jeder Packung beiliegenden Protokollblatt.

Die nebenwirkungsreichere Hyposensibilisierung von **Insektengiftallergien** (Biene, Wespe) wird zumeist stationär in Form einer Schnellhyposensibilisierung in einem Zeitraum von 5–10 Tagen begonnen und danach von einem Allergologen fortgesetzt. Eine ambulante Einleitung einer Insektengifthyposensibilisierung durch einen Allergologen ist ebenfalls möglich. Insektengiftallergien werden über mindestens 3 Jahre hyposensibilisiert.

Die **Abstände** zwischen den Injektionen betragen während der initialen Steigerungsphase für die Depot-Extrakte 7–14 Tage. Hat der Patient den Abstand auf 3 Wochen überzogen, so wird die Dosis nicht gesteigert, bei einem 4wöchigen Abstand wird eine Stufe reduziert, nach jeder weiteren Woche um eine weitere Stufe.

Wäßrige Allergenextrakte werden anfangs zweimal wöchentlich injiziert. Bei Überschreiten der Intervalle wird in Analogie zu den Depot-Extrakten die Dosis reduziert. Mit wäßrigen Extrakten, insbesondere mit Insektengiftextrakten, kann unter stationärer Beobachtung auch eine Schnellhyposensibilisierung in Form von Injektionen an einem Tag durchgeführt werden.

Die Dosis wird immer nur soweit gesteigert, wie die Injektionen lokal und allgemein gut vertragen werden, wobei die vom Hersteller angegebene Höchstdosis nicht erreicht werden muß!

Ist es zu einer stärkeren Rötung und Schwellung mit einer **über fünfmarkstückgroßen Quaddelbildung** an der Injektionsstelle gekommen, so wird die Dosis nicht erhöht, erst recht nicht bei **Symptomen außerhalb der Injektionsstelle** (allergische Fernsymptome) wie Konjunktivitis, Pruritus, Lymphangitis, Urtikaria, Asthma oder Kreislaufreaktion. In diesen Fällen ist die Dosierung beim nächsten Mal individuell um mehrere Stufen zu reduzieren. Werden die Injektionen bei reduzierter Dosis vertragen, so kann später wieder vorsichtig gesteigert werden. Grundsätzlich sollte bei einem Infekt nicht gespritzt werden. Auch unter **Betablocker-Therapie** (auch Augentropfen) darf nicht hyposensibilisiert werden. Eine **antiallergische medikamentöse Therapie** beeinflußt den Erfolg der Hyposensibilisierung nicht; deshalb kann eine solche Therapie unter der Hyposensibilisierung weiterlaufen. Nach Absetzen der antiallergischen medikamentösen Therapie während der Hyposensibilisierung ist jedoch darauf zu achten, niedriger als sonst zu dosieren. Eine prophylaktische Therapie mit einem Antihistaminikum vor jeder Hyposensibilisierungs-Injektion wird von uns nicht befürwortet, da hierdurch die Stärke der allergischen Reaktionslage verschleiert wird.

Mit Erreichen der individuellen Höchstdosis werden oft Injektionsintervalle von 2–4 Wochen vom Hersteller empfohlen. Da der Erfolg der Hyposensibilisierung aber abhängig von der verabreichten Gesamtallergendosis ist, sind bei engeren Injektionsintervallen größere Erfolgschancen zu erwarten als bei weiten Abständen von 3–4 Wochen. Hier dürfen die empfohlenen Abstände des Herstellers unterschritten werden.

Werden **zwei Allergenextrakte** verwendet, z.B. Hausstaubmilben und Pollen, so injiziert man den einen Extrakt am rechten, den anderen am linken Arm, sofern die Injektionen am selben Tage durchgeführt werden. Zwischen den beiden Injektionen ist ein Intervall von mindestens 30 Minuten einzuhalten. Sofern es dem Patienten zeitlich zugemutet werden kann, werden die Injektionen bei zwei Extrakten auf zwei verschiedene Wochentage verteilt.

Während der Hyposensibilisierungsbehandlung sind die ursächlichen Allergene so gut als möglich zu meiden (Allergenkarenz!). Hierzu gehört auch bei Pollenallergien das Meiden von pflanzlichen Nahrungsmitteln, welche mit den Pollen kreuzreagieren, wie Äpfel bei Birkenpollenallergien, Nüsse bei Haselnußpollenallergien und Gewürze bei Beifußpollenallergien (Tab. 4.6).

Zur Zeit der unvermeidbaren Pollenexposition wird die Hyposensibilisierung mit Pollen entweder ausgesetzt und nach der Pollensaison von vorne erneut wieder begonnen (**präsaisonale Behandlung**) oder die Behandlung wird während der Pollensaison fortgesetzt (**ganzjährige Behandlung**), wobei während der Pollensaison die Dosis meist reduziert wird, z.B. auf $1/3$ der zuvor erreichten Höchstdosis (Pollenflugkalender s. Tab. 4.7).

Tab. 4.6 Kreuzreaktionen zwischen Nahrungsmittel- und Pollenallergenen

Nahrungsmittel		Pollenallergene
Sellerie	=	Beifuß, Birke
Haselnuß	=	Birke, Beifuß
Apfel	=	Birke
Kamille	=	Beifuß, Birke
Erdnuß	=	Gräser, Birke
Soja	=	Gräser, Beifuß
Curry	=	Beifuß und Birke

Kreuzreaktionen werden auch beobachtet zwischen Latex und Banane, Avocado, Pfirsich, Feige, Milch der Kastanie und des Weihnachtssterns.

4.3.5 Fortsetzung der Behandlung

Spätestens 4 Wochen bevor der Hyposensibilisierungs-Extrakt zur Neige geht, ist ein **Allergenextrakt zur Fortsetzungsbehandlung** zu rezeptieren. Jeder Packung liegt ein vorbereitetes Nachbestellformular bei, welches die Zusammensetzung des Allergenextraktes und die Code-Nr. (Referenz-Nummer) des bisherigen Extraktes enthält.

Der neue Extrakt frisch aus dem Werk wirkt stärker als der alte über längere Zeit gelagerte (Allergenverlust durch Lagerung). Deshalb spritzt man den neuen Extrakt nicht in derselben Dosis wie den alten weiter, sondern reduziert um 2 bis 3 Stufen, z.B. von 0,8 auf 0,2 bis 0,1 ml, um bei guter Verträglichkeit danach wieder stufenweise zu steigern.

In einjährigen Abständen, bei der Pollinose unmittelbar nach der Blühperiode, ist der Patient dem allergologisch versierten Arzt wieder vorzustellen. Er entscheidet, ggf. aufgrund einer ergänzenden Testung, ob die Hyposensibilisierung um ein weiteres Jahr mit demselben Extrakt fortgesetzt, geändert oder beendet wird.

Im Durchschnitt erstreckt sich eine Hyposensibilisierung über 3 Jahre. Zum Erreichen von Beschwerdefreiheit wird aber nicht selten noch längere Zeit benötigt.

4.3.6 Nebenreaktionen

Als **unspezifische** Nebenwirkung wird Müdigkeit angegeben. Bei Verwendung aluminiumadsorbierter Extrakte können lokale Granulombildungen beobachtet werden, insbesondere bei zu oberflächlicher Allergenapplikation. Bei den spezifisch allergischen Nebenreaktionen sind die gesteigerte Lokalreaktion von der Allgemeinreaktion zu unterscheiden.

Die **gesteigerte Lokalreaktion** an der Injektionsstelle am Oberarm mit einem Quaddel-Durchmesser von mehr als 4 cm Durchmesser, die auch von einer Lymphangitis begleitet sein kann, wird durch Abbinden des Armes proximal des Allergendepots und lokaler Kühlung behandelt. Der Patient wird solange beobachtet, bis sich die Lokalreaktion sichtbar zurückbildet, denn diese kann der Vorläufer einer Allgemeinreaktion sein.

Die **Allgemeinreaktion** äußert sich in Konjunktivitis, Rhinitis, Juckreiz an der Haut, besonders an Handtellern, Fußsohlen und Kopfhaut, Urtikaria, Quincke-Ödem, Asthma bronchiale, Larynx-Ödem, Herzrhythmusstörung, Hypotonie und im Extremfall im Schock. Die Allgemeinreaktion tritt meistens wenige Minuten nach der Hyposensibilisierungs-Injektion auf. Eine Lokalreaktion an der Injektionsstelle kann dabei völlig fehlen oder nur geringgradig ausgeprägt sein.

Hier muß sofort interveniert werden! Proximal der Injektionsstelle wird mit einer Staubinde der venöse Blutstrom abgebunden und mit ca. 0,2 ml Adrenalin (1 : 1000, Suprarenin®) um- und unterspritzt. Am anderen Arm wird sofort ein i.v. Zugang (am besten Venenkatheter) gelegt. In diesen werden bei gleichzeitiger Hochlagerung der Beine langsam unter Pulskontrolle 0,3–0,5 ml (bei Bedarf auch mehr) einer Adrenalin-Verdünnung (1,0 ml Suprarenin® in 10 ml physiologischer Kochsalzlösung) gespritzt.

Zwischendurch wird eine Ampulle eines Antihistaminikums und 100 mg, bei schwerer Reaktion bis zu 1000 mg, eines intravenösen Kortikoides gespritzt. Darüber hinaus wird rasch eine Volumensubstitution mit humanem Plasmaprotein oder Ringerlösung (kein Dextran) durchgeführt.

Bei **asthmatischer Reaktion** ist zusätzlich intravenös Theophyllin und inhalativ mittels Dosier-Aerosol ein Betaadrenergikum (z.B. Berotec®, Sultanol®, Broncho-Spray®) zu verabreichen.

Gelingt es nicht, einen venösen Zugang zu legen, so kann Adrenalin auch inhalativ mit einer Dosis von 10 bis maximal 20 Hüben (Pulskontrolle) verabreicht werden (Adrenalin Medihaler®), oder intramuskulär bzw. subkutan 0,5 ml einer 1:1000-Lösung Adrenalin (Suprarenin®); die anderen Medikamente werden in dem Fall schnellstens sublingual oder intramuskulär appliziert.

Bei dem seltenen Atemstillstand muß darüber hinaus mittels Tubus beatmet werden. Nach einer schweren allergischen Reaktion ist eine anschließende 24stündige Beobachtung erforderlich.

Damit die Notfallsituation reibungslos beherrscht werden kann, ist der gesamte Notfallablauf mittels „Trockenübungen" von Zeit zu Zeit zu trainieren. Die erforderlichen Medikamente sind in einer – am besten mobilen – **Schockapotheke**, z.B. auf einem Tablett, ständig bereitzuhalten. Inhalt einer Schockapotheke s. S. 38.

Bienen- und Wespengiftallergie. Durch wiederholten – seltener durch einmaligen – Stich von Wespen oder Bienen kann es zu lebensgefährlichen allergischen Reaktionen kommen (in den USA werden etwa 50 Todesfälle im Jahr verzeichnet). Nach dem Grad der Allergisierung sind vier verschiedene anaphylaktische Reaktionen zu unterscheiden (s. Tab. 4.8).

Die Diagnose erfolgt durch Prick-Testung (Konzentrationen von 0,1 bis 100 µg/ml [Höchstgrenze]) sowie des RAST zur Bestimmung spezifischer IgE-Antikörper.

Bei einer Bienengiftallergie lassen sich in über 70% der Patienten spezifische Antikörper nachweisen.

Bei der Wespengiftallergie ist der positive Antikörpernachweis etwas geringer. Ist der zeitliche Abstand zwischen einer Stichreaktion und dem Test zu lange

(über 6 Monate) so ergeben sich negative Ergebnisse. Bei zu rasch erfolgender Testung (unter 2 Wochen nach Stichereignis) kann des Ergebnis gleichfalls falsch-negativ sein.

Die wirksamste Behandlungsform der Insektenstichallergie stellt die spezifische Desensibilisierung dar. Dabei können anaphylaktische Reaktionen auftreten! Eine spezifische Desensibilisierung sollte über 3 Jahre erfolgen. Den Patienten sind Hinweise, wie sie sich vor Wespen- oder Bienenstichen schützen sollen, zu geben:

Hinweise für Patienten mit Wespen-/ Bienenstichallergie:

Schutz vor Stichen
- Im Freien keine süßen Speisen, Bier oder Süßgetränke,
- Vorsicht beim Obst- und Blumenpflücken,
- Mülleimer und Abfallkübel im Freien meiden,
- im Garten nicht barfuß laufen, keine offenen Schuhe,
- lange Hosen tragen,
- auffallende Gerüche vermeiden (Parfüm, Haarspray u. ä.),
- Wohnungsfenster tagsüber geschlossen halten,
- keine hastigen, schlagenden Bewegungen, Insekt abschütteln oder abstreifen.

Verhalten nach Stichen
- Stachel möglichst schnell entfernen (wegkratzen),
- Notfallset entsprechend Gebrauchsanweisung anwenden.

4.3.7 Kontraindikationen zur Hyposensibilisierung

Es bestehen folgende Kontraindikationen:
- Infekte, insbesondere der oberen Luftwege – nach Herdsanierung möglich.
- Schwangerschaft.
- Chronische Erkrankungen wie Tuber-

kulose, Autoimmunkrankheiten, Leber- und Nierenerkrankungen, Thyreotoxikose.

- Zytostatika- und Immunsuppressiva-Therapie.
- Betablocker-Therapie.

Tab. 4.7 Pollenflugkalender (mod. n. Kersten u. Hoek, 1977)

a) Blütezeit wichtiger Gräser- und Getreidesorten

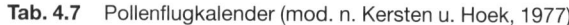

	Feb.	März	April	Mai	Juni	Juli	Aug.	Sept.	Okt.
Rauhgras									
Riedgräser									
Raygras, engl.									
Roggen									
Wiesenfuchsschwanz									
Trespe									
Wiesenrispengras									
Wiesenschwingel									
Hundszahngras									
Raygras, französ.									
Knaulgras									
Gelber Wiesenhafer									
Hafer									
Lolch									
Lieschgras									
Weizen									
Glatthafer									
Gerste									
Honiggras									
Straußgras, weißes									
Kammgras									
Mais									

b) Blütezeit wichtiger Sträucher und Bäume

	Jan.	Feb.	März	April	Mai	Juni	Juli	Aug.	Sept.	Okt.
Hasel	┄	┄	━	┄						
Erle		┄	━	┄						
Zypresse, Eibe			━	━	━					
Pappel			━	━						
Ulme				━	━					
Weide				━	━					
Birke				━	━	┄				
Esche				━	━	┄				
Ahorn				━	━					
Weißbuche				━	━					
Rotbuche				━	┄					
Eiche				━	┄					
Platane					┄					
Walnuß					━					
Roßkastanie					━					
Weißdorn					━					
Fichte					━					
Hemlocktanne					━					
Akazie (Robinie)					━					
Linde					━	━				
Liguster					━	━				
Kiefer					━	┄				
Edelkastanie					┄	━	┄			
Holunder					━	━	┄	━		

c) Blütezeit wichtiger Unkräuter

	März	April	Mai	Juni	Juli	Aug.	Sept.	Okt.
Löwenzahn	━	┄	┄	┄	┄	━	┄	┄
Chrysanthemen		┄	┄	┄	┄	┄	┄	┄
Wegerich		┄	━	━	━	┄		
Margerite		━	┄	┄	┄	┄	┄	
Ampfer		━	━	━	┄			
Brennessel			━	━	━	━		
Beifuß			━	━	━	━		
Goldrute				━	━	━	┄	
Weißer Gänsefuß				━	━	┄	┄	
Dahlie					━	━	┄	┄
Ringelkraut				┄	┄	┄	┄	
Melde					━	━		

━━━━ Hauptblütezeit   ┅ ┅ ┅ Vor- und Nachblüte

Tab. 4.8 Allergische/toxische Reaktionen auf Insektenstich

Grad	Symptome
Grad I	**Leichte Allgemeinreaktion** Generalisierte Urtikaria, Juckreiz, Übelkeit, Angst.
Grad II	**Allgemeinreaktion** Beliebige Symptome aus Gruppe I und mindestens zwei der folgenden Symptome: generalisiertes Ödem, Engegefühl im Thorax, Giemen, Bauchschmerzen, Nausea, Erbrechen, Schwindelgefühl.
Grad III	**Schwere Allgemeinreaktion** Beliebige Symptome der Gruppe I und II und mindestens zwei der folgenden Symptome: Dyspnoe, Dysphagie, Heiserkeit, verwaschene Sprache, ausgesprochenes Schwächegefühl, Benommenheit, Todesangst.
Grad IV	**Schockreaktion** Beliebiges Symptom der Gruppe I bis III und mindestens zwei der folgenden Symptome: Zyanose, Blutdruckabfall, Kollaps, Inkontinenz, Bewußtlosigkeit.

4.4 Schockapotheke (Grundausstattung)

- **Instrumente:** Staubinden, Pinzette, Schere, Stethoskop, Blutdruckmanschette, Beatmungsbeutel, Intubationsbesteck, Spritzen, Kanülen, Dauerkanülen, Infusionsständer, Infusionsbesteck.
- **Dosier-Aerosole:** Alupent®, Bricanyl®, Sultanol®, Berotec®.
- **Injektionslösungen:** Adrenalin-Lösung (Suprarenin®) 1:1000, Amp. zu 1 ml (1 mg), isotonische Kochsalzlösung Amp. zu 10 ml, Prednisolon (Solu-Decortin H®) Amp. zu 1 g, 250 mg, 100 mg, Triamcinolon (Volon® A-Solubile) Amp. zu 40 mg, 80 mg, Antihistaminikum (Tavegil®) Amp. zu 5 ml, Aminophyllin (Euphyllin®) Amp. zu 10 ml, Diazepam (Valium®) Amp. zu 2 ml.
- **Infusionslösungen:** Plasmaexpander (Plasmasteril®, Inf.-Fl. zu 500 ml), Kristalloidlösung (Glucose 5%, 10%, Inf.-Fl. zu 500 ml), Elektrolytlösung (Sterofundin®, Inf.-Fl. zu 400 ml), Natriumhydrogencarbonat (8,4% Amp. zu 20 ml, Inf.-Fl. zu 100 ml, 250 ml).
- **Sonstiges:** Liege mit verstellbarem Kopf- und Fußteil, Wolldecken.

Sofortmaßnahmen bei schweren anaphylaktischen Reaktionen (Schock). Ein anaphylaktischer Schock ist selten, stets aber akut lebensbedrohlich; es wird im allgemeinen folgendes Vorgehen empfohlen:

Bei den ersten Anzeichen (Schweißausbruch, Übelkeit, Zyanose)

- venösen Zugang schaffen

Neben anderen gebräuchlichen Notfallmaßnahmen

- Kopf-Oberkörper-Tieflage
- Atemwege freihalten!

Medikamentöse Sofortmaßnahmen

1. **Epinephrin (Adrenalin) i.v.**
Nach Verdünnen von 1 ml der handelsüblichen Epinephrin-Lösung (1:1000) auf 10 ml oder unter Verwendung ei-

ner Epinephrin-Fertigspritze (1:10 000) wird zunächst davon 1 ml (= 0,1 mg Epinephrin) unter Puls- und Blutdruckkontrolle langsam injiziert (cave Herzrhythmusstörungen!).

Die Epinephrin-Gabe kann wiederholt werden.

2. **Volumensubstitution i.v.**
   z.B. Plasmaexpander, Humanalbumin, Vollelektrolylösung.
3. **Glukokortikoide i.v.**
   z.B. 250–1000 mg Prednisolon (oder äquivalente Menge eines Derivats). Die Glukokortikoid-Gabe kann wiederholt werden.
4. Weitere Therapiemaßnahmen: z.B. künstliche Beatmung, Sauerstoffinhalation, ggf. Antihistaminika.

4.5 Chirurgische Dermatotherapie

Chirurgische Maßnahmen, die im Rahmen der Dermatologie durchgeführt werden, beschränken sich auf die Haut (abgesehen von Liquorpunktionen, Hodenbiopsien etc.). Sie dienen der **diagnostischen Abklärung** (Probeexzision), werden als **Behandlungsmaßnahmen** durchgeführt (Exzision, Zirkumzision, Schleifung, Verschorfung etc.) oder stellen ein **kosmetisch-chirurgisches Vorgehen** dar (Einzelheiten s. spezielle Lehrbücher).

4

5 Wichtige Wirksubstanzen

Unter den zahlreichen bekannten, an der Haut anwendbaren Wirksubstanzen sollen nur die wichtigsten genannt werden. Ihre Wirksamkeit beruht meistens auf Erfahrungen, die jedoch im Gegensatz zu vielen anderen erhältlichen Lokaltherapeutika bestätigt erscheinen.

> Auf jedem Salbentopf müssen Inhalt und Konzentration der Wirksubstanz deutlich erkennbar sein.

5.1 Salicylsäure

Ab Konzentrationen von 2 bis 3% **hornlösend** und antiseptisch. Bei großflächiger Anwendung konzentrierter Salicylsäuresalben kann die Substanz resorbiert werden und zu Nierenschädigung führen.

5.2 Resorcin

Hornlösend in Konzentrationen von 5 bis maximal 10% als Schälmittel bei Akne.

5.3 Teerpräparate

Teerpräparate **vermindern den epidermalen** Zellumsatz und führen deshalb zur Normalisierung besonders von chronischen lichenifizierten Dermatosen (Ekzeme, Lichen ruber, Psoriasis). Der Nachteil der meisten Teerzubereitungen liegt in starker Farbwirkung und unangenehmem Geruch.

> Mit Teer behandelte Hautareale können nach Lichteinwirkung (UV-Licht) starke Reizung zeigen!

5.4 Farbstoffe

Die meisten Farbstoffe besitzen lediglich **antiseptische** Wirkung, ohne die Haut zu schädigen. Die wichtigsten sind Pyoktanin-Lösung 0,5- bis 1%ig oder Castellani-Lösung. Geeignet ist auch Clioquinol (Vioform®) 1- bis 2%ig, das in Salbengrundlagen verarbeitet werden kann. Borsäure wird resorbiert und sollte nicht mehr angewendet werden.

5.5 Kortikosteroide

Kortikosteroide wirken antientzündlich, antiexsudativ (das Austreten von Gewebsflüssigkeit verhindernd), antiallergisch (die allergische Reaktion hemmend), antiproliferativ (die Gewebsvermehrung hemmend) und antipruriginös (juckreizhemmend) durch:

- Konstriktion der Blutgefäße in der Haut,
- Hemmung der Bildung von Antikörpern und Entzündungsstoffen,
- Hemmung der Proliferation von Immunzellen, z.B. Lymphozyten,
- Hemmung der Faserneubildung im Bindegewebe,
- Abdichtung und Stabilisierung von Zellmembranen.

Die Wirkung der Kortikosteroide ist streng dosisabhängig. Sämtliche Nebenwirkungen einer Kortikoideinwirkung an der Haut erklären sich aus der Dosis, der zeitlichen Dauer der Kortikoideinwirkung und der speziellen pharmakologischen Aktivität eines Kortikoids. Die pharmakologisch geringste Wirkung zeigt Hydrokortison, die stärkste Wirkung zeigen fluorierte und doppeltfluorierte Kortikosteroide. Sie lassen sich in praktisch alle Grundlagen einbringen (Salben, Cremes, Lösungen, Lotionen).

Der Vergleich von Wirkungsäquivalenzen **lokal anwendbarer Kortikosteroide** ist schwierig. Die Tabelle 5.1 gibt einige Anhaltspunkte.

Dabei ist zu beachten, daß topisch aufgetragene Substanzen je nach Hautareal unterschiedlich penetrieren (Tab. 5.2). Tabelle 5.3 zeigt eine Aufstellung der gebräuchlichsten Lokalkortikosteroide.

Tab. 5.1 Wirkungsäquivalenz topischer Kortikosteroide (n. Kaiser)

1,0–2,5%	Hydrocortison
0,5%	Fluocortolon
0,25–0,5%	Prednisolon
0,25%	Desoximetason
0,1%	Flupredniden
0,1%	Triamcinolon
0,1%	Betamethason
0,05%	Fluoandrenolon
0,025%	Fluocinolon
0,02%	Flumetason
0,02%	Dexamethason

Tab. 5.2 Lokalisationsabhängige Penetration von Hydrocortison durch die Haut (mod. n. Feldmann u. Maibach)

Teststelle	Penetration bezogen auf die volare Unterarmseite	bezogen auf die Fußsohle
volarer Unterarm	1	7,1
dorsaler Unterarm	1,1	7,9
Fußsohle	0,14	1
lateraler Knöchel	0,42	3
Handfläche	0,83	5,9
Rücken	1,7	12,1
behaarter Kopf	3,5	25
Achselhöhle	3,6	25,7
Stirn	6	42,9
Kieferwinkel	13	92,9
Skrotum	42	300

Die Penetration von Kortikosteroiden durch die Haut wird durch Okklusivverband und penetrationsfördernde Substanzen wie Salicylsäure, Harnstoff, Vitamin-A-Säure u. ä. gefördert.

💡 Langwährende Kortikosteroidsalben-Anwendung führt zu Hautschäden: Atrophie, verstärkte Gefäßzeichnung, verstärktes Haarwachstum, Striae.

Kortikosteroide sind **nicht** zu verwenden bei:

- **äußerlich:**
  - Hauterkrankungen mit Atrophie (Sklerodermie, Altershaut, Röntgenoderm etc.),
  - Acne vulgaris,
  - bakteriellen Erkrankungen,
  - Mykosen,
  - Viruserkrankungen,
  - kutanen Parasitosen,
  - Tumoren (außer Lymphomen),
  - Durchblutungsstörungen,
  - Hautgewebsdefekten (Ulzera etc.),
  - nach Impfungen mit Lebendvakzinen;
- **innerlich:**
  - bakteriellen und viralen Infekten,
  - Diabetes mellitus,
  - Osteoporose,
  - Magen-Darm-Ulzera,
  - Psychosen,
  - Tbc sowie weiteren Erkrankungen (s. spez. Lehrbücher);

Systemisch (peroral, intravenös) **verabfolgte Kortikosteroide** zeigen wie die topischen Kortikosteroide unterschiedliche klinische Wirksamkeit und Halbwertszeiten (Tab. 5.4). Sie verursachen eine Reihe von Nebenwirkungen an der Haut, die sich in Abhängigkeit von der Behandlungsdauer und der individuellen Dosis einstellen. Im folgenden sind die wichtigsten kutanen Nebenwirkungen bei systemischer Kortikosteroidtherapie aufgelistet:

- Stammfettsucht
- Hirsutismus
- Haarausfall
- verzögerte Wundheilung
- Abnahme der Hautdicke
- Bildung von Teleangiektasien

5

Tab. 5.3   Die gebräuchlichsten Lokalkortikosteroide

Substanz	Konzentration (%)	Handelscreme	Zubereitung
Klasse 1			
Hydrocortison	0,250	Hydrocortison mild	E
	0,333	Sanatison Mono	S
	0,500	Ficortril mite	S
		Ficortril Lotio	Lo
		Hydrocortison Wolff	C, Lo
		Munitren H fettend/fettarm	S
	1,000	Ficortril Salbe	S
		Sanatison Mono 1%	S
		Hydrocortison Wolff 1%	C
Hydrocortisonacetat	0,250	Ekzesin	S
	1,000	HG Salbe Mago KG	S
		Sagittagcortin	S
		Corde H	C, S
Prednisolon	0,400	Linola H	E (O/W)
		Linola H fett	E (O/W)
Hydrocortison	2,000	Ficortril Spray	Spray
	2,500	Ficortril Salbe 2,5%	S
Fluocortinbutylester	0,750	Vaspit	S, FS, C
Triamcinolonacetonid	0,0018	Volonimat Spray	Spray
Dexamethason	0,030	Anemul mono	S, C
	0,035	Tuttozem N Spezial	S
Clocortolonpivalat plus -hexanoat	je 0,030	Kabanimat	S, C
Klasse II			
Methylprednisolonaceponat	0,100	Advantan	S, C, FS
Clobetasonbutyrat	0,050	Emovate	S, C
Hydrocortisonaceponat	0,100	Retef	S, C
Dexamethason	0,080	Dexamethason Wolff	C
Dexamethason plus -sulfobenzoat	je 0,050	Duodexa N	S
Alclomethason	0,050	Delonal	S, C
Flumetasonpivalat	0,020	Locacorten	S, C, Lo, Sch
Triamcinolonacetonid	0,0089	Volon A Spray	Spray
	0,025	Extracort	C
		Volonimat N	S
Fluoprednidenacetat	0,050	Decoderm	S
	0,100	Decoderm	C, Lo
		Vobaderm	C, T, P
Hydrocortisonbutyrat	0,100	Alfason	S, C, CreSa, L
Hydrocortison-buteprat	0,100	Pandel	S, C
Betamethasonbenzoat	0,025	Euvaderm	C
Fluocortolon	0,200	Syracort	S, C
Clocortolonpivalat plus -hexanoat	je 0,100	Kaban	S, C
Desonid	0,050	Tridesilon	S, C
	0,100	Topifug	C
		Sterax 0,1%	C
Betamethasonvalerat	0,050	Betnesol V crinale	L
		Betnesol V mite	S, C
		Celestan V mite	S, C
Triamcinolonacetonid	0,100	Delphicort	S, C
		Kortikoid ratiopharm	S

Tab. 5.3 Die gebräuchlichsten Lokalkortikosteroide (Fortsetzung)

Substanz	Konzentration (%)	Handelscreme	Zubereitung
		Triamcinolon Wolff	C
		Tri-Anemul	S
		Volon A	S, HS, C
Prednicarbat	0,250	Dermatop	S, FS, C
Fluocinolonacetonid	0,010	Jellin Gamma	C
Desoximetason	0,050	Topisolon mite	S
Halcinoid	0,025	Halcimat	C
Klasse III			
Betamethasonvalerat	0,100	Cordes Beta	S
		Betamethason Wolff	C
		Betnesol V crinale	L
		Betnesol V	S, C, Lo
		Celestan V crinale	L
		Celestan V	S, C
Dipropionat		Diprosis	S
Fluocortolon	je 0,250	Ultralan	C, S, FS,
plus Fluocortolonhexanoat			Spray, M
Fluocinolonacetonid	0,025	Jellin	S, C, Sch, G,
			L, Lo
Diflorasondiacetat	0,050	Florone	S, C
Desoximetason	0,250	Topisolon	S, FS, Lo
Floucinonid	0,050	Topsym	S, FS, L
Amcinonid	0,100	Amciderm	S, C
Halcinonid	0,100	Halog	S, FS, L
Diflucortolonvalerat	0,100	Nerisona	S, FS, C
Klasse IV			
Mometasonfuroat	0,100	Ecural	FC, C, L
Diflucortolonvalerat	0,300	Nerisona forte	FS
		Temetex forte	FS
Clobetasolpropionat	0,050	Dermoxinale	L
		Dermoxin	S, C

Klasse I = schwach wirksam
Klasse II = mittelstark wirksam
Klasse III = stark wirksam
Klasse IV = sehr stark wirksam

C = Creme, E = Emulsion, FC = Fettcreme, FS = Fettsalbe, G = Gel, HS = Haftsalbe, L = Lösung,
Lo = Lotion, M = Milch, P = Paste, S = Salbe, Sch = Schaum, T = Tinktur

Tab. 5.4 Vergleich der gebräuchlichen systemisch verabfolgten Kortikosteroide (n. Truhan et al., 1989)

	Dosis-Äquivalent	antientzündliche Wirkung	Natrium-Retention	Plasma-Halbwertszeit (min)	Gewebs-
Hydrocortison	20,2	1,0	++	90	8–12
Prednison	5,0	4,0	+	60	12–36
Prednisolon	5,0	4,0	+	200	12–36
Methylprednisolon	4,0	5,0	0	180	12–36
Triamcinolon	4,0	5,0	0	300	12–36
Betamethason	0,6	20–30	0	100–300	36–54
Dexamethason	0,75	20–30	0	100–300	36–54

- Purpura und Striae
- akneiforme Eruptionen
- Infektionen des Hautorgans (besonders Pilzinfektionen und bakterielle Infektionen)
- Hyperpigmentierungen
- Acanthosis nigricans

5.6 Chemotherapeutika

Antibiotika und Antimykotika verdrängen die früher sehr gebräuchlichen Farbstoffzubereitungen.
Nachteil: Sensibilisierung mit allergischer Reaktion! Deshalb:

Wegen Kontaktsensibilisierung möglichst keine Penicillin-, Streptomycin-, Sulfonamid-, Chloramphenicol- oder Neomycin-haltigen Externa verwenden!

Zytostatika und innerlich zu verabreichende Zellgifte: strenge Indikation, sorgfältige Patientenüberwachung (s. spezielle Lehrbücher).

Antimykotika
Für die Behandlung von Dermatomykosen (Pilzinfektionen der Haut) stehen spezifische Antimykotika zur Ver-

fügung, von denen einzelne sowohl topisch als auch systemisch verabreicht werden können. Bei oberflächlichen Pilzinfektionen genügt die sorgfältige lokale Anwendung einzelner Antimykotika, deren lokale Effektivität sich nicht wesentlich unterscheidet.

Ein besonderes Problem sind Pilzinfektionen des Nagels. Sie können durch Langzeitbehandlung mit Griseofulvin, Itraconazol, Terbinafin, Fluconazol (Nebenwirkungen beachten!) oder Ketoconazol systemisch (oral) geheilt werden. In Einzelfällen empfiehlt sich deshalb die Entfernung der Nagelplatte, sorgfältige Kürettage des Nagelbettes und Nachbehandlung mit lokal wirksamen Antimykotika. Maßnahmen zur Wundversorgung s. S. 64.

In der Tabelle 5.5 sind die wichtigsten Antimykotika mit lokaler Wirkung aufgelistet. Für eine erfolgversprechende Anwendung scheint wichtig zu sein:
- regelmäßige lokale Anwendung,
- Anwendungsdauer 2 Wochen über die klinisch sichtbare Abheilung hinaus,
- das Vermeiden einer wiederholten Infektion durch Desinfektion von Strümpfen und Schuhwerk,
- Änderung der Terrainbedingungen (Schuhwerk, enge Kleidung etc.).

Tab. 5.5 Antimykotika zur lokalen Anwendung

Wirkstoff	Wirkungsspektrum			Handelscreme
	D^1	H^2	S^3	
Polyene				
Nystatin	–	+	(+)	Moronal®, Nystatin Lederle®
Natamycin	+	+	+	Pimafucin®
Pyridonderivat				
Ciclopirox olamin	+	+	*	Batrafen®
Allylamine				
Naftifin	+	(+)	(+)	Exoderil®
Terbinafin	+	(+)	(+)	Lamisil®
andere				
Griseofulvin	+	–	–	Likuden M®, Fulcin S®
Tolnaftat	+	–	+	Tonoftal®
Tolciclat	+	+	(+)	Fungitos®
Amorolfin	+	+	(+)	Loceryl®
Azole				
Clotrimazol	+	+	+	Mykohemag®, Canesten®, Myko Cordes®
Croconazol	+	+	(+)	Pilzcin®
Bifonazol	+	+	+	Mycospor®
Econazol	+	+	+	Epi-Gevaryl®
Fenticonazol	+	+	+	Lomexin®
Isoconazol	+	+	+	Travogen®
Ketoconazol	+	+	+	Nizoral®
Miconazol	+	+	+	Daktar®
Omoconazol	+	+	+	Fungisan®
Oxiconazol	+	+	+	Myfungar®
Sertaconazol	+	+	+	Zalain®
Tioconazol	+	+	+	Fungibacid®

1 = Dermatophyten, 2 = Hefepilze, 3 = Schimmelpilze

Teil B

Die wichtigsten Erkrankungen der Haut

6 Infektionserkrankungen der Haut

6.1 Bakterielle Erkrankungen

Die normale Hautflora besteht im wesentlichen aus drei Keimen:
- Mikrokokken (grampositiv)
- Propionibacterium acnes (grampositive Stäbchen)
- Corynebakterien

Zwei dieser Erreger finden sich in den obersten Hornzell-Lagen, das Propionibacterium acnes dagegen in den Talgdrüsengängen und tiefen Bereichen der Talgdrüsenfollikel. Der wirksamste Schutz gegen bakterielle Infektionen ist die Trockenheit der Hornschicht. Seifenwaschungen oder Antiseptika reduzieren die normale Hautflora zusätzlich, die tieferen Bereiche der Haarfollikel werden jedoch nur selten erreicht (Follikulitis!). In intertriginösen Arealen (Genitoanalregion, Axillen) ist die Bakteriendichte sehr hoch. Die verminderte Wasserabdunstung begünstigt die rasche Vermehrung von Keimen (Intertrigo!). Auch der Erregertyp ändert sich unter diesen Bedingungen; es kommt zur Zunahme von gramnegativen Bakterien.

Krankhafte, durch Bakterien verursachte Hauterkrankungen haben eine abnorme Zunahme der pathogenen Keime zur Voraussetzung. Besonders bei Diabetikern, Patienten mit gestörtem Immunsystem sowie genereller Abwehrschwäche sind bakterielle Infektionen häufiger anzutreffen.

Besondere Bedeutung besitzen Streptokokken (betahämolysierende Streptokokken), die normalerweise nicht auf der gesunden Haut wachsen. Sie verursachen eine große Zahl von infektiösen Hauterkrankungen: Impetigo, Ekthyma, Erysipel, Lymphangitis, Gangrän, Scharlach. Sie können jedoch auch bei Gesunden oft im Rachenabstrich oder im Nasenabstrich gefunden werden.

Durch die Überschwemmung des Körpers mit **Streptokokkentoxinen** kann der Organismus sich gegen diese Toxine sensibilisieren. Mehrere Hauterkrankungen sind als Folge einer allergischen Auseinandersetzung mit diesen Toxinen bekannt: Erythema nodosum, Erythema exsudativum multiforme, Purpura, Psoriasis guttata. Typische Allgemeinerkrankungen sind auch das rheumatische Fieber und die akute Glomerulonephritis.

Mit dem Begriff „Pyodermien" werden oberflächliche und tiefe bakterielle Erkrankungen der Haut zusammengefaßt. Siedeln sich pathogene Keime auf einer vorgeschädigten oder aus anderer Ursache erkrankten Haut (z.B. Ekzem) an, so spricht man von Pyodermisation oder Impetiginisation.

6.1.1 Pyodermien

Impetigo contagiosa
Erreger: Staphylo- und Streptokokken.
Sitz: meist Gesicht, Nacken und Hände; eine der häufigsten Dermatosen im Kindesalter.
Bild: kleinere oder größere Bläschen mit einem schmalen roten Hof, die leicht platzen und dann eine **honiggelbe Borkenauflagerung** aufweisen. Durch Kratzen werden die Erreger auf andere Stellen übertragen, wo sich wiederum neue Herde bilden. Die älteren konfluieren gerne (Tafel 1).

Bleiben diese Erscheinungen länger bestehen, so kann es zu einer Nierenentzündung (Impetigonephritis) kommen.
Therapie: fette Salben mit Antibiotikazusatz (Aureomycin®-Salbe, Sulmycin®-

Salbe), 2%ige Salicyl-Vaseline, Mupirocin (Turixin®-Salbe).

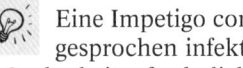   Eine Impetigo contagiosa ist ausgesprochen infektiös. Peinlichste Sauberkeit erforderlich!
- Da die Übertragung durch eine Schmierinfektion erfolgt, sind andere Personen, insbesondere Säuglinge und Kleinkinder, zu schützen.
- Verbände vernichten, getrennte Waschlappen und Handtücher benutzen.
- Urinkontrollen:
  - bei Beginn der Behandlung,
  - bei Behandlungsende,
  - 3 Wochen nach Behandlungsende.

Bulla repens (Umlauf)
Hier liegt ebenfalls eine Pyodermie vor, die sich jedoch an Körperstellen mit dicker Hautschicht entwickelt (Fußsohlen, Fingerspitzen, Handinnenflächen).

Follikulitis
Erreger: Vorwiegend Staphylokokken.
Sitz: Haartalgdrüsenapparat.
Bild: stecknadelkopfgroßer, gelblicher Eiterherd im Bereich einer Follikelöffnung (Pustel; Tafel 2). Die Umgebung ist entzündlich gerötet. Zentral wird diese Pustel von einem Haar durchbohrt.
Therapie: eröffnen und Abtupfen mit antiseptischen Tinkturen.
  Eine Sonderform ist die **gramnegative Follikulitis**, die sich nach langdauernder Antibiotikabehandlung im Gesicht zeigt. Ausgelöst durch antibiotikaresistente Keime (Coli etc.) sind hier intensive lokaltherapeutische Maßnahmen erforderlich.

Furunkel
Eitrige Haarfollikelentzündung mit Gewebseinschmelzung (Nekrose). Furunkel können einzeln oder in Mehrzahl (Furunkulose) auftreten.
Erreger: vorwiegend Staphylokokken (Staph. aureus).

Sitz: besonders im Gesicht und in mechanisch leicht irritierten Arealen (Hals, Nacken, Gesäß).
Bild: In einer bis kirschkerngroßen, hochschmerzhaften, roten Schwellung entwickelt sich ein zentraler Eiterherd, der sich entleeren kann (Tafel 3). Zentrale Gewebsnekrose, Abheilung unter Narbenbildung.
  Bei Rezidivneigung: Diabetes mellitus, Immundefekte und konsumierende Erkrankungen ausschließen!

:.@:.   Besonders gefährlich sind die Lippen-, Nasen- und Ohrenfurunkel. Nicht nur sind die Schmerzen an diesen Stellen sehr heftig, vielmehr kann es auch leicht zu einer lebensbedrohenden Infektion kommen (Sinusthrombose).
  Bei jedem größeren Furunkel besteht Sepsisgefahr!
  Die Sepsisgefahr ist bei einem Karbunkel wesentlich höher als bei einem Furunkel!

Therapie
Unreifer Furunkel: täglich die Haut mit einer desinfizierenden Lösung (Merfen®) abtupfen. Zentral Natriumbituminosulfat (Ichtholan® 20- oder 50%ig, oder Ichthyol® pur) auftragen.
  Umgebung: Clioquinol (Vioform®)-Schüttelmixtur. Das Ganze mit einem Watteverband abdecken.
  Kurzwellen oder Röntgenentzündungsbestrahlungen können die Reifung fördern. Die befallene Körperstelle möglichst ruhigstellen und innerlich Antibiotika verordnen.
Reifer Furunkel: Stichinzision (nicht im Gesicht!). Anschließend bakterieller Abstrich und in die Wundhöhle Framycetin + Lidocain (Leukase®)-Kegel und Gentamycin (Refobacin®)-Puder bringen.
  Es ist auch möglich, mit einem Vioform®-Gazestreifen zu tamponieren und

das Ende durch einen geschlitzten Tupfer zu ziehen, wodurch ein Sekretabfluß erzielt wird.

„Kokardenbehandlung":
Zentral: Tetracyclinsalbe (Aureomycin®-Salbe).
Umgebung: Ichthyol® pur.
Gesunde Haut: Vioform®-Schüttelmixtur.
Innerlich verabreichte Antibiotikagaben sind auch bei einem reifen Furunkel über längere Zeit nötig.

 Vor und nach der Behandlung gründlich die Hände reinigen. Gebrauchtes Verbandmaterial sofort vernichten.

Karbunkel
Ein Karbunkel ist eine Vereinigung von mehreren, nebeneinanderliegenden Furunkeln. Infolgedessen zeigen sich mehrere Öffnungen, aus denen Eiter hervortritt. Sowohl die lokalen als auch die Allgemeinerscheinungen sind oft schwerer als beim Furunkel. Schmerzen, Spannungsgefühl, Rötung und Ödeme sind stark ausgeprägt.
Therapie: entspricht der Furunkelbehandlung. Karbunkel erfordern häufiger eine chirurgische Eröffnung.

Intertrigo
Ursache: Schweißneigung an übereinanderliegenden Hautarealen („feuchte Kammer").
Sitz: Körperfalten (Achselhöhlen, inguinal, Gesäßfalten, unter den Brüsten und am Hängebauch).
Bild: scharf begrenzte Rötung mit leicht nässender Oberfläche (Tafel 4). Gleichzeitig besteht Juckreiz oder Brennen. Starke bakterielle Besiedelung, gelegentlich auch Candida!
Therapie: Seifenwaschungen vermeiden. Zwischen den Hautfalten einen Gazestreifen einlegen, nachdem man zuvor die befallenen Hautgebiete mit Solutio

Pyoctanini (0,5%) oder Solutio Castellani bepinselt hat.

Erysipel (Wundrose)
Erreger: Streptokokken, die durch kleine Wunden in die Haut, dann in die hautnahen Lymphgefäße eindringen.
Sitz: zu 50% untere Extremität, zu 30% Gesicht.
Inkubationszeit: Stunden bis 5 Tage.
Bild: flammende Rötung und Schwellung (Tafel 5), rasche periphere Ausbreitung. Gleichzeitig besteht ein Krankheitsgefühl (Schüttelfrost und Fieber bis 40 °C, hohe BSG). Die regionären Lymphknoten sind schmerzhaft geschwollen.
Auf dem Erythem zeigen sich seltener auch Bläschen und Blasen.
Komplikationen: selten Nephritis, öfter, besonders bei rezidivierendem Erysipel, Lymphgefäßverschluß und bleibendes Ödem (Elephantiasis).
Differentialdiagnose: akute Kontaktdermatitis, Thrombose, Insektenstich.
Therapie
Örtlich: feuchte Chinosol®-Umschläge (Verdünnung 1 : 2000). Größere Blasen eröffnen. Wichtig ist die Sanierung der Eintrittspforte (Argentum-nitricum-Stift, Pyoktanin-Pinselung). Peinlichste Sauberkeit ist auch beim Erysipel erforderlich!
Intern: 1 Million Einheiten Penicillin pro Tag über 8 Tage. Bei chronisch rezidivierendem Erysipel 1 Million Einheiten Penicillin pro Tag über Wochen (Gesamtdosis etwa 40–60 Millionen Einheiten).

 Wegbereiter eines Erysipels sind häufig Interdigitalmykosen!

Phlegmone
Bei der Phlegmone handelt es sich um eine fortschreitende, mit Gewebsuntergang einhergehende Entzündung vor-

wiegend der tiefen Hautschichten mit Übergreifen auf Sehnen, Faszien und Muskeln.

Erreger: vorwiegend Staphylokokken.

Sitz: Extremitäten (Hände!), Hals und Mundboden.

Bild: im Bereich einer kleinen oder größeren Verletzungswunde eine umschriebene oder diffuse, spontane und auch druckschmerzhafte Schwellung. Die Haut ist je nach der Tiefe des Sitzes bald früher oder später gerötet. Bei Daumendruck bildet sich eine Delle im entzündlichen Ödem. Bei längerer Krankheitsdauer kann sich Eiter durch die Haut entleeren.

Therapie

a) Konservative Maßnahmen:
- innerlich Antibiotika
- Ruhigstellung des befallenen Körperteiles
- Alkoholumschläge

b) Chirurgische Maßnahmen:
Längsinzision mit Einlegen von Gummilaschen

6.1.2 Erkrankungen durch Corynebakterien

Erythrasma

Erreger: keine Pilzerkrankung, sondern Erkrankung bakteriellen Ursprungs (Corynebacterium minutissimum).

Sitz: Oberschenkelinnenseite, seltener Achselhöhle.

Bild: braunrote Flecken, rundlich zusammenfließend, leicht schuppend.

Nachweis: ziegelrote Fluoreszenz im Woodlicht.

Therapie: Miconazol-Creme, Benzoylperoxid, Framycetin.

 Ein Erythrasma steckt nicht an!

Trichomycosis palmellina (Trichobacteriosis palmellina)

Erreger: Corynebacterium tenuis.

Sitz: Achselbehaarung, selten auch Genitalbehaarung.

Bild: gelblich-rötliche Auflagerungen, die nicht abstreifbar sind (= festhaftende Bakterien).

Therapie: abtrocknen im intertriginösen axillären Bereich. Auf Körperhygiene achten. Eventuell Entfernung der Achselhaare durch Rasur. Desinfizierende Tinkturen.

6.1.3 Lupus vulgaris (fressende Flechte, Wolf)

Die Hauttuberkulose ist selten geworden. Die häufigste Form ist Lupus vulgaris.

Erreger: das 1882 von Robert Koch entdeckte Tuberkelbakterium (Mycobacterium tuberculosis).

Infektionsweg: Bereits im Kindesalter kommt es häufig zu einer tuberkulösen Infektion, meist der Lungen mit gleichzeitigem Mitbefall der Lymphknoten (Primärkomplex). Danach besteht Immunität. An der Haut jedoch kann trotzdem eine Superinfektion auftreten (Inokulation).

Noch seltener ist eine Keimabsiedelung auf dem Blutwege.

Sitz: Gesicht (Nase, Wangen, Ohrrand), Hände, Gesäß und Schleimhaut.

Bild: kleine, bräunliche, leicht erhabene Knötchen (= Lupusknötchen).

Kennzeichen: positiver Glasspateldruck: Hellbräunliche Eigenfarbe der Knötchen, wenn durch den Glasspatel die Haut blutleer gedrückt wird. Dieser Nachweis ist spezifisch nur bei der Hauttuberkulose und dem Morbus Boeck. Zentraler Gewebszerfall in den einzelnen Knötchen; daher bricht die Knopfsonde leicht ein („positives Sondenphänomen").

Nach längerer Zeit fließen diese Knötchen zusammen („Lupusfleck"). Ausbreitung nach peripher, zentrale Vernarbung.

Lupusnarben sind ein Terrain für Karzinome („je länger, desto lieber").

Therapie: Tuberkulostatika, eventuell chirurgische Exzision.

Seltene Sonderformen:
Verruköse Hauttuberkulose.
Kolliquierende Hauttuberkulose.
Tuberkulide (Lichen scrophulosorum, Tuberculosis papulonecrotica, Erythema induratum Bazin) sind so selten, daß sie heute kaum noch beobachtet werden.

Kutane Leishmaniose
Erreger: Die Leishmaniose wird durch das Protozoen Leishmania hervorgerufen (alte Bezeichnung Aleppo-Beule, Orient-Beule).
Der Erreger lebt intrazellulär vorwiegend in Makrophagen und wird durch die Sandfliege übertragen. Vorkommen überwiegend in Klein-Asien, Mittelmeer-Gebiet und tropischen Ländern (Reise-Dermatose).
Bild: An der Stelle des Sandfliegenbisses tritt ein Knötchen auf, das im Zentrum zerfällt und unter Hinterlassung einer Narbe abheilt.
Therapie: Tioglucantim, Tiobentazol-Injektion intraläsional nach vorheriger Behandlung mit EMLA-Creme unter Tegaderm-Folie.

6.1.4 Milzbrand (Anthrax)

Erreger: Bacillus anthracis, der besonders Rinder und Schafe befällt. Der Keim ist durch Sporenbildung sehr widerstandsfähig. Die Infektion erfolgt direkt durch das Tier oder dessen Produkte. **Milzbrand ist meldepflichtig!**
Formen: Lungenmilzbrand wird durch Einatmung sporenhaltigen Staubes in der wollverarbeitenden Industrie hervorgerufen.

Darmmilzbrand entsteht durch Aufnahme von infiziertem Fleisch oder verseuchter Milch. Am häufigsten anzutreffen ist der **Hautmilzbrand**. Die Erreger dringen an verletzten Stellen der Haut ein.
Bild: nach wenigen Tagen entsteht im Bereich der Eintrittspforte zunächst ein roter Fleck, der sich zentral zu einer Blase (zunächst serös, dann blutig) umwandelt. Trocknet diese ein, bleibt ein schwärzlicher Schorf zurück, der sich nach etwa 7 Tagen unter Narbenbildung ablöst. Die regionären Lymphknoten sind schmerzhaft geschwollen.
Komplikationen: Milzbrandödem und Milzbrandsepsis; jedoch relativ selten.

 Bei Milzbrandverdacht sorgfältig jegliches Verbandmaterial sofort verbrennen, da hier die widerstandsfähigen Sporen zu finden sind.

Therapie: den Patienten sofort isolieren; die befallene Körperpartie ruhigstellen.
Milzbrandserum und Antibiotika (Tab. 6.1).

 Bei Milzbrand keine feuchten Verbände!

6.2 Viruserkrankungen

Zu den Viruserkrankungen, die sich vorwiegend an der Haut manifestieren, gehören: Warzen, Kondylome, Molluscum contagiosum, Herpes simplex, Zoster (zu Masern, Pocken und Röteln s. spez. Lehrbücher).
Warzen und Papillome werden durch Viren ausgelöst, die zur Gruppe der **humanen Papillomviren** (HPV) gehören. Heute werden über 40 verschiedene Subtypen identifiziert. Allein im Genitalbereich sind bis zu 14 verschiedene Virustypen nachgewiesen. Die Viren vermehren sich in den oberen Epider-

Tab. 6.1   Spezielle Infektionen der Haut

Infektion	Erreger	Infektionsquelle	Ursache für Infekt	Therapie I. Wahl	II. Wahl
Anthrax (Milzbrand)	Bacterium anthracis	Ställe Haare Wolle Knochen	beruflich	Penicillin	Erythromycin
Erythrasma	Propionibacterium minutissimum	infizierte Haut	Kontakt	Miconazol	Erythromycin Tetracyclin
Katzenkratz- krankheit	bakteriell (?) (Chlamydien?)	infizierte Katze	Biß- oder Kratzwunden	unbekannt	
Schwimmbad- granulom	Mycobacterium murinum	infizierte Zier- fische, Wasser	Kontakt Inokulation	Rifampicin Ethambutol	

mislagen, die Basalzellen der Epidermis sind jedoch infiziert, ohne daß es zur Replikation der Viren kommt.

HPV-Typ 1	Plantarwarzen
HPV-Typ 2, 4	Verrucae vulgares
HPV-Typ 3, 10	Verrucae planae juveniles
HPV-Typ 5, 8	Epidermodysplasia verruciformis
HPV-Typ 6, 11	Condylomata acuminata
HPV-Typ 6, 16, 18, 33, 52	zervikales Karzinom
HPV-Typ 16	bowenoide Papulose
HPV-Typ 6, 11	orale Papillome
HPV-Typ 13, 32	Morbus Heck (fokale epitheliale Hyperplasie)

Jüngste Untersuchungen zeigten, daß die Mehrzahl aller Karzinome der Zervix viral bedingt sind. Etwa einer unter 30 HPV-16-infizierten Epithelbereichen kann sich bösartig umwandeln. Die Latenzzeit beträgt 30 bis 50 Jahre. Die Infektion allein führt nicht zum Krebs, vielmehr sind zusätzliche Realisationsfaktoren erforderlich (u. a. auch Herpessimplex-Infektionen).

6.2.1 Verrucae vulgares (vulgäre Warzen)

Sitz: Warzen bevorzugen Hände und Füße. Im Kindes- und Jugendalter sind sie weit verbreitet (Tafeln 6, 7 u. 17).
Bild: kleine, an der Oberfläche hornigharte Knötchen mit gerade sichtbaren Blutungspunkten (Kapillarthrombosen). An den Sohlen sind sie flach und liegen im Hautniveau (Druckschmerz!). Seltener sind flache Warzen im Gesicht (juvenile Flachwarzen; Tafel 8).
Therapie: verschiedene Behandlungsmaßnahmen stehen zur Verfügung:
Scharfer Löffel: Säuberung der Haut mit Alkohol oder Merfen. Unterspritzung mit 1%iger Mepivacain-(Scandicain®-) Lösung. Sodann wird die Warze mit einem scharfen Löffel vom Rande her abgehebelt. Dabei entstehende kleinere Blutungen können mit einer Eisenchloridbetupfung (10% Eisen) beherrscht werden.
Flüssiger Stickstoff oder Kohlensäureschnee: Erforderlich ist eine Fixierung des Hautareals, da Druck erforderlich ist. Es wird ein Stieltupfer in den flüssigen Stickstoff gebracht, den man sofort etwa 5 Sekunden auf die Warze preßt. Diese verfärbt sich weißlich.

Die Weißfärbung soll 1 bis 2 mm auf die umgebende Haut übergreifen!

Wird dieses durch eine einmalige Betupfung nicht erreicht, dann muß der Vorgang wiederholt werden. Bei ausreichender Vereisung entsteht an dieser Stelle bis zum nächsten Tage eine subepidermale **Blase**, auf der zentral die Warze sitzt. Mit einer Schere wird die Blase vom Rande her abgetragen. Druckverband. Anschließende Wundbehandlung mit Tetracyclin-Salben (Aureomycin®-Salbe). Zusätzlich können vor jedem Verbandwechsel Chinosol-Bäder (1 Tablette Chinolinsulfat [Chinosol®] 1,0/1 l Wasser) verordnet werden.

Bei nicht ausreichender Vereisung entsteht keine Blase; Wiederholung erforderlich!

 Vorsicht bei Warzen am Nagelwall! Hier kann es leicht zu Zerstörungen des Nagelbettes und der Nagelmatrix kommen.

Salicyl-Pflaster (Guttaplast®): Anwendung besonders bei Sohlenwarzen. Diese werden mit einem Salicyl-Guttaplast®-Stückchen (60%), in Warzengröße, beklebt. 5 Tage lang sitzenlassen. Bei ausreichender Erweichung (Weißfärbung) kann die Warze mit einem scharfen Löffel ausgehebelt werden. Eine anschließende elektrische Stichelung mit der Diathermienadel unter Lokalbetäubung ist ratsam. Nachbehandlung wie oben beschrieben.

6.2.2 Condylomata acuminata (Feigwarzen)

Sitz: ausschließlich Genitoanalbereich (Tafel 9).
Bild: stecknadelkopfgroße, rötlichweiße Papeln, die blumenkohlartig auswachsen können (Riesenkondylome).

Oberfläche stark zerklüftet, die einzelnen Elemente lassen sich auseinanderblättern. Bei Mazeration (Rima ani!) sind Feigwarzen beetartig flach.
Therapie: Ätzbehandlung mit 25%igem Podophyllin in Öl oder Alkohol unter Abdeckung der Umgebung mit Zinkpaste. Höchstens 1mal pro Woche anwenden. Die Podophyllin-Lösung sollte nach 4stündiger Einwirkzeit abgespült werden. Beim männlichen Genitale: Kranzfurche mit Mullstreifen tamponieren, Dermatol-Puder. Größere Beete werden mit der elektrischen Schlinge oder chirurgisch entfernt.

 Spitze Kondylome gedeihen in feuchtem Milieu; deshalb prophylaktische Sitzbäder, Streifeneinlage, Puderbehandlung.

6.2.3 Molluscum contagiosum (Dellwarzen)

Bild: rötliche oder hautfarbene, glasig durchscheinende Knötchen von Stecknadelkopf- bis ausnahmsweise Erbsgröße. Sie sitzen halbkugelig auf unveränderter Haut. Charakteristisch ist eine leichte zentrale Eindellung (Dellwarze). Drückt man ein solches Knötchen kräftig zusammen, so entleert sich zentral eine weißliche, talgartige Masse.
Sitz: Gesicht, Genitalbereich, seltener Beugeseiten der Extremitäten.

Betroffen sind vorwiegend Jugendliche und Kinder mit Neurodermitis.
Therapie: ausdrücken mit einer gebogenen chirurgischen Pinzette (weißliche Masse entleert sich).

Oder: Abtragung mit scharfem Löffel. Danach mit Merbromin (Mercuchrom®) betupfen.

6.2.4 Herpes simplex

Erreger: Herpesvirus hominis, Typ 1 oder Typ 2 (Herpes progenitalis), HSV-1 und HSV-2.

Bild: Ersterkrankung beim Kleinkind oft als Gingivostomatitis herpetica (Stomatitis aphthosa; Tafel 13). Später an umschriebener Stelle zunächst Juckreiz. Dann Rötung, leichte Schwellung, Bläschenbildung in Gruppen (Tafel 10). Eintrocknung, Verkrustung und Abheilung innerhalb von 10 Tagen.

Besonders unangenehm ist der Herpes recidivans, eine in fast regelmäßigen Abständen auftretende Bläschenbildung (Abb. 6.1). Durch entzündliche Lymphwegsverlegungen kann eine dauernde Schwellung bestehen bleiben (Elephantiasis nostras).

Sitz: häufig an den Übergangsstellen von Haut zu Schleimhaut (Genitale, Lippen, Analregion: Tafel 70) sowie im Gesicht.

Besteht gleichzeitig ein Ekzem (Neurodermitis!), so kommt es durch die Oberflächendefekte leicht zu einer generalisierten Bläscheneruption mit meist hohem Fieber und schweren Allgemeinsymptomen (Ekzema herpeticatum).

Ekzematiker sollen jeglichen Körperkontakt mit Herpes-simplex-Patienten meiden!

Therapie: Sauberkeit, Bläscheninhalt nicht verschmieren! Häufig die Wäsche wechseln. Abtupfen mit alkoholischen Lösungen.

Bei **leichter Verlaufsform**: Lokalbehandlung z.B. mit Aciclovir-Creme (Zovirax®-Creme), Foskarnet-haltiger Antiviralsalbe (Triapten®) oder mit zinksulfathaltiger Salbe (Lipaktin®).

Bei **schwerer Verlaufsform**: (multilokuläre Herde): oral 5×200 mg Aciclovir (täglich, über 5 bis 7 Tage).

Bei immungeschwächten Patienten eventuell Gammaglobulin.

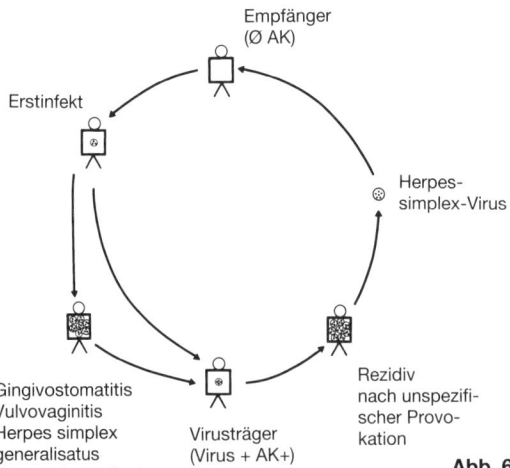

Abb. 6.1   Infektionskreis der Herpes-simplex-Infektion des Menschen. AK = Antikörper

Vulvovaginitis herpetica

Die vorwiegend durch HSV-2 verursachte Erkrankung kann als Primärinfektion bei Kindern oder als rezidivierende Sekundärinfektion bei Erwachsenen auftreten. Die allgemeinen Krankheitszeichen münden in ein akut fieberhaftes Geschehen: ödematös geschwollene Vulva mit herpetiform angeordneten Bläschen – auch der proximale Teil von Vagina und Portio kann mitbetroffen sein.

Meningitis und Encephalitis herpetica

Die HSV-bedingte **Meningitis** wird meist durch HSV-2 verursacht und tritt als Komplikation des Herpes genitalis, vermutlich durch Virämie, auf. Es kommt zu meningitischen Zeichen (Kopfschmerzen, Lichtscheu, Nackensteife). Im Liquor läßt sich eine Lymphozytose nachweisen. Die Symptomatik ist reversibel.

Die HSV-bedingte **Enzephalitis** dagegen wird ausschließlich durch HSV-1 verursacht. Das klinische Bild unterscheidet sich nicht wesentlich von anderen Enzephalitiden und wird oft verkannt. Sie kann in jedem Lebensalter auftreten. Serologische Untersuchungen haben gezeigt, daß sowohl Primär- als auch Sekundärinfektionen unter diesem klinischen Erscheinungsbild vorkommen. Der Infektionsweg erfolgt wahrscheinlich über den N. olfactorius.

Klinisches Bild und Krankheitsverlauf sind schwer; sie variieren vom langsamen progredienten Verlauf mit unspezifischer Symptomatik bis zur akuten Verlaufsform mit plötzlichem Auftreten eines Status epilepticus. Charakteristisch ist der Verlauf in mehreren Phasen:
- starke Kopfschmerzen, manchmal psychotische Zustände
- progressive neurologische Symptomatik mit Krämpfen, Dysphasien, Hemiparesen.

Die Diagnose ist, selbst durch CT-Untersuchung mit Liquordiagnostik, schwierig zu stellen. Ein therapeutischer Einsatz von Aciclovir i.v., auch bei Verdachtsdiagnose, ist daher gerechtfertigt, eventuell in Kombination mit Interferon.

Herpessepsis (bei Neu- und Frühgeborenen)

Herpessepsis ist die schwerste Form der Primärinfektion durch HSV. Sie tritt fast stets während des Geburtsvorgangs durch die an Herpes erkrankte Mutter auf. Nicht alle infizierten Neugeborenen haben die charakteristischen Hauterscheinungen.

Die Prognose der Infektion, gleichgültig ob durch HSV-1 oder HSV-2 verursacht, ist schlecht. Zusätzlich zur bekannten Herpessymptomatik mit Gingivostomatitis oder Keratokonjunktivitis kommt es zur schweren Allgemeinerkrankung mit hohem Fieber, Leber- und Milzschwellung, Ikterus, Blutungsneigung, zerebraler Symptomatik, Kreislaufkollaps, Exitus.

Eine sichere Therapie existiert nicht. Gammaglobuline, Hyperimmunseren, Aciclovir i.v., auch Glukokortikoide können versucht werden. Größtes Gewicht sollte auf die Prophylaxe gelegt werden; als Risikoschwangerschaften gelten:
- Mütter mit klinisch gesichertem Herpesinfekt (oder dem Verdacht darauf)
- Frauen, deren Geschlechtspartner an HSV erkrankt ist.

Wird bei der Schwangeren oder ihrem Partner ab der 32. Woche durch Herpeskulturdiagnostik HSV diagnostiziert, wird vor dem Blasensprung (spätestens 4 bis 6 Stunden nach dessen Eintritt) die Sectio durchgeführt. Eine später als 6 Stunden nach Blasensprung durchgeführte Sectio verhindert die Infektion des Feten nicht mehr.

6

Ekzema herpeticatum

Das Ekzema herpeticatum (s. S. 78) entsteht durch Infektion der ekzematös veränderten Haut, z.B. bei Kindern mit atopischem Ekzem. Prodromalerscheinungen in der Inkubationszeit fehlen gewöhnlich. Das Krankheitsbild imponiert durch akutes Auftreten von Allgemeinsymptomen wie Fieber, Kopfschmerzen, Abgeschlagenheit; auf den ekzematös veränderten Hautarealen eruptieren isoliert stehende Bläschen, die bis zu linsengroß werden können. Sie können, verbunden mit hohem Fieber, 8 bis 10 Tage florieren, dann eintrüben und unter Hinterlassung hämorrhagischer Erosionen zerplatzen.

Gefürchtet sind Komplikationen wie Lidödeme, Durchfälle, Bronchopneumonien und zerebrale Symptomatik. Therapiert wird wie bei Herpessepsis; der Kreislauf muß sorgfältig überwacht, die Hautefflorezenzen mit Lotionen austrocknend behandelt werden. Fettsalben sind kontraindiziert.

Keratoconjunctivitis herpetica

Die HSV-Keratitis ist eine relativ häufige Erkrankung, die als Primär- wie auch als Sekundärinfektion auftreten kann. Mikrotraumen scheinen bei der Auslösung der Infektionen eine eher untergeordnete Rolle zu spielen. Beim Auftreten einer herpetiformen Symptomatik im Bereich des ersten und zweiten Trigeminusastes muß zum Ausschluß einer Hornhautbeteiligung der Patient immer zum Ophthalmologen überwiesen werden.

6.2.5 Zoster (Gürtelrose)

Erreger: Zoster-Varizellen-Virus.
Bild: segmentgebundene Ausbreitung von gruppiert stehenden Bläschen auf gerötetem Grund (Abb. 6.2 u. Tafel 11). Nach 2 bis 3 Tagen Eintrübung (Gelbfärbung des Bläscheninhalts). Abtrock-

nung nach etwa 2 Wochen, Abheilung meist ohne Narbenbildung.

Der Zoster verursacht neuralgiforme Schmerzen, die auch nach Abheilung der Hauterscheinungen lange anhalten können. Schmerzmittel erforderlich! Bei schwerem Verlauf zeigen sich Zosterbläschen auch am übrigen Integument (Zoster generalisatus).

Therapie: Bläschenstadium: Schüttelmixturen (Lotio alba aquosa oder Vioform®-Lotio).

Borkenstadium: Fettsalben (Aureomycin®-Salbe) täglich zweimal auftragen. Nachbehandlung mit milden Steroid-Cremes (Volonimat®-Creme).

Das Virustatikum Aciclovir (Zovirax®) wird erfolgreich bei der Zostererkrankung angewendet. Intravenöse Applikation von Zovirax® führt zu einer raschen Eintrocknung der Bläschen und zu einer Verminderung des Erythems. Auch die typischen Zosterneuralgien werden günstig beeinflußt. Neue Virustatika und ihre Dosierung s. Tabelle 6.2.

Zur Verringerung der entzündlichen Reaktion können Kortikoide (etwa nach dem 4. Tag nach Auftreten der Hauterscheinungen) systemisch verabreicht werden (Dosierung etwa 30 bis 40 mg pro Tag).

Bei den schweren Formen eventuell Gammaglobulin i.m.

6.3 Dermatomykosen (Hautpilzerkrankungen)

Jeder dritte oder vierte Mensch trägt Pilze. Es handelt sich dabei um pflanzliche Parasiten (niedrige Pilzarten = Dermatophyten), die verschiedene Erkrankungen des verhornten Gewebes, d. h. der epidermalen Hornschicht, der Nägel und von Haaren auslösen können. Es

6

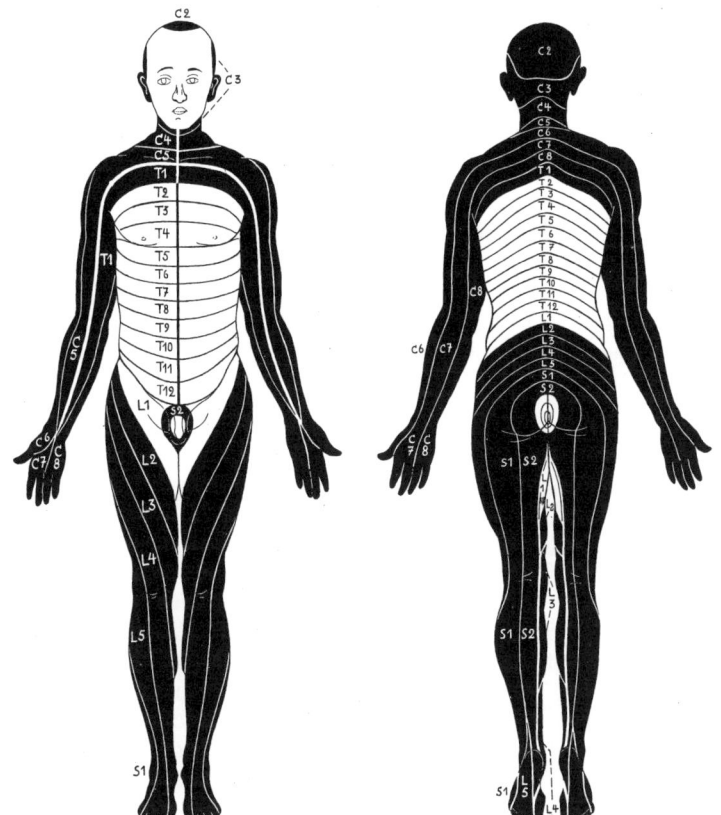

Abb. 6.2 Gliederung der Körperoberfläche in Dermatome (Hautstreifen, die jeweils von einem bestimmten Rückenmarkssegment versorgt werden). Die exakte Zuordnung ist aus der Buchstaben-Zahlen-Kombination ersichtlich:

C1–C8 = zervikale Rückenmarkssegmente   T1–T12 = thorakale Rückenmarkssegmente
        (C1 besitzt kein Dermatom)   L1–L5 = lumbale Rückenmarkssegmente
                                       S1–S5 = sakrale Rückenmarkssegmente

sind Fadenpilze, die man in drei Gattungen einteilt: Trichophyton, Epidermophyton und Mikrosporum. Sie bilden ein aus septierten Fäden bestehendes Flechtwerk (= Myzel), welches asexuelle Sporen (= Konidien) trägt. Man unterscheidet geophile (erdlebende), zoophile (tierpathogene) und anthropophile (die menschliche Haut befallende) Dermatophyten (Tab. 6.3).

    Dermatophyten sind in der Lage, über die Entwicklung besonderer Enzyme (Keratinasen) in das Hornmaterial ein-zudringen, um sich dort zu vermehren. Spezielle Absonderungsprodukte besitzen antigene Funktion, wodurch es zu einer zellulären Immunreaktion beim Wirt kommt.

Tab. 6.2 Aktuelle Therapie des Zoster

Virustatika	Dosierung
Famciclovir	oral 250 mg 3 × tgl., 7 Tage
Aciclovir	oral 800 mg 5 × tgl., 7 Tage
	i. v. 10 mg/kg KG 3 × tgl., 7 Tage
Valaciclovir	3 × 2 (à 500 mg) über 7 Tage

Tab. 6.3 Einteilung der Dermatophyten

geophil	zoophil	anthrophil
M. cookei	M. canis	M. audouinii
M. fulvum	var. canis	M. concentricum
M. gypseum	var. distortum	M. ferrugineum
M. nanum	M. equinum	E. floccosum
M. persicolor	M. gallinae	T. gourvilli
T. phaseoliforme	T. mentagrophytes	T. megninii
M. praecox	var. mentagrophytes	T. mentagrophytes
M. racemosum	var. erinacei	
M. simii	var. quinckeanum	T. rubrum
T. vanbreusghemii	T. verrucosum	T. sudanense
M. vanbreusghemii		T. tonsurans
		T. violaceum
		T. yaoundei

E. = Epidermophyton, M. = Microsporum, T. = Trichophyton

6.3.1 Nachweismethoden von Pilzerkrankungen

Zur Erfassung von Pilzerkrankungen gibt es verschiedene Methoden:

Nativpräparat

Hierzu wird benötigt:

* 70%iger Alkohol,
* 10–20%ige Kalilauge,
* Objektträger und Deckgläschen,
* Skalpell oder scharfer Löffel.

Materialentnahme

* Befallene Stelle mit Alkohol betupfen.
* Schuppen vom Rande des Herdes abnehmen. Keine Schuppen verwenden, die bereits locker aufliegen, da die Pilze bereits durch die Austrocknung geschädigt sind.

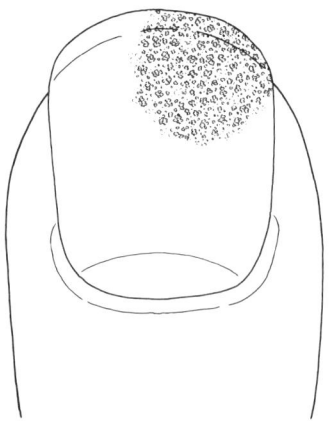

Abb. 6.3 Materialentnahme von fadenpilzerkrankten Nägeln.

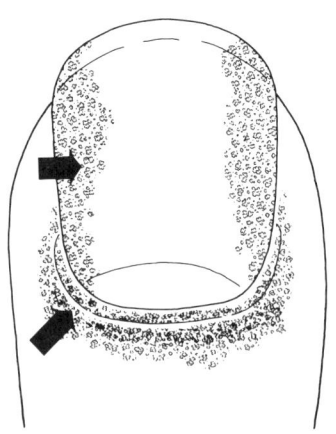

Abb. 6.4 Erkrankte Areale bei Candida-Paronychie.

- Liegt bereits eine Pilzvorbehandlung vor, dann trotzdem Schuppenmaterial entnehmen, da im Nativpräparat noch abgetötete Pilze zu beobachten sind.
- **Bei Nägeln:** Nur von sichtbar pilzbefallenen Stellen abnehmen (Abb. 6.3).
- **Bei Candida-Paronychie:** Streifige Veränderungen am Nagelrand; Nagel mit dem Skalpell abkratzen (Abb. 6.4).
- **Bei Haaren:** Nur die Haare zur Untersuchung verwenden, die dicht über der Kopfhaut abgebrochen sind. Häufig findet man kleine abgebrochene, gekrümmte Haare erst unter den Schuppen; z.B. bei Bartpilzerkrankungen. Mindestens zehn Haare entnehmen.

Herstellung eines Nativpräparats

Folgende Möglichkeiten stehen zur Verfügung:

- **ungefärbtes Präparat**
- **gefärbtes Präparat**
- **Dauerpräparat**

Ungefärbtes Präparat: Zur Herstellung von 10–20%iger Kalilauge werden ca. 75 Kaliumhydroxid-Plätzchen bis 100 ml mit Aqua dest. aufgefüllt. Schütteln, da Hitze entsteht! Den Kaliumhydroxid-Behälter sofort verschließen, da die Plätzchen stark wasseranziehend sind.

Vorgehen: Öse ausglühen und kurz in bereitgestelltem Agar befeuchten. Schuppenmaterial mit der Öse entnehmen, auf einen Objektträger bringen und fein verteilen. Von der hergestellten Kalilauge 1–2 Tropfen entnehmen und auf das Schuppenmaterial bringen. Anschließend ein Deckgläschen auflegen. $1/4$ bis $1/2$ Stunde warten.

Hat die Beurteilung schnell zu erfolgen, so kann man das hergestellte Präparat kurz durch eine Bunsenflamme ziehen. Die Kalilauge darf nicht kochen, es dürfen keine Kristalle entstehen.

Anstelle von Kalilauge kann **Tetraethylammoniumhydroxid-Lösung** verwendet werden. Diese hat den Vorteil, daß sie eine sofortige Betrachtung des Materials ermöglicht.

Die Betrachtung erfolgt unter dem Mikroskop, zunächst mit kleiner Vergrößerung. Zeigt sich eine verdächtige Stelle, dann erst Betrachtung bei weiteren Vergrößerungen (Abb. 6.5).

Gefärbtes Präparat:

a) Parker Superchrome Blue Black Ink. Hiervon 1 Teil nehmen und 10 Teile 10%ige Kalilauge zufügen (Mischungsverhältnis 1:10). Eine bläuliche Anfärbung der Pilzelemente wird sichtbar. Der Nachteil des

6

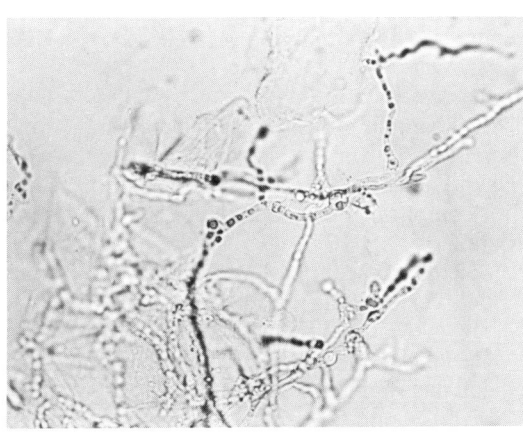

Abb. 6.5 Mikroskopische Darstellung von Pilzfäden im Kalilaugenpräparat.

Verfahrens besteht darin, daß die Färbung erst nach 12–24 Stunden eintritt und Zellstoffelemente mitangefärbt werden.

b) Lactophenolcotton-Blue-(LPCB-) Lösung.
Zusammensetzung:
Phenol 20,0. Milchsäure 20,0. Glyzerin 40,0. Aqua dest. 20,0.
Hierzu zwischen 0,05 g und 0,5 g Cotton-Blue zufügen. Der Vorteil der LPCB-Lösung liegt darin, daß die Anfärbung der Pilzelemente sehr schnell erfolgt.

Dauerpräparat: Ein Pilzpräparat ist bis zu einem Tag verwertbar, wenn man 15%ige Kalilauge mit einem 20%igen Glyzerinzusatz verwendet (KOH-Plätzchen 15,0 = ca. 75 Plätzchen. Glyzerin 20,0. Aqua dest. ad 100,0).

Pilzkultur
Die meisten Pilze sind auf festen oder flüssigen Nährböden züchtbar.

Feste Nährböden
a) **Kimming-Agar** eignet sich gut als Primärkultur zur Anzüchtung von Fadenpilzen, Hefen oder Schimmelpilzen.

Er besteht aus:

Pepton. e carne „Merck"	5,0
Glucose	10,0
Glyzerin	5,0
NaCl	5,0
Standard II Nährbouillon „Merck"	15,0
Agar-Agar	18,0
Aqua dest. ad	1000,0

Dieser Kimming-Basis-Nährboden kann bereits in Pulverform bezogen werden. Nach Vorschrift Aqua dest. zugeben und im Dampftopf oder Autoklaven sterilisieren.

b) **Selektiv-Agar für pathogene Pilze** findet Verwendung bei stark verunreinigten Materialien. Der Zusatz von Cycloheximid und Chloramphenicol soll das Wachstum bestimmter Schimmelpilze und Bakterien hemmen.

Er besteht aus:

Sojamehlpepton	10,0
Dextrose	10,0
Agar	15,5
Cycloheximid	0,4
Chloramphenicol	0,05
Aqua dest. ad	1000,0

c) **Sabouraud-Glucose-Agar** eignet sich gut für Subkulturen, wenn die Primärkultur keine eindeutige Identifizierung zuläßt.

Er besteht aus:

Pepton	10,0
Glucose	40,0
Agar-Agar	18,0
Aqua dest. ad	1000,0

Plattenbeimpfung
- Gebogene Öse ausglühen.
- Mit der noch warmen Öse in bereitstehenden Agar einstechen.
- Mit der damit angefeuchteten Öse durch das Schuppenmaterial fahren (Schuppen bleiben haften).
- An einer Stelle des Pilznährbodens schräg einstechen. Die Schuppen etwas andrücken. Deckel nicht sehr weit anheben (Gefahr der Verunreinigung durch Luftsporen!). Zwei weitere Stellen in ähnlicher Weise beimpfen.
- Abbeimpfte Platten mit Tesafilm am Rand zukleben.
- Bei Zimmertemperatur lagern. Deckel nach oben, Agar nach unten.
- Ablesen nach 2 bis 3 Wochen.

Fluoreszenznachweis („Wood-Licht")
Infizierte Hautareale leuchten bei ultravioletten, langwelligen Strahlen fluoreszierend auf. Dieser Nachweis beschränkt sich auf Mikrosporie, Pityriasis versicolor und Erythrasma. Je nach Erkrankung zeigen sich folgende Verfärbungen:
grün-bläulich: Mikrosporie.
ziegelrot: Erythrasma.
gelb: Pityriasis versicolor.

6.3.2 Tinea des Körpers und des Kopfes (Trichophytie, Körperflechte)

Erreger: verschiedene Dermatophyten (Trichophyton-, Epidermophyton-, Mikrosporum-Arten). Übertragung häufig durch Haustiere.

Bild: man unterscheidet zwei verschiedene Formen: die oberflächliche und tiefe Trichophytie.

* **Oberflächliche Trichophytie** (Tafel 14) Kreisrunder, scharf begrenzter, rötlicher und schuppender Herd mit starker Randbetonung. Weiterwachsen am Rande, bisweilen quälender Juckreiz.

Sitz: überall möglich.

Tiefe Trichophytie

Aus einer oberflächlichen Trichophytie entwickelt sich häufig eine tiefe: Die Pilze besetzen Haarkanal und Haarschaft. Die Folge sind Entzündungen des Haarfollikels, vielfach mit Pustelbildung; quälender Juckreiz. Haare leicht extrahierbar.

Sitz: bevorzugt im Barthaar, inguinal, kindliche Kopfhaut.

Therapie: örtlich, möglichst nicht allergisierende, pilzabtötende Mittel (s. S. 64).

Innerlich zusätzlich Griseofulvin (Fulcin® S 500, Likuden® M oder Ketoconazol [Nizoral®, 1 Tabl. pro Tag]) oder Itraconazol (Sempera®, 1 × 1 Tabl.) Terbinafin, 1 Tabl. pro Tag oder Fluconazol. Bei Einschmelzung und Pustelbildung (tiefe Trichophytie!) 3 Tage lang zusätzlich feuchte Umschläge mit Chinolinol (Chinosol®, (1 Tabl. [0,1] auf 1 l Wasser).

6.3.3 Mikrosporie

Sitz: fast nur an der behaarten Kopfhaut; tritt bevorzugt bei Schulkindern auf.

Bild: abgebrochene kurze Haare, die mit einer feinen Schuppung bedeckt sind. Keine Rötung. Ansteckend!

Nachweis
* An den Haaren im Kalilaugenpräparat (s. o.)
* Pilzkultur
* Wood-Licht (grün-bläuliche Farbe)

Therapie: wie bei Tinea; bei Tinea im Kindesalter Fluconazol (Diflucan®-Derm-Saft).

6.3.4 Fußmykose (Tinea pedum)

Erreger: Epidermophyton floccosum und verschiedene Trichophytonarten.

Vorkommen: die Hand- und Fußpilzerkrankungen sind häufig zu beobachten, da die Ansteckungsmöglichkeit sehr groß ist. Die Pilze bevorzugen ein feucht-warmes Milieu, so daß sie gerne in Schwimmbädern, Turnhallen, Duschen (Lattenrost!) und Waschräumen anzutreffen sind. Auch fördern zu enges Schuhwerk und Strümpfe aus synthetischem Material bei erhöhter Schweißneigung den Pilzbefall.

Bei stärkerem Pilzbefall kann es zu allergischen Reaktionen kommen (**Mykide**), die sich bevorzugt an den Medial- und Lateralseiten der Finger in Form von stecknadelkopfgroßen Bläschen manifestieren. Häufig besteht heftiger Juckreiz.

Bild: die Fußpilzerkrankung beginnt fast immer in den Zehenzwischenräumen und zeigt weißliche, gequollene Epithelmassen. Die Folge ist ein oberflächlicher Gewebsdefekt (Erosion, Rhagade, Eintrittspforte für Erysipelerreger!). Gelegentlich Ausbreitung auf den Fuß.

Sitz: bevorzugt 3. und 4. Zehenzwischenraum.

Therapie: zunächst gilt es, das feuchte Milieu zu beseitigen. Luftige Schuhe, Baumwollstrümpfe, keine Perlon- oder Nylonstrümpfe. Einen etwa 2 cm breiten Mullstreifen durch sämtliche Zehenzwischenräume ziehen (s. S. 66).

6

Zur Vermeidung einer Reinfektion pilzbefallene Schuhe und Strümpfe mit Incidin oder Dodecylxiphenyl-phosphoriumbromid (Myxal-S-Konzentrat®) desinfizieren (Strümpfe mit der Lösung waschen, Schuhe aussprayen). Prophylaktisch antimykotische Lösung.

6.3.5 Nagelmykose (Onychomykose)

Erreger: verschiedene Fadenpilzarten und Hefepilze, seltener Schimmelpilze.
Bild: kennzeichnend sind gelblich-bröckelige und verdickte Nagelplatten.
Therapie: Pilzmittel durchdringen nicht die lebenden Schichten der Haut, sondern sind im wesentlichen oberflächenwirksam. Tieferreichende Pilzinfektionen lassen sich deshalb nur selten ausschließlich lokal behandeln. Gerade bei Nägeln ist deshalb eine Entfernung in Lokalanästhesie oder Vollnarkose erforderlich. Wichtig ist die nachoperative Wundversorgung des Nagelbettes! Der erste Verband bleibt 2–3 Tage sitzen, dann wird mit täglichen (Chinolinol®)-Bädern weiterbehandelt. Stets sorgfältige Reinigung (Kürettage) des Wundbettes.

Die Entfernung des Nagels kann schonender erzielt werden mit Kalium jodatum und Lanolin zu gleichen Teilen. Diese Salbe wird messerrückendick auf die erkrankten Nägel aufgetragen und mit Leukoplast abgedeckt. Der Verband ist täglich nach einem warmen Bad zu wechseln. Nach einem Zeitraum von etwa 3–4 Wochen läßt sich die erkrankte Nagelplatte ablösen und kurzschneiden. Sind die restlichen Hornmassen (mit der Nagelfeile) abgetragen, so wird eine spezifische antimykotische Lokaltherapie durchgeführt.
Lokale Nachbehandlung: antimykotische Lösungen und Salben. Diese Behandlung so lange durchführen, bis der Nagel wieder ganz nachgewachsen

ist. Sind in der Pilzkultur Erreger nachgewiesen worden so erfolgt zusätzlich eine orale Behandlung:
Griseofulvin 500 mg 1 × 1 Tbl. tgl. (Likuden M®),
Itraconazol 100 mg 1 × 1 Kps. tgl. (Sempera®),
Fluconazol 200–400 mg 1 × 1 Kps. tgl. (Diflucan®),
Terbinafin 250 mg 1 × 1 Kps. tgl. (Lamisil®).

Die systemische Behandlung soll nur in Verbindung mit einer intensiven Lokaltherapie durchgeführt werden.

Azole, Amorolfin und Terbinafin wirken nur auf Pilzzellen während der Zellteilung, ruhendes Myzel (Pilzzellen) wird nicht abgetötet, deshalb sind vor allem bei Nagelmykosen Rezidive nicht selten.

6.3.6 Pityriasis versicolor (Kleienflechte)

Erreger: Pityrosporum orbiculare.
Bild: scharf begrenzte, leicht schuppende, helle Herde von meistens Linsengröße, die in seltenen Fällen großflächig konfluieren.

Charakteristische Zeichen: verstärkte mehlstaubartige Schuppung bei Bestreichen mit einem Holzspatel („Hobelspanphänomen").
Sitz: fast ausschließlich Rumpf. Erhöhte Schweißneigung fördert die Ausbreitung.
Nachweis: der Pilz wird durch direkten Nachweis diagnostiziert, da seine kulturelle Züchtung nur schwer gelingt.
- Kalilaugenpräparat.
- Tesa-Abrißstreifen.
Ein Streifen Tesafilm wird auf die erkrankte Haut gebracht, leicht angepreßt und sofort abgezogen. In der Klebeschicht haftet nun diagnostisch

verwertbares Pilzmaterial in den Schuppen. Nach Aufkleben auf einen Objektträger werden wie im Nativpräparat herdförmig angeordnete, kleine Kugeln (Sporen!) und kurze Pilzfäden sichtbar.

- Wood-Licht: gelbliche Fluoreszenz.

Pityrosporon-Hefen

- Malassezia fufur
- Pityrosporon orbiculare
- Pityrosporon ovale

Die drei Hefen wurden ursprünglich als selbständige Arten aufgefaßt, heute hat man sie als unterschiedliche Wuchsformen einer einzigen Species erkannt. Den Pityrosporon-Hefen werden drei Erkrankungen zugeschrieben:

- **Pityriasis versicolor** ist eine häufige Mykose mit oberflächlicher Lokalisation in der Hornschicht und nur geringen, kaum erkennbaren, Entzündungszeichen.
- **Pityrosporon folliculitis** wurde erst in den letzten Jahren einheitlich als eigenes Krankheitsbild erkannt. Es zeigen sich an Rücken und Schulter, aber auch an Stirn und Wangen gerötete follikuläre, halbkugelige Papeln, oft mit einer Pustel. Pityrosporon-Infektionen treten bei Patienten mit geschwächter Infektabwehr auf.
- **Seborrhoisches Ekzem** ist ein eigenes Krankheitsbild, das häufig mit seborrhoischem Ekzem im Bereich des behaarten Kopfes und starker Schuppenbildung einhergeht und ein häufiges Frühsymptom bei Aids-Patienten darstellt.

Therapie: häufig Baden und Duschen mit synthetischen Seifen. Danach Einreiben mit antimykotischen Lösungen (Fabry-Spiritus), Tinkturen der Imidazolderivate (z.B. Daktar®, Epi-Pevaryl®-P. v., Batrafen® etc.), luftige Wäsche anziehen.

6.3.7 Hefepilzerkrankungen (Candidiasis, Soor)

Erreger: Candida-Pilze, meist Candida albicans.

Sitz: Candida liebt Schleimhäute und feuchtes Milieu! Begünstigend für das Wachstum sind verzehrende Erkrankungen, länger angewandte Antibiotika, Steroide, Zytostatika und Schwangerschaft.

Bild: an der **Schleimhaut** (Tafel 12): grau-weiße Plaques, die manchmal flächenhaft konfluieren. Leicht abstreifbar. Die befallene Schleimhaut ist gerötet. Hinweis auf Candidiasis: Mundwinkel-Rhagaden (Perlèche).

Bei Befall der **Körperfalten**, der **Zehen** und **Finger:** flächenhaft scharf begrenzte Erytheme. In der Umgebung punktförmige Satellitenherde. Randständige Schuppenkrause.

Bei Befall der **Hand- und Fußnägel:** ein typisches klinisches Bild gibt es nicht. Es entspricht der beschriebenen „Onychomykose", jedoch fehlt gelegentlich die Hyperkeratose.

Nachweis:

- Direktpräparat: weißliches Pilzmaterial auf einen Objektträger auftragen, ausstreichen und mit einem Deckgläschen versehen. Von der Seite her Kalilauge einfließen lassen. Nach kurzer Erwärmung werden im Mikroskop eiförmige Sporen oder Hyphen (Fäden) sichtbar.
- Kultur (Reisagar).

Therapie: abhängig von der Lokalisation!

Körperfalten: Nässende Herde mit feuchten Umschlägen zum Abtrocknen bringen Chinolinol (Chinosol®, Kaliumpermanganat). Anschließend Farbstoff-Therapie (Solutio Castellani und Solutio Pyoctanini 0,5%) oder Natamycin-Creme (Pimafucin®)-Streifen einlegen. Brüste hochbinden.

Mundhöhle: Amphotericin B (Ampho-Moronal®)-Lutschtabletten, Nystatin

(Candio-Hermal®), Suspension (= Nystatin [Candio-Hermal®]) 2- bis 3mal täglich 1 ml auf die Wangenschleimhaut aufträufeln; 14 Tage lang). In besonderen Fällen kann man auch Mund oder Vagina mit 0,5%iger wäßriger Pyoctanin-Lösung bepinseln. Zahnbürste desinfizieren oder durch neue ersetzen!

Scheide: Wie oben; zusätzlich Ampho-Moronal®-Ovula, Candio-Hermal®. Umgebung (äußeres Genitale) Ampho-Moronal®-Creme. Chinolinol (Chinosol®)-Sitzbäder. Pyoctanin-Pinselungen (0,5%ig). Oftmals besteht zusätzlich eine Candida-Besiedlung des Darmes. Deshalb auch innerlich Amphotericin (Moronal®)-Tabletten (3 Tabletten/Tag) über 10 Tage einnehmen oder Ketoconazol (Nizoral® 1 Tablette/Tag).

 Griseofulvin hilft nicht bei Candidiasis! Nystatin wird im Darm nicht resorbiert.

6.3.8 Wichtige Hinweise bei Pilzinfektionen

- Wärme- und feuchtigkeitsstauende Kleidung bzw. Schuhe sind zu meiden.
- Kleidungsstücke, die mit pilzerkrankter Haut in Berührung kommen, sowie Handtücher und Waschlappen sind täglich zu wechseln und bei mindestens 60 °C, besser 95 °C, zu reinigen. Empfehlenswert sind auch Einmal-Waschlappen und -Handtücher.
- Die erkrankten, juckenden Körperstellen dürfen nicht aufgekratzt werden. Dies kann zur Ausbreitung führen.
- Nach dem Waschen, Duschen oder Baden sind die befallenen Hautstellen sorgfältig abzutrocknen und trockenzuhalten. Bei starker Schweißbildung ist die zusätzliche Anwendung eines antimykotischen Puders angebracht.
- Bei Pilzerkrankungen der Füße soll-

ten die Schuhe möglichst frei von Pilzkeimen sein. Dies kann durch Einstreuen eines Antimykotik-Sprays in die Schuhe erreicht werden (Incidin® Spezial-Sprayflüssigkeit).

6.4 Erkrankungen durch tierische Parasiten

Die parasitären Erkrankungen der Haut werden vorwiegend durch Läuse, Flöhe, Wanzen und Milben hervorgerufen. Eine deutliche Zunahme ist in den letzten Jahren zu beobachten.

6.4.1 Läuse (Anoplura)

Es werden drei Formen unterschieden:
- Kopflaus (Pediculus humanus capitis, Abb. 6.6)
- Kleiderlaus (Pediculus humanus corporis, Abb. 6.7)
- Filzlaus (Phthirus pubis, Abb. 6.8)

Kopflaus
Aussehen: der Kopf hat kurze Antennen und ist zum Rumpf hin durch einen Hals getrennt. Im vorderen Rumpfbereich sechs kräftige Beine. Der Hinterleib trägt scharfe Einkerbungen. Das befruchtete Weibchen legt 150 bis 300 Eier und befestigt diese mit einer Kapsel am Haarschaft (Nissen, Abb. 6.6). Die Larven schlüpfen nach etwa 8 Tagen, ein geschlechtsreifes Tier entsteht nach 3 Wochen. Als Nahrung dient Blut, das im Abstand von mehreren Stunden aufgenommen wird.

Übertragung: von Mensch zu Mensch; auch über Kleidungsstücke möglich.

Heftiger Juckreiz führt besonders hinter den Ohren zum Kratzen. Die Folge ist oft ein Ekzem (Läuseekzem). Bei Sekundärinfektion: Follikulitis, Furunkel!

Diagnostische Kennzeichen: nicht abstreifbare Nissen am Haarschaft; Bißstellen.

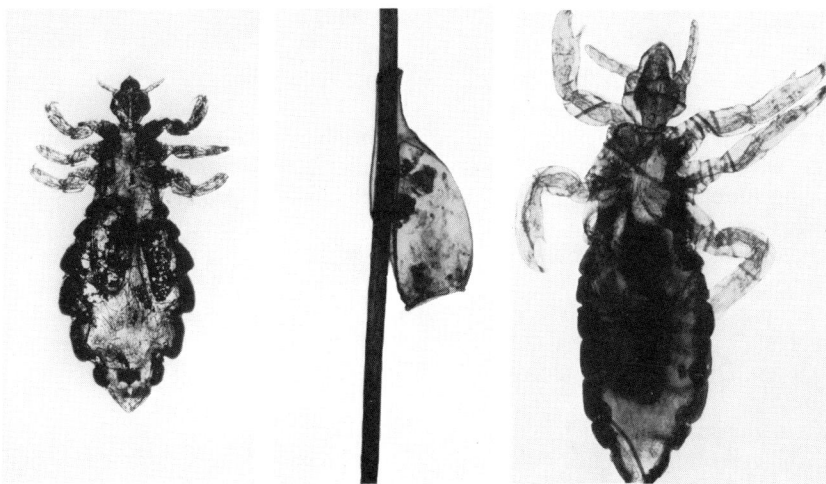

Abb. 6.6 Kopflaus (links) und Nisse der Kopflaus. **Abb. 6.7** Kleiderlaus.

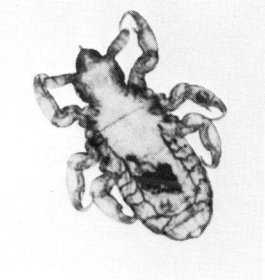

Abb. 6.8 Filzlaus.

Therapie: die Behandlung fast aller Hautparasiten erfolgt heute mit Lindan (Jacutin®), Benzylbenzoat (Antiscabiosum Mago®) oder Jacutin N® (Allethrin und Piperonylbutoxid (= Kombinationspräparat); Spregal® (= Allethrin und Piperonylbutoxid) ist für Kinder zugelassen, aber **nicht** für Säuglinge und Frauen im ersten Drittel der Schwangerschaft. Aus kosmetischen Gründen empfiehlt sich das Jacutin®-Gel.

Den Kopf mit einem synthetischen Waschmittel (Satina®, Dermowas®) mehrmals kräftig waschen, die Haare abtrocknen, scheiteln und mit Jacutin®-Gel einreiben. Es muß mindestens 3 Tage im Haar verbleiben und ist dort nicht spürbar. In der Regel reicht diese Behandlung aus, um auch die Nissen abzutöten. Es sollte aber auf jeden Fall nach 8 bis 12 Tagen eine Nachkontrolle erfolgen und eventuell eine zweite Einreibung vorgenommen werden. **Vorsicht!** Jacutin® nicht in die Augen bringen.

Entfernt werden die Nissen durch warme Essigwasserspülungen (2 Eßlöffel Speiseessig auf 1 l warmes Wasser).

Zusätzlich kann ein Läusekamm verwendet werden. Alternative: Behandlung mit Malathion-Lösung (Organoderm®). **Beachte**: Die Lösung ist brennbar!

Wie bei allen parasitären Erkrankungen benutzte Bett- und Leibwäsche täglich wechseln und waschen. Nichtwaschbare Gegenstände und Kleidungsstücke desinfizieren (im Autoklaven oder chemisch).

Kleiderlaus

Aussehen: Sie ist etwas größer als die Kopflaus (3 bis 4,5 mm; Abb. 6.7) und hält sich vorzugsweise in der Kleidung auf, wo sie in den Falten und Nahtstellen gefunden wird. Hier werden auch die Nissen eingekittet, die jedoch gleichfalls im Bereich der Lanugohaare, Achsel- und Schambehaarung angetroffen werden können.

Kleiderläuse sind die Überträger des Fleckfiebers.

Übertragung: Durch engen menschlichen Kontakt.

Bild: Kleiderläuse verursachen an den Einstichstellen kräftig juckende, rote Papeln. Kratzeffekte (Nacken-Gürtel-Region!). Abheilung unter kleinen Narbenbildungen mit bräunlichem Rand möglich.

Therapie: zunächst den Körper durch ein Seifenbad gründlich reinigen; besonders vorher benutzte Salben und Öle entfernen! Abtrocknen, den ganzen Körper mit Jacutin®-Gel einreiben (Gesicht freilassen). Tägliche Wiederholung über 3 Tage.

 Die Wäsche muß gründlich desinfiziert und gereinigt werden!

Filzlaus

Aussehen. Nur 1,5 bis 2 mm groß, kleiner als die Kopf- und Kleiderlaus. Breite, schildartige Form (Abb. 6.8). Schlüpft in 1 bis 8 Tagen. Drei Larvenstadien in 13 bis 17 Tagen. Eine erwachsene Laus lebt 31 bis 35 Tage.

Sitz: Filzläuse breiten sich von unten nach oben aus: Schamhaare, Brusthaare, Achselhaare, Augenbrauen („Körperhaarstraße").

Übertragung: Vorzugsweise durch körperlichen Kontakt.

Bild: der Stich der Filzlaus verursacht kleine, in der Haut liegende Blutungen (blaue Flecken). Nur mäßiger Juckreiz.

Therapie: wie oben.

6.4.2 Flöhe

Es sind viele Floharten bekannt: Menschen-, Hunde-, Hühner-, Katzen- und Rattenflöhe, wobei die letztgenannten Überträger der Pest sind. Hier sei nur der **Menschenfloh** besprochen.

Aussehen: 3 bis 3,5 mm lang. Der vordere Rumpf trägt drei Beinpaare, wovon das letzte am längsten ausgebildet ist.

Das Weibchen legt etwa 400 Eier, nach 4 bis 6 Wochen ist das Tier geschlechtsreif.

 Da die Insekten bis zu 18 Monate hungern können, können sie sich lange unbemerkt in Kleidungsstücken aufhalten und auf diese Weise übertragen werden!

Bild: besonders an kleiderbedeckten Körperstellen rufen die Flohstiche schnell verschwindende Quaddeln mit einem zentralen Einstichpunkt hervor, der Juckreiz verursacht.

Therapie: Desinfektion der Wäsche, Jacutin®-Einreibungen, Sauberkeit.

6.4.3 Wanzen

Aussehen: oval-flache Form. Bettwanzen stechen nur etwa alle 7 Tage. Das Weibchen legt unter normalen Bedingungen täglich an versteckten Stellen zwei bis drei Eier. Erst nach 2 Monaten entwickelt sich das geschlechtsreife Tier.

Bild: Wanzenbisse jucken stark und erzeugen Quaddeln mit zentralem Einstichpunkt. Bei starkem Befall tritt jedoch häufig ein Gewöhnungseffekt ein. Die Patienten klagen dann trotz zahlreicher Bißspuren nicht über Beschwerden.

Therapie: entspricht der Floh-Behandlung.

 Bei Wanzenbefall sorgfältige Raum- und Möbeldesinfektion!

6.4.4 Milben

Krätzmilbe (Skabies)
Aussehen: die Krätzmilbe (Abb. 6.9) ist nur 0,3 mm groß, deshalb gelingt der Nachweis nur mikroskopisch. Die Milben-Weibchen graben in der Hornschicht Gänge, in denen täglich etwa zwei bis drei Eier abgelegt werden.

Nach etwa 17 bis 22 Tagen entsteht ein neues geschlechtsreifes Tier (Abb. 6.10).

Die Übertragung erfolgt durch engen körperlichen Kontakt, Wäschestücke.

Bild: typisch für die Krätzeerkrankung sind feine, millimeterlange, strichförmige, ganz leicht erhabene Milbengänge. Durch den vorwiegend nächtlichen Juckreiz (Bettwärme) werden diese leicht aufgekratzt, so daß es zu Ekzematisationen und Sekundärinfektionen kommen kann.

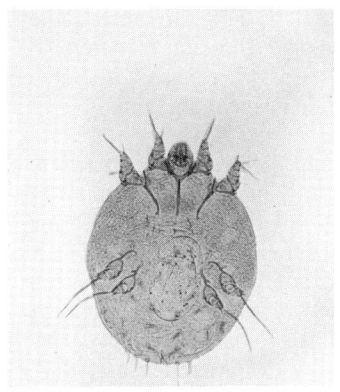

Abb. 6.9   Krätzmilbe.

6

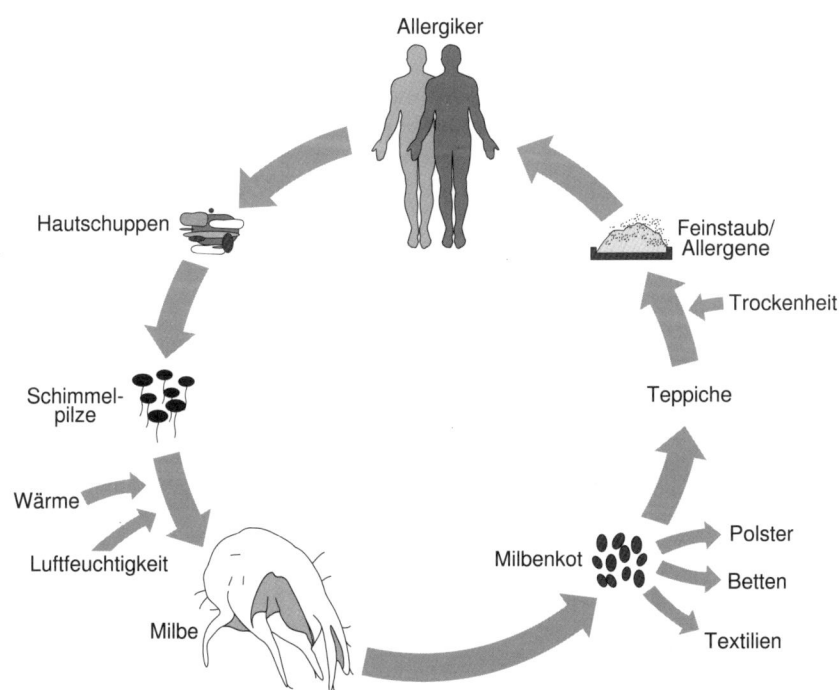

Abb. 6.10   Der Milbenkreislauf (n. v. Bronswijk).

Sitz: zwischen Fingern und Zehen, Handgelenksbeugeseiten, vorderen Achselfalten, Brustwarzen, Gürtelbereich und Genitale (Papeln am Penis!).

Nachweis:

- Man sucht sich einen noch frischen Milbengang heraus, den man oberflächlich mit einer feinen Injektionskanüle oder einem Moncorps-Messerchen eröffnet. Am Ende des Ganges kann die Krätzmilbe ausgehoben werden. Mikroskopischer Nachweis nach Auftragung des gesamten ausgehobenen Materials auf einen Objektträger.
- Man klebt Tesafilm über einen Milbengang und reißt diesen dann gleich wieder ab. Dieser Vorgang wird öfter wiederholt. Die einzelnen Tesafilmstreifen werden auf einen Objektträger geklebt und dann unter dem Mikroskop betrachtet.

Therapie: bei Erwachsenen wird Jacutin® an drei aufeinanderfolgenden Abenden aufgetragen und am darauffolgenden Morgen wieder abgebadet. Bei Kindern von 3 bis 10 Jahren läßt man es an zwei aufeinanderfolgenden Tagen jeweils 3 Stunden einwirken, und bei Säuglingen und Kleinkindern bis zu 3 Jahren wird alternierend die obere und die untere Körperhälfte je zweimal für 3 Stunden behandelt. Da noch umstritten ist, ob Jacutin® auch Eier abtötet, ist es empfehlenswert, nach 8 Tagen Behandlungspause nochmals für 1 Tag Jacutin®-Gel über 24 Stunden anzuwenden.

Als ein weiteres Mittel zur Behandlung der Skabies steht Antiscabiosum Mago® zur Verfügung. Kinder dürfen nur mit der 10%igen Lösung behandelt werden.

Herbstgrasmilbe oder rote Laufmilbe

Sie zählt zu den sog. Trombidien und lebt vorwiegend an Gräsern, Blumen und Sträuchern. Die sechsbeinigen Larven befallen kurzzeitig Mensch und Säugetier und rufen die sog. **Erntekrätze** oder **Herbstbeiße** hervor, indem sie sich voll Blut saugen und nach der Nahrungsaufnahme wieder abfallen.

Bild: An der Haut bilden sich an den Einstichstellen kleine rote Punkte, die sich dann bis zu linsengroßen Quaddeln vergrößern.

Therapie: Lotio alba aquosa.

Hausstaubmilben

Zu den Milbenarten, die nicht infektiös aber krankheitsverursachend sind, zählen die Hausstaubmilben. Zwei Arten sind besonders wichtig: Dermatophagoides pteronyssinus und Dermatophagoides farinae.

Diese lösen allergische Reaktionen aus dem Rahmen des Milbenkreislaufs (s. Abb. 6.10). Hausstaubmilben sind nur mikroskopisch erkennbar und am häufigsten in Bettzeug, Polsterdecken und Polstermöbeln und Teppichen vorhanden. Sie ernähren sich von menschlichen oder tierischen Hautschuppen und benötigen eine Temperatur von 17 bis 32 °C. Die Ausbreitung der Hausstaubmilben wird durch höhere Raumluftfeuchtigkeit (über 55% relative Luftfeuchtigkeit) sowie Staub und zusätzliches Schimmelpilzwachstum gefördert. Neben Bestandteilen der Milbe besitzt vor allem der Milbenkot eine allergisierende Wirkung.

Die Beseitigung von Milben in der Wohnung erfolgt durch Acarosan®-Schaum sowie Hausstaubsanierung, Herabsetzung der Feuchtigkeit unter 55%. Bei nachgewiesener Allergie sind entsprechende Maßnahmen durchzuführen (s. S. 31).

6.4.5 Holzbock

Es handelt sich dabei um eine Zecke (Abb. 6.11), die Mensch und Tier befällt. Sie bohrt sich mit dem Kopf in die Haut, weshalb man leicht den Körper von dem

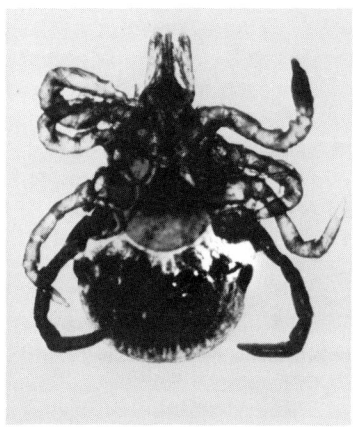

Abb. 6.11 Zecke.

festhaftenden Kopf abreißt. Der in der Haut verbleibende Kopf führt dann nicht selten zu heftigen Entzündungen.
Therapie: vorsichtig mit der Pinzette herausdrehen oder 1 Tropfen Uhu hart auftragen und nach dem Festwerden mitsamt dem daranhängenden Insekt entfernen.
Alternative: die Zecken vor der Entfernung mit Vaseline oder anderen öligen Stoffen bedecken. Anschließend die Zecke mit einer Pinzette (möglichst nahe an der Mundpartie) fassen und mit einer drehenden Bewegung entfernen.

 Nicht den Zeckenkörper quetschen, da sonst infizierter Darminhalt übertragen wird!

Nachweis: erfolgt durch Bestimmung spezifischer Antikörper im Blut.

Durch Borrelien-Infektion nach Zeckenbiß können drei Hauterkrankungen entstehen: Lymphadenosis cutis benigna, Erythema chronicum migrans und Acrodermatitis chronica atrophicans Herxheimer.

Zecken sollten so früh wie möglich entfernt werden, da die Übertragung von Borrelien oft erst Stunden (bis zu 24 Std.) nach dem Biß erfolgen kann.

Lymphadenosis cutis benigna
Sitz: meist Gesicht (Ohrläppchen).
Bild: rötlich-blauer infiltrierter Knoten.

Erythema chronicum migrans (Wanderring)
Sitz: im Bereich der Bißstelle beginnend.
Bild: langsam, zentrifugal fortschreitender hellroter Ring.

Acrodermatitis chronica atrophicans Herxheimer
Sitz: Arme und Beine.
Bild: zunächst meist großflächige blaurote Hautverfärbung mit leichter Schwellung und anschließender ausgeprägter Hautverdünnung (Atrophie).

Vor wenigen Jahren wurden in den USA und in Europa bisher unbekannte Spirochäten aus Schildzecken der Spezies **Ixodes dammini** und **Ixodes ricinus** (in Europa) isoliert. Die Spirochäten wurden anschließend bei Patienten mit Erythema chronicum migrans und bei Patienten, die an der in Lyme (Connecticut, USA) endemischen „Lyme disease" erkrankt waren, mikroskopisch nachgewiesen. Darüber hinaus zeigten Patienten mit Erythema chronicum migrans, Acrodermatitis chronica atrophicans und Lymphadenosis cutis benigna zirkulierende Antikörper gegen Ixodes-ricinus-Spirochäten. Somit erscheint die Auslösung der unterschiedlichen Erkrankungen durch diesen Erregertyp (heutiger Name: Borrelia burgdorferi) gesichert (Abb. 6.12).

Therapie der durch Zeckenbiß hervorgerufenen Erkrankungen
Erwachsene mit Erythema chronicum migrans sollten mit oralen Tetracyclinen,

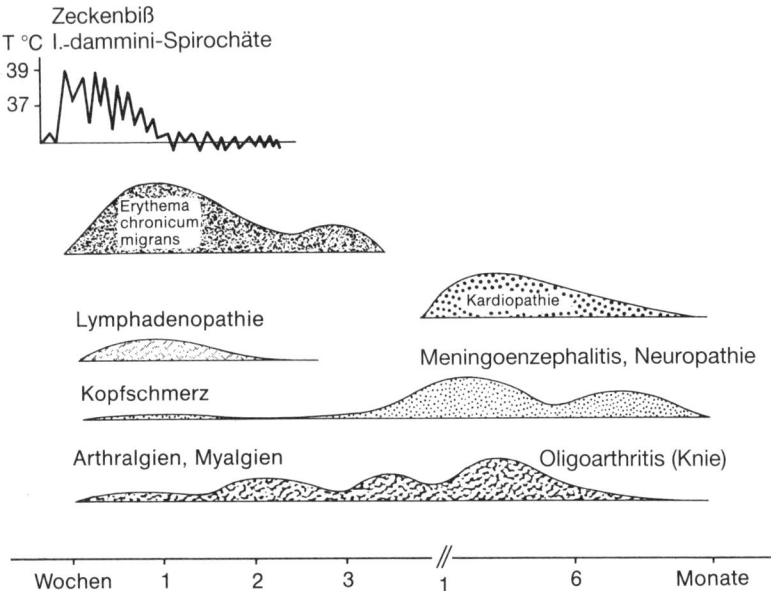

Abb. 6.12 Durch Zeckenbiß erfolgte Infektion mit Spirochäten, die zu sehr unterschiedlichen und vielfältigen Krankheitserscheinungen führen kann und sich über viele Wochen hinzieht.

z.B. Doxycyclin (Vibramycin®), über 10 Tage bei üblicher Dosis behandelt werden. Bei Kindern unter 8 Jahren Penicillin.

Bei neurologischer Symptomatik (Meningitis, Radikuloneuritis, Myokarditis und Reizleitungsstörungen) wird eine tägliche Dosis von 20–24 Mill. IE Penicillin G empfohlen.

Bei Arthritis und auch ausgeprägter Meningitis empfiehlt es sich, neben Penicillin auch Ceftriaxon (Rocephin®, bis zu 4,0 g/Tag) über 10 bis 14 Tage einzusetzen.

Gelegentlich kommt es während der ersten drei Behandlungstage zu einer Jarisch-Herxheimer-Reaktion (Fieber, Gelenkschmerzen, Kopfschmerzen). Hier wird kurzfristig zusätzlich ein Kortikosteroid eingesetzt.

Hochempfindlich sind neben Cephalosporinen der 3. Generation (Ceftriaxon, Cefuroxim) Makrolidantibiotika (Erythromycin, Azithromycin u. a.), Minocyclin, Doxycyclin und Ampicillin. **Weniger wirksam** sind Benzylpenicillin, Oxacillin und Ciprofloxacin. **Kaum wirksam** sind Gentamycin, Rifampicin und Co-trimoxazol.

7 Entzündliche Hauterkrankungen

7.1 Ekzem (Dermatitis) – Stadien und Formen

Zwischen den Bezeichnungen Ekzem und Dermatitis gibt es grundsätzlich keine wesentlichen Unterschiede. Sie benennen die häufigste krankhafte Veränderung der Haut, nämlich die Entzündung. Die Veränderungen finden immer in den obersten Schichten der Haut statt (Epidermis und Papillarkörper) und zeichnen sich klinisch durch Rötung, Bläschenbildung und Schuppung aus (Tafeln 18 bis 21). Ein Ekzem juckt immer.

Man unterscheidet **drei Stadien** des Ekzems: akutes Ekzem, subakutes Ekzem, chronisches Ekzem.

 Je akuter eine Dermatitis, desto stärker gerötet und feuchter nässend die Haut.

- **Akutes Ekzem:** innerhalb weniger Stunden einsetzende heftige Rötung mit Bildung von Bläschen, die leicht platzen und die Hautoberfläche in ein nässendes, hochrotes und juckendes bis brennendes Feld verwandeln (Tafel 18).
- **Subakutes Ekzem:** gerötete verkrustete Bereiche mit beginnender Schuppung.
- **Chronisches Ekzem:** Eine länger bestehende Dermatitis veranlaßt die Haut, sich durch Verdickung der Oberhaut einen Schutzwall zu bauen. Man erkennt dies an der stark ausgeprägten Schuppung und der Vergröberung der Hautfältelung (Lichenifikation, Tafel 21). Natürlich besteht die Rötung weiter fort. Juckreiz führt zu Kratzeffekten (Exkoriationen und

Rhagaden), die sich wiederum infizieren können (Bildung von Eiterbläschen = Impetiginisation) oder aber die chronische Dermatitis in einen akuten Zustand überführen.

- **Ekzemformen**
  - Kontaktekzem (allergisch, nicht-allergisch toxisch), s. Kap. 8.3,
  - atopisches Ekzem (atopische Dermatitis, Neurodermitis), s. Kap. 7.6,
  - nummuläres Ekzem,
  - dyshidrotisches und dyshidrosiformes Ekzem, s. Kap. 15.5.4,
  - Exsikkationsekzem,
  - seborrhoisches Ekzem

7.2 Kumulativ-toxisches Ekzem

Die dauernde oder sich oft wiederholende Einwirkung von synthetischen Reinigungsmitteln (Tenside) führt zu einem kumulativ-toxischen Ekzem. **Sitz:** häufig in kindlicher Haut oder als Folge beruflicher Tätigkeiten an den Händen (Hausfrauenhände etc.). **Therapie:** Reinigung der Haut mit Öl, häufiges Rückfetten der Haut, Vermeiden von Noxen.

7.3 Windeldermatitis

Bei konstitutionell empfindlicher Haut kann es zu oberflächlichen Entzündungen bei Säuglingen kommen. **Ursachen:** An der Entstehung der Windeldermatitis sind mehrere Faktoren beteiligt: Feuchtigkeitsstau, mechanische Beanspruchung, chemische Irritation durch Urin und Stuhlbestandteile. Auf den Wundflächen können sich Candidamykosen ausbreiten. Nach jüngeren Untersuchungen finden sich keine Anhaltspunkte dafür, daß es Unterschiede in der Hautverträglichkeit zwischen Stoffwindeln und Einmal-Windelhöschen gibt.

Sitz: vor allem im Gesäßbereich und zwischen den Beinen.

Bild: relativ scharf begrenzte, hochrote Flächen mit nässenden Bezirken, die nach Abtrocknung mit flächigen Schuppen bedeckt sind.

Therapie: Säuberung der Haut mit Öl, Bäder, u. U. Zusatz von Gerbstoffen (z.B. Tannolact®). Prophylaxe durch häufiges Windelwechseln und sorgfältige Säuberung unter Verwendung der üblichen Wäschepflegemittel.

7.4 Phototoxisches Ekzem

Die klinisch wichtigen Unterschiede zwischen einer phototoxischen und photoallergischen Reaktion sind in Abbildung 7.1 dargestellt. Während das klini-

sche Bild oft eine ähnliche Morphologie (Rötung, Bläschenbildung, Ekzemreaktion) aufweist, ist die Entwicklung dieser lichtbedingten Reaktion grundsätzlich verschieden. Das wird bei der Testung deutlich. Zum photokontaktallergischen Ekzem siehe Seite 96.

7.5 Photodermatosen

Photodermatosen stellen eine Gruppe sehr unterschiedlicher Erkrankungen dar, die durch eine Überempfindlichkeit gegenüber bestimmten Wellenbereichen des Sonnenlichtes gekennzeichnet sind. Merkmale sind:

- Beschränkung der Hautveränderungen auf lichtexponierte Areale,
- Verstärkung in sonnenreichen Monaten,
- unterschiedliche morphologische Bilder (s. Tab. 7.1).

Tab. 7.1   Die wichtigsten Photodermatosen und ihre Hauptsymptome (n. Simon)

Photodermatosen	Hauptsymptome
Sommerprurigo	juckende Papeln (mit Exkoriation)
polymorphe Lichtdermatose	papulovesikulöse Effloreszenzen (bei Erwachsenen öfter Erythem und Ödem)
Urticaria solaris	ausschließlich Quaddeln
Hydroa vacciniforme	größere Blasen, die tiefe Narben hinterlassen
photokontaktallergische Dermatitis	Papeln oder Papulovesikeln mit Erythem, Juckreiz, geringe Pigmentierung
phototoxische Dermatitis	Erythem, evtl. Blasen, starke Pigmentierung
Stoffwechselkrankheiten, z.B. Porphyrie	verstärkte Erytheme, Bläschen, Quaddeln, evtl. Blasen
Xeroderma pigmentosum	Hyper- und Depigmentierung, Atrophien, Teleangiektasien, vesikulöse Effloreszenzen, Keratosen, Epitheliome, Angiome

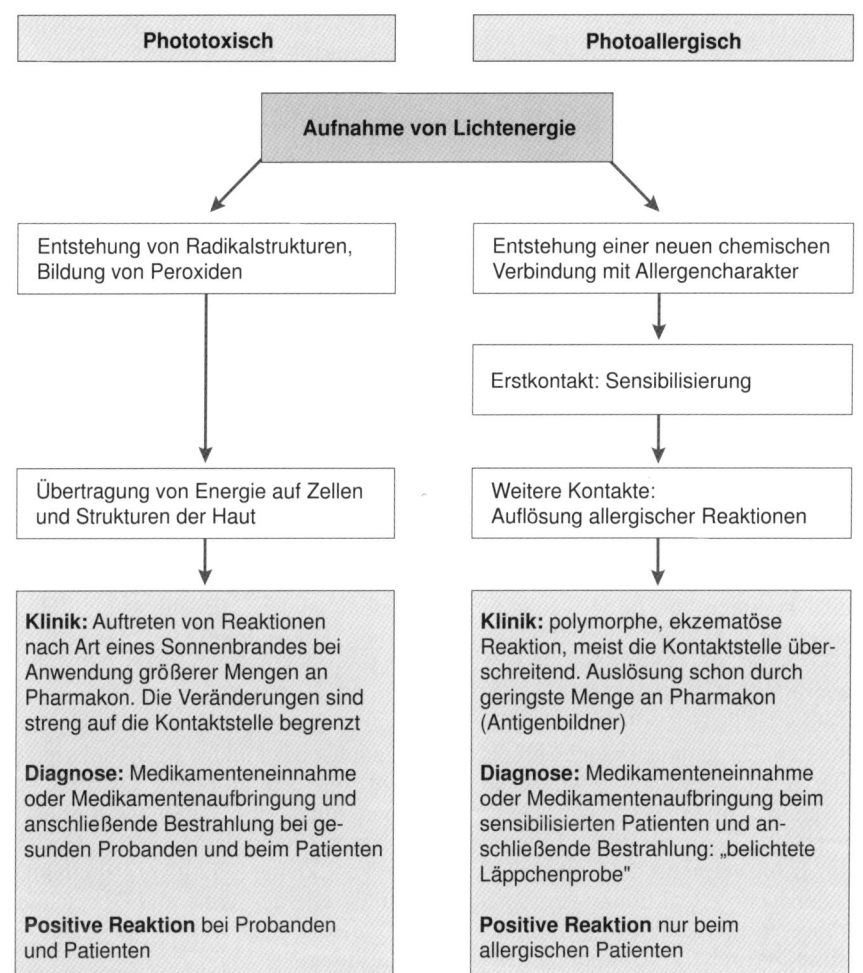

Abb. 7.1   Unterscheidung phototoxischer und photoallergischer Reaktionen und Arzneimittelreaktionen.

7.6 Neurodermitis (atopische Dermatitis)

Synonyme: **Neurodermitis diffusa, endogenes** oder **atopisches Ekzem, Ekzema infantum.**

Die atopische Dermatitis ist eine häufige, polygen vererbbare Hautkrankheit mit chronisch-rezidivierendem Verlauf, charakterisiert durch Ekzematisation, Lichenifikation und Juckreiz. Sie ist häufig mit Asthma bronchiale und Heuschnupfen kombiniert. Atopie bedeutet veränderte Reaktionsbereitschaft des Organismus (Vererbung s. Tab. 7.2).

Kennzeichnend ist ein chronisch-rezidivierender Verlauf mit kürzeren oder längeren Spontanremissionen. Im Lauf der Kindheit nimmt die Krankheit in der Schwere häufig ab, kann aber in der Pu-

Tab. 7.2   Vererbung der Atopie

Atopie der Eltern	Atopie der Kinder
beide Eltern	47% der Kinder
ein Elternteil	29% der Kinder
kein Elternteil	13% der Kinder

Tab. 7.3   Verlauf der Neurodermitis
(n. Wüthrich 1983)

Beginn	55% im 1. Trimenon
	88% im 1. Lebensjahr
Abheilung	39% bis 15. Lebensjahr
respiratorische Atopie	in 54% der Fälle

bertät exazerbieren. Bei etwa $1/4$ der Fälle dauert sie in milderer Form über das 30. Lebensjahr hinaus. Spätmanifestationen kommen vor. In 54% folgt einer atopischen Dermatitis ein Asthma bronchiale oder Heuschnupfen (Tab. 7.3). Die atopische Dermatitis ist in etwa 50% mit einer Ichthyosis vulgaris kombiniert.
Ursachen: Die genaue Ursache für die familiär gehäuft auftretende Krankheit ist unbekannt. Immunologische Faktoren spielen eine Rolle. So ist das Immunglobulin E oft vermehrt und die Fähigkeit zu allergischen Reaktionen vom Spättyp herabgesetzt (Gehalt an T-Lymphozyten absolut und relativ vermindert). Die pathogenetische Bedeutung dieser Befunde ist noch unklar. Genetische Einflüsse dominieren. Klimatische und psychologische Faktoren können einen Krankheitsschub auslösen. Im Verlauf kann eine Allergie auf bestimmte Antigene hinzutreten; sie stellt aber nicht den Basisdefekt dar.

Ein Teil des atopischen Syndroms ist die Übererregbarkeit des Bronchialsystems (bronchiale Übererregbarkeit). Jüngste Untersuchungen zeigen, daß das Gen für diese Störung in der Nähe des Gens, das das Serum-IgE reguliert, auf Chromosom 5q liegt. Beide Gene werden gemeinsam vererbt, wahrscheinlich gemeinsam mit weiteren Genen auf Chromosom 5, die für Asthma und Atopie verantwortlich sind.
Bild: In der Mehrzahl der Fälle beginnt die Krankheit zwischen dem 2. und 6. Lebensmonat, selten später. Im ersten Lebensjahr sind die Effloreszenzen vor allem im Gesicht (Wangen, Stirn) und an der Streckseite der Extremitäten lokalisiert und bestehen aus einzeln stehenden oder konfluierenden, stark juckenden, ödematösen Papeln oder Bläschen, die sich durch Kratzen bald in eine nässende, zum Teil mit Krusten bedeckte Fläche verwandeln. Bakterielle Sekundärinfektion ist häufig. Die übrige Haut kann sehr trocken sein, die Kopfhaut schuppend („Milchschorf"). Nach dem ersten Lebensjahr sind besonders die Gelenkbeugen (Ellenbogen-, Hand-, Knie-, Fußgelenke) und die seitlichen Halspartien befallen (Abb. 7.2 und Tafeln 22 und 23). Eine umschriebene Dermatitis an Händen oder Füßen kann zunächst das einzige Krankheitszeichen sein. Für eine atopische Diathese sprechen auch eine feine Schuppung am Körper, hypopigmentierte Gesichtsflecken, kleine follikuläre Papeln an der Streckseite der Arme und Oberschenkel (Keratosis pilaris) und verstärkte Palmarlinien.

Kinder mit Neurodermitis sind unruhig und nervös. Nervosität zwingt zum Kratzen. Kratzen verstärkt den Juckreiz.

Diagnose: Das klinische Bild (Tab. 7.4) und der Verlauf sind entscheidend. Im Serum sind Immunglobuline E (Reagine) in 70% der Fälle vermehrt abhängig davon, wie akut die Erkrankung ist. In nichtentzündeter Haut beobachtet man nach mechanischer Hautbelastung den sog. weißen Dermographismus (Weißreaktion): Nach kräftigem Bestrei-

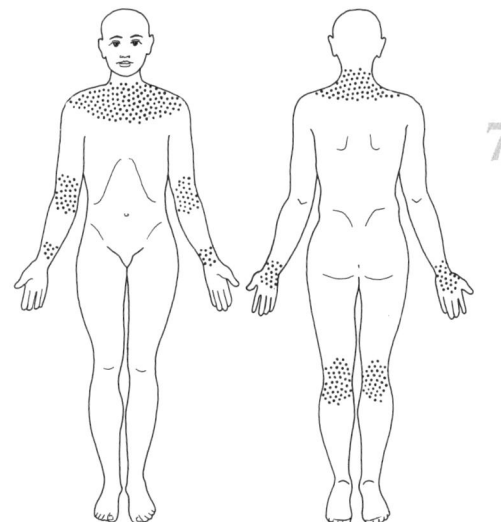

Abb. 7.2 Neurodermitis diffusa: bevorzugte Erkrankungszonen beim Erwachsenen (gepunktete Areale).

Tab. 7.4   Klinik der Neurodermitis

1. im Säuglingsalter
- „Milchschorf",
- akutes Ekzem an Gesicht, Streckseiten der Arme und Beine,
- Windeldermatitis.

2. im Kindesalter
- Beugenekzeme,
- Lichenifikation,
- lichenoide, juckende Papeln.

3. im Erwachsenenalter
- ekzematös,
- lichenoid,
- pruriginös,
- nummulär,
- follikulär,
- papulös.

chen der Haut zeigt sich keine Rötung, sondern ein weißlich-anämischer Bezirk. Dieser ist aber für eine atopische Dermatitis nicht beweisend.

Therapie: Bei nässenden Effloreszenzen feuchte Umschläge, z.B. mit physiologischer Kochsalzlösung, Chinolinsulfat (Chinosol®)-Lösung (1:1000), KMnO$_4$-Lösung (1:10 000). Bei Lichenifikation äußerliche Kortikosteroidanwendung, gegen Juckreiz kurzfristig Antipruriginosa oder Sedativa, bei Impetiginisierung systemische oder lokale Anwendung von Antibiotika. Kortikosteroide wendet man meist als Creme an, bei sehr trockener Haut eventuell als Salbe. Fluorierte Kortikosteroide wirken zwar intensiver, können aber bei längerer Anwendung zu Hautatrophie (besonders in Gesichtsfalten oder Beugefalten) führen. Zur Weiterbehandlung verwendet man kurzfristig Teerpräparate, eventuell Klimakuren (Seen, Berge, Fachkliniken).

Präventive Maßnahmen gegen erneute Verschlimmerung sind Vermeidung von Überwärmung (leichte Bettdecke, lockere nichtwollene Kleidung, keine heißen Bäder) sowie Vermeidung von alkalischen Seifen und Detergenzien, welche die Haut reizen. Statt dessen sollten nichtalkalische Hautreinigungsmittel (z.B. Dermowas® oder Satina®) verwendet werden. Da viele Patienten eine trockene, schuppende Haut (Sebostase) haben, ist vor dem Auftreten entzündlicher Veränderungen eine Hautpflege mit wasserfreien Fettsalben, weichen Pasten oder lipophilen Emulsionen ratsam, welche die Haut feuchthalten. Dagegen sind austrocknende Grundlagen zu vermeiden, wie Puder, alkoholische Lösungen, Schüttelmixturen, harte Pasten und hydrophile Emulsionen. Bei einer Badetherapie ist Nachfettung der noch feuchten Haut mit einer fetthaltigen Salbe wichtig. Diätetische Maßnahmen sind im allgemeinen nicht erforderlich. Psychische Betreuung ist wichtig, auch Berufsberatung (Vermeidung reizender Chemikalien und physikalischer Traumen).

Der Kontakt mit Herpes-simplex-Patienten ist zu meiden (Gefahr des Ekzema herpeticatum; s. S. 58). Von Personen mit Mollusca contagiosa oder Verrucae vulgares kann das Virus übertragen und ein Ekzema molluscatum bzw. verrucatum hervorgerufen werden.

Eine diätetische Behandlung der Neurodermitis, etwa durch Weglassen bestimmter Nahrungsmittel, stellt keine überzeugende Therapie dar. Neurodermitiker dürfen im Gegensatz zu Patienten mit einer gesicherten Nahrungsmittelallergie alles Essen. Bei einer kleinen Zahl von Patienten besteht eine Nahrungsmittelallergie, die durch Testung ermittelt werden kann (RAST, orale Provokationstestung, Hauttestung; s. Kap. 8.1.2 u. 8.3). Bei der Diagnostik und Symptomatik einer Nahrungsmittelallergie ist folgendes zu beachten (s. a. Tabelle 7.5):

- die Symptome müssen bei Weglassen des verdächtigen Nahrungsmittels verschwinden;
- die Symptome müssen bei Wiederaufnahme der Nahrungsmittel innerhalb von 48 Stunden erneut in Erscheinung treten;
- mindestens 3 Expositionstests müssen gleichsinnig ausfallen;
- die bei den Expositionstestungen auftretenden Symptome müssen rasch wieder abklingen (Goldmannsche Postulate).

Bei Kindern ist es oft nicht leicht, die Neurodermitis vom sog. „seborrhoischen Ekzem im Kindesalter" abzugrenzen.

In Tabelle 7.6 sind die wichtigsten Merkmale beider Krankheitsbilder aufgelistet.

7.7 Psoriasis (Schuppenflechte)

Die Psoriasis ist eine erbliche Erkrankung mit multifaktorieller Genese bei wahrscheinlich polygener Vererbung. Die Ursache ist unbekannt. Die Krankheit zeigt sich hauptsächlich im Erwachsenenalter. In unseren Breitengraden leiden 1 bis 2% der Bevölkerung an Psoriasis. Eskimos, Indianer und afrikanische Neger erkranken nicht an Psoriasis, und in Asien ist sie selten. Bei zwei Dritteln der Patienten tritt die Krankheit zwischen dem 16. und 20. Lebensjahr erstmals in Erscheinung und bleibt über das ganze Leben in wechselvoller Ausprägung erhalten. Etwa 20% der Patienten zeigen Gelenkbeschwerden (Arthritis psoriatica). Grundmechanismen der Psoriasis sind:

- überstürzte Zellneubildung in der Epidermis mit fehlerhafter Verhornung (Abb. 7.3 u. Tab. 7.7),
- Entzündung im oberen Kutisbereich mit Austritt von Leukozyten in die Epidermis.

Tab. 7.5 Hauptsymptome bei einer Kuhmilchallergie im kindlichen Alter (n. Fahrländer 1982)

rezidivierende Bronchitis	53%
Durchfälle nach Kuhmilchexposition	48%
Erbrechen	32%
Rhinitis	31%
Bauchkrämpfe	27%
Asthma	17%
Ekzeme	13%

Tab. 7.6 Gegenüberstellung der wichtigsten Merkmale von Neurodermitis und „seborrhoischem" Ekzem im Kindesalter"

	Neurodermitis	„seborrhoisches Ekzem im Kindesalter"
familiäre Häufung	ja	nein
Beginn	selten vor dem 3. Lebensmonat	erste Lebenswochen
Verteilung	im 1. Jahr Gesicht und Streckseiten der Glieder, später Gelenkbeugen	behaarter Kopf, Halspartie, Genitoanalbereich
Effloreszenzen	Erythem, Papeln, Bläschen, später Lichenifikation	Erythem mit fettigen Schuppen
Juckreiz	stark	fehlend oder schwach
Verlauf	chronisch rezidivierend	verschwindet nach einigen Wochen oder Monaten

Tab. 7.7 Vergleich von Zellneubildung, Basalzellzahl und Dauer des Zellzyklus bei normaler Haut und Psoriasis

	normale Haut	Psoriasis
Zellneubildung (pro mm^2, pro Tag)	1250	35 000
Zahl der Basalzellen (pro mm^2)	2700	52 000
Dauer des Zellzyklus (Std.)	300	36

Die Psoriasis ist eine gutartige Erkrankung, die niemals bösartige Veränderungen hervorruft. Sie kann in nicht-pustulöser und pustulöser Form auftreten.

Vergleichende Untersuchungen haben ergeben, daß bestimmte Erkrankungen der Haut – z.B. Neurodermitis – bei Patienten mit Psoriasis seltener auftreten (s. Abb. 7.4).

Sitz: Bei geringer Ausprägung findet man Psoriasis-Herde am häufigsten an

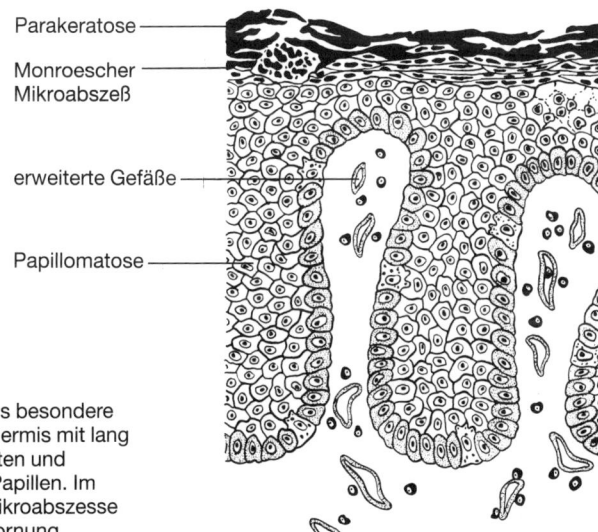

Parakeratose

Monroescher Mikroabszeß

erweiterte Gefäße

Papillomatose

Abb. 7.3 Die Psoriasis zeigt als besondere Merkmale eine verbreiterte Epidermis mit lang ausgezogenen epithelialen Leisten und großen blutgefüllten dermalen Papillen. Im Stratum corneum finden sich Mikroabszesse und eine parakeratotische Verhornung.

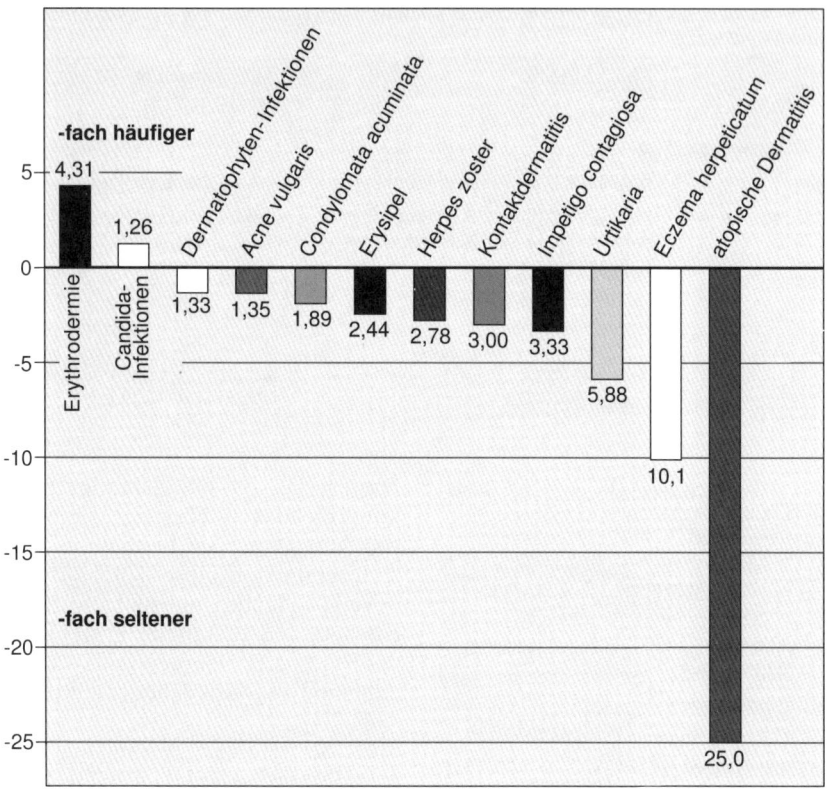

Abb. 7.4   Relative Häufigkeit weiterer Hautkrankheiten bei Psoriatikern.

den Ellenbogen, an den Knien, am behaarten Kopf, in der Perianalgegend (hier keine Schuppung!) und am Bauchnabel. Bei stärkerer Ausprägung können Psoriasisherde am ganzen Körper auftreten. In seltenen Fällen steigert sich das Erkrankungsbild bis zur schweren, die ganze Haut miteinbeziehenden **Erythrodermie**. Nach fieberhaften Infekten der oberen Luftwege (Streptokokken) oftmals schubartiges Auftreten kleiner Herde (**Psoriasis guttata**).
Bild: plattenartige, leicht erhabene, rötliche Herde, die von einer dicken, silbrigglänzenden Schuppenauflagerung bedeckt sind (Tafeln 24 u. 25). Sie sind scharf begrenzt, neigen zum Zusammen-

fließen, und nur an feuchten, intertriginösen Gegenden fehlt die charakteristische Schuppenbildung.
Nach dem Beginnalter und dem Nachweis bestimmter Histokompatibilitäts-(HLA-)Antigene kann man zwei Typen der nicht-pustulösen Psoriasis unterscheiden:

- **Typ I (Frühtyp):** zeigt ein frühes Erkrankungsalter (16.-22. Lebensjahr), hohe Vererbung (bis 30%) und eine Assoziation mit den HLA-Typen HLA Cw6, B13, Bw57. Bei der Typ-I-Psoriasis erkranken etwa ein Fünftel der direkten Nachkommen an Psoriasis.
- **Typ II (Spättyp):** spätes Auftreten von plaqueförmigen Psoriasisherden,

schwächere Assoziation mit HLA Cw2, B27. Keine erkennbare familiäre Belastung. Beide Typen unterscheiden sich auch durch die klinische Ausprägung: Typ I verläuft schwer und mit hoher Rezidivneigung, während die Typ-II-Psoriasis eher stabile Plaques aufweist.

 Drei diagnostische Merkmale sind charakteristisch für die Psoriasis:

1. Leichtes Kratzen: Bei leichtem Kratzen verfärbt sich die Schuppenauflagerung kerzenwachsartig weiß („Kerzenfleck").
2. Bei starkem Kratzen kann die gesamte Schuppenauflagerung abgehoben werden („letztes Häutchen").
3. Auf der verbleibenden hellroten, nun schuppenfreien Hautoberfläche zeigen sich punktförmige Blutungen („Tautropfen", sog. Auspitz-Phänomen).

Diese drei Phänomene lassen sich ausschließlich bei der Schuppenflechte auslösen und sind von hohem diagnostischem Wert.

Nagelpsoriasis
Verschiedene Symptome zeigen sich oftmals gleichzeitig: Punktförmige Grübchen in der Nagelplatte (Tüpfelnägel), gelblich-bräunliche, fleckförmige Verfärbung der Nagelplatte (ölfleckartig) oder verstärkte Hornbildung im Nagelbett, die manchmal zur Ablösung der Nagelplatte aus dem Nagelbett führen kann.

Psoriasis pustulosa
Eine Variante des Krankheitsbildes ist die Psoriasis pustulosa generalisata (Typ **von Zumbusch**). Bei diesen Patienten (vorwiegend Frauen) zeigen sich nach einem plötzlich eintretenden Erythem Pusteln von Stecknadelkopf- bis Erbsgröße. Die Pusteln sind steril und wer-

den von einem roten Hof umgeben. Fieber, Leukozytose, Hypokalzämie und ausgeprägtes Krankheitsgefühl gehören dazu. Der Verlauf ist schubweise mit spontaner Rückbildung und erneutem Wiederauftreten.

Pustulosis palmarum et plantarum
Eine Sonderform der Psoriasis stellt die an den Handtellern und Fußsohlen sich zeigende Psoriasis pustulosa (Typ **Königsbeck-Barber**) dar. Hier treten in unregelmäßiger Folge Pustelschübe (steril!) von Stecknadelkopf- bis Erbsgröße auf. Die Krankheit kann sich flächenhaft ausdehnen und mit Zerstörung der Nagelmatrix einhergehen.

Psoriasis arthropathica
Bei einer bestimmten Untergruppe (bis zu 20%) der Patienten mit Psoriasis zeigen sich neben den Hauterscheinungen auch Gelenkveränderungen. Diese bestehen in schmerzhafter Bewegungseinschränkung, später Versteifung und Schwellung der kleinen Gelenke an Händen und Füßen. Große Gelenke bleiben durchweg frei.

Klinisch ist diese Psoriasis arthropathica (Psoriasisarthritis) der rheumatoiden Arthritis sehr ähnlich. Schwere Arthritiden können deshalb bei Patienten ohne psoriatische Hauterkrankung mit rheumatoider Arthritis verwechselt werden. Die Bestimmung der serologischen Rheumafaktoren ist deshalb wichtig.

Folgende Charakteristika zeichnen die Psoriasisarthritis aus:
- negative Rheumaserologie,
- signifikante Assoziation mit HLA-B27,
- Hände und Füße sowie Kreuzbeingelenke bevorzugt erkrankt.
- klinische Zeichen: Schwellung, Rötung und schmerzhafte Bewegungseinschränkung sowie Schwellung der Finger und Zehen; morgendliche Steifigkeit,

- verschieden starke röntgenologische Ausprägung wie bei rheumatoider Arthritis,
- schubweiser, sich unterschiedlich ausprägender Verlauf mit in einzelnen Fällen Entwicklung schwerster Synostosen und Verkrüppelungen.

Die Psoriasis ist eine rezidivfreudige Erkrankung. Besonders unspezifische Reize (Kratzspuren, Druck, Sonnenbestrahlung, Streßsituationen) können einen neuen „Schub" auslösen. Charakteristisches Zeichen der Psoriasis ist das Koebner-Phänomen (Auslösung typischer Psoriasisherde durch unspezifische Schädigung der Haut, z.B. Kratzen mit dem Fingernagel).

Therapie der Psoriasis
Jegliche Psoriasisbehandlung hat lediglich einen **morbostatischen** Effekt, d. h., nur die sichtbaren Erscheinungen der Krankheit (die Hautveränderungen) können beseitigt werden, die Krankheit selbst ist nicht heilbar. Deshalb besteht Rezidivneigung.

Bei der Behandlung soll man sich zunächst auf ein rein **äußerliches Therapievorgehen** beschränken; erst wenn alle äußerlich anwendbaren Heilmittel versagen, können auch innerliche Behandlungsformen versucht werden. Die Lokalbehandlung verläuft zweiphasig:

- **Zum Abschuppen** wird am besten warmes Seifenbad verwendet, anschließend 3%ige Salicylvaseline über 3 Tage täglich neu auftragen. Die hierdurch entfernten Schuppenauflagerungen ermöglichen ein besseres Eindringen wirksamer Substanzen:
- Hochaktive Kortikosteroidsalben (Volon®, Celestan®, Jellin®, Sermaka®, Topsym®, Dermoxin®, Nerisona®, Halog®) führen unter halbtägig durchgeführten Plastikokklusivverbänden (s. S. 106 u. 26) zu einer wesentlichen Besserung.

Dithranol (Cignolin®, vorwiegend für die stationäre Krankenhausbehandlung) färbt Haut und Wäsche braun. Es wirkt in höherer Konzentration ausgesprochen hautreizend und sollte vorsichtig angewendet werden, z.B. in Vaseline $1/8$ bis 1- oder 2%ig steigend, in Zinkpaste $1/8$ bis zu 3- bis 5%ig.

Für die ambulante Behandlung hat sich die Dithranol-Kurzzeitbehandlung bewährt: Dithranol (in Vaseline oder in Zinkpaste) wird in höherer Konzentration (ca. 1%) kurzzeitig aufgetragen (beginnend mit 10 bis 20 Min.). Die Konzentration wie auch die Behandlungsdauer werden dann täglich oder mehrtägig gesteigert. Nach jeder Behandlung wird die Dithranol-Salbe mit Öl entfernt.

Intensivere Behandlungsmaßnahmen schließen tägliche Seifenbäder sowie Ultraviolettbestrahlungen vor Auftragung der Dithranol-Vaseline oder -Zinkpaste ein. Es dauert unter diesen Maßnahmen durchschnittlich $2^1/2$ bis 3 Wochen, bis die Haut erscheinungsfrei geworden ist. Nach Abheilung sind die früher erkrankten Hautareale jetzt weiß, im Gegensatz zu der vom Dithranol bräunlich verfärbten Haut in der Umgebung.

Dithranol kann auch in Form von Dithranol-Chloroform-Pinselungen aufgetragen werden.

An intertriginösen Stellen (Analfalte, submammär) erübrigt sich die Abschuppung. Dithranol führt hier zu Reizungen, deshalb Behandlung mit Kortikosteroidsalben, Solutio Castellani etc.

Je frischer die Psoriasisherde sind, desto vorsichtiger sollten sie behandelt werden (Koebner-Phänomen!).

Eine innerliche Kortikosteroidbehandlung der Psoriasis ist nicht zu empfehlen, da nach Absetzen der Therapie schwere Rezidive zu erwarten sind.

Die zytostatische Therapie mit Methotrexat, 2,5 mg/Tag oder 25 bis 30 mg/Woche intramuskulär, kommt nur bei sehr schweren Fällen mit ausgedehnten Hauterscheinungen, die sich anderweitig nicht behandeln lassen, in Frage. Sorgfältige stationäre Überwachung des Patienten ist erforderlich (Zytostatika-Toxizität!).

Bei ausgedehnter Psoriasis des Erwachsenen kann man neuerdings auch therapeutisches Ansprechen auf Cyclosporin A (Sandimmun®) beobachten. Eine niedrige Dosierung (1,25 bis 2,5 mg/kg KG/Tag) ist wirksam.

Einzelne Psoriasisherde lassen sich durch Unterspritzung mit Kortikosteroid-Kristallsuspension (Volon A®-Kristallsuspension, Celestan®-Kristallsuspension) gut behandeln. Die Behandlung des behaarten Kopfes erfolgt grundsätzlich nach den Regeln der übrigen Hautbehandlung:

Abschuppung, mehrfache kräftige Shampoowaschung, anschließend hochgestellte Kortikosteroidcreme, am besten unter halbtägigen Plastikokklusivverbänden.

Die Photochemotherapie (PUVA) oder SUP-Therapie (selektive Ultraviolett-Phototherapie) kann besonders bei ausgedehnter Psoriasis erfolgreich eingesetzt werden.

Erfolgreich und für den Patienten wenig belastend ist die Sole-Phototherapie (s. S. 22).

Kombinationstherapie: In jüngster Zeit hat sich die Kombinationstherapie, d.h., die Verbindung von Lichttherapie mit pharmakologisch aktiven Substanzen, z.B. verdünnte Meladinine®-Lösung im Badewasser (Bade-PUVA, s. S. 29), bewährt.

• **Retinoid plus PUVA oder SUP**
Die Verbindung von Retinoid (Neotigason®, Dosierung 50 mg/Tag) in Kombination mit der standardisierten Photochemotherapie (PUVA) oder SUP führt

zu einer Verminderung der erforderlichen Bestrahlungsdosis und der Bestrahlungsdauer um etwa die Hälfte.

Beachte: Acitretin (Neotigason®) ist fruchtschädigend und wird nur langsam aus dem Körper ausgeschieden. Gebärfähigen Frauen ist deshalb das Medikament nicht zu verabreichen. Auf Nebenwirkungen (Erhöhung der Blutfettwerte, trockene Lippen, Haarausfall, Kopfschmerzen bei hoher Dosierung) ist zu achten.

• **Lokalkortikoid plus PUVA oder SUP**
Die alternierende Anwendung von Lokalkortikosteroiden (möglichst unter Folienverbänden) in Verbindung mit der Photochemotherapie oder SUP führt zu einer rascheren Abheilung der Herde bei gleichbleibend langen rezidivfreien Intervallen im Vergleich zu PUVA oder SUP allein. Der Vorteil liegt gleichfalls in einer Verminderung der erforderlichen Lichtdosis und Behandlungsdauer.

7.8 Lichen ruber (Knötchenflechte)

Es handelt sich um eine nicht seltene Dermatose des Erwachsenenalters mit unbekannter Ursache. Die Prognose ist günstig.

Sitz: vornehmlich auf der Beugeseite der Handgelenke, Handrücken, Kreuzbeingegend, Unterschenkel, Schleimhäute.

Bild: einzelne, bis erbsgroße oder plattenartig zusammenfließende Papeln (Tafel 26) von rötlich-brauner (schiefriger) Farbe, mattglänzend mit einer feinen netzförmigen Grauzeichnung (Lichen ruber planus). Bei längerer Krankheitsdauer treten oft warzige (verruköse), stark erhabene Einzelherde auf (Lichen ruber verrucosus; Tafel 27).

Auf der Schleimhaut, besonders Wangenschleimhaut (Tafel 16), Vaginalschleimhaut, auch perianal, zeigt sich eine weißlich-netzige Zeichnung.

Der Lichen ruber juckt. An der Schleimhaut wird er oft schmerzhaft-erosiv. In seltenen Fällen kann es zu einer sehr unangenehmen Ausdehnung (Generalisation) über den gesamten Körper kommen, einschließlich der behaarten Kopfhaut.

Therapie: Am besten wirken Kortikosteroide, bei Einzelherden intrakutan gespritzt oder unter Okklusivverband. Bei stärkerer Ausdehnung werden innerliche Kortikosteroidgaben verabreicht evtl. SUP-Bestrahlungen.

Besonders beim Lichen ruber der Schleimhaut ist die Anwendung von Neotigason® empfehlenswert. Bei Schleimhautbefall kann man einen Therapieversuch mit Vitamin-A-Säure-Creme unternehmen.

Besonderheit: Der Lichen ruber zeigt (wie bei Psoriasis) das **Koebner-Phänomen**: In Hautgebieten, die durch eine unspezifische Verletzung (Kratzspuren, Druckstellen) vorgeschädigt sind, treten typische Lichen-ruber-Herde auf. Rezidive sind möglich.

7.9 Pityriasis rosea (Röschenflechte)

Ursache: nicht bekannt; infektallergisch (Virus?).

Sitz: an Rumpf und proximalen Extremitätenabschnitten bei jungen Patienten.

Bild: meist zunächst an einer Stelle ein 2 bis 6 cm großer, zentral abgeblaßter roter Fleck, der am Rande eine feine Schuppenkrause aufweist (Primärmedaillon).

Einige Tage später treten viele nach den Hautspalten ausgerichtete, rund-ovale Flecken auf, die schon bald die typische feine Schuppenkrause aufweisen; kaum Juckreiz.

Therapie: gelegentlich spontane Abhei-

lung, kurzfristige Anwendung von Klasse-2-Kortikosteroiden (s. Tab. 5.3).

7.10 Sarkoidose der Haut

Bei der Sarkoidose (Morbus Boeck) handelt es sich um eine chronisch granulomatöse Entzündung, die häufig isoliert an der Haut auftritt. Eine Mitbeteiligung innerer Organe liegt in etwa einem Drittel der Fälle von Hautsarkoidose vor. Andererseits ist bei einer Systemsarkoidose die Haut in nur 10% miterkrankt (Abb. 7.5).

Klinisches Bild

- Kleinknotig disseminierte Form: Es treten am Körper kleine rote Papeln auf, die unter Glaspateldruck ein rosafarbenes (lupoides) Infiltrat zeigen. Später treten Teleangiektasien hinzu.
- Großknotige Form: braun-rote, größere Knoten mit später sich entwickelnden Teleangiektasien.
- Flächenhaft infiltrierende Form: plattenartige, bläuliche Herde, die sich auch ringförmig (zirzinär) darstellen können.

Bei einer Sarkoidose ist eine Durchuntersuchung auf Mitbeteiligung innerer Organe (parenchymatöse Organe, Knochensystem) erforderlich.

Die zelluläre Immunreaktion (feststellbar z.B. mit Multitest Mérieux®, enthält je Einzelstempel eins der folgenden Antigene: Tetanus-, Diphtherie-, Streptokokken-, Tuberkulin-, Candida-, Trichophyton-, Proteus-; Kontrolle mit Glycerin) ist abhängig vom Ausmaß der Erkrankung herabgesetzt.

Therapie: lokale Kortikosteroide, Photochemotherapie bzw. Phototherapie.

Eine Erkrankung, die als besondere Form der Sarkoidose auftreten kann, ist das **Löfgren-Syndrom**. Es handelt sich dabei um eine fieberhafte, in Schüben verlaufende Erkrankung, die Gelenkschwellung und schmerzhafte Bewe-

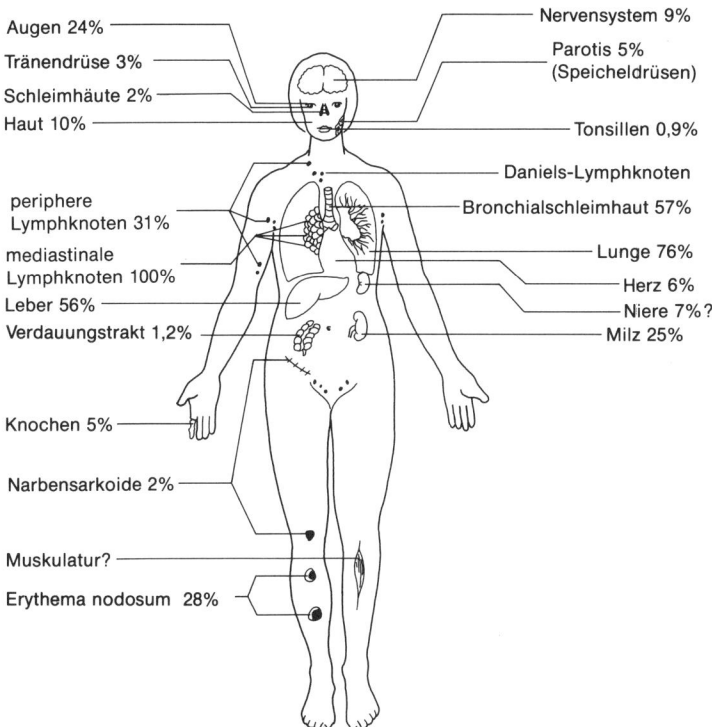

Augen 24%
Tränendrüse 3%
Schleimhäute 2%
Haut 10%

Nervensystem 9%
Parotis 5%
(Speicheldrüsen)
Tonsillen 0,9%

periphere
Lymphknoten 31%
mediastinale
Lymphknoten 100%
Leber 56%
Verdauungstrakt 1,2%

Daniels-Lymphknoten
Bronchialschleimhaut 57%
Lunge 76%
Herz 6%
Niere 7%?
Milz 25%

Knochen 5%

Narbensarkoide 2%

Muskulatur?
Erythema nodosum 28%

Abb. 7.5 Lokalisation der Sarkoidose.

gungseinschränkungen zeigt, vergrößerte Hiluslymphknoten sowie rote schmerzhafte Flecken (Erythema nodosum) an den Unterschenkeln. Betroffen sind vorwiegend junge Frauen.

7.11 Granuloma anulare

Ursache: unbekannt; rheumatisch-infektallergischer Formenkreis?
Sitz: Fuß- und Handrücken, Finger, Ellenbogen.

Bild: zunächst scharf begrenzte, an der Oberfläche leicht spiegelnde, derbe Papel, die sich am Rande kreisrund ausbreitet; dann zentrale Abflachung (Tafel 28). Diese Entwicklung kann Monate dauern. Ulzerationen werden nicht beobachtet.
Therapie: lokal Kortison-Kristallsuspension einspritzen oder kortikoidhaltige Cremes auftragen und mit einer Plastikfolie überdecken (Okklusivverband).

8 Immunerkrankungen

8.1 Immunologische und allergische Reaktionen der Haut

Unterschiedlich geartete Reaktionen des Immunsystems sind für eine große Zahl von Hauterkrankungen verantwortlich. Die morphologische Vielfalt der Krankheitsbilder ist bedingt durch die jeweiligen Strukturen, an denen die Immunreaktion stattfindet, den Typ der Immunreaktion (Tab. 8.1), die Dauer und die Intensität. Fehlsteuerungen der Immunreaktion können zu sog. Autoimmunerkrankungen (z.B. Pemphigus) führen.

Das Immunsystem dient zur Abwehr des Fremden, des Lebensbedrohlichen: vor allem Viren, Bakterien, Pilze und Parasiten. Bei ungehinderter Vermehrung können diese den Wirtsorganismus töten.

Das Immunsystem besitzt eine große Zahl von wirksamen Methoden, um den Erreger zu bekämpfen. Sie haben sich über viele Millionen Jahre entwickelt. Zwei Systeme ergänzen sich dabei höchst sinnvoll (s. Tab. 8.2):
1. das (ältere) **angeborene** Immunsystem,
2. das (jüngere) **erworbene** (adaptive) Immunsystem.

Viele Erkrankungen der Haut sind zwar

Tab. 8.1 Einteilung der Immunreaktionen auf ein Fremdantigen (n. Gell u. Coombs)

	Typ 1	Typ 2	Typ 3	Typ 4
Immun-chemische Reaktion	via IgE initiierte Freisetzung eines chemischen Mediators	zytotoxische oder zytolytische AK (IgM oder IgG)	zirkulierende AG-AK-Komplement-Komplexe	sensibilisierte Lymphozyten
Einsetzen der Reaktion	sofort (15 Minuten)	sofort bis verzögert (Minuten bis Stunden)	Zwischenstellung (4–24 Stunden)	spät (24-72 Stunden)
Klinisches Bild	anaphylaktische Reaktion, allergische Rhinitis	hämolytische Anämie	Vaskulitis	Kontaktdermatitis
	Mediator-substanzen	Lyse	Entzündung	entzündungs-auslösende Mediator-substanzen

AG = Antigen, AK = Antikörper, C = Komplement

Tab. 8.2 Angeborenes und erworbenes Immunsystem

	angeborene Immunität	erworbene Immunität
	Abwehr gleich-bleibend (auch nach vielen Infektionen)	Abwehr wird ge-schult bzw. ver-bessert (bei mehr-fachen Infektionen)
Faktoren	Komplement Lysozym Defensine Interferon u. a.	Antikörper
Zellen	Makrophagen Neutrophile Eosinophile	T-Lymphozyten

immunologisch bedingt, jedoch kennen wir ihren genauen Mechanismus bislang nicht. Zudem können mehrere Immun-reaktionen unterschiedlichen Typs, auch in zeitlicher Aufeinanderfolge, ablaufen. Weiterhin ist es möglich, daß entzünd-liche Reaktionen ohne direkte Betei-ligung des Immunsystems, z.B. durch

Komplementaktivierung bei Acetylsa-licylsäure (z.B. Aspirin®-Intoleranz) ausgelöst werden.

Neuere Erkenntnisse zeigen, daß die epidermale Langerhans-Zelle Teil des Immunsystems der Haut ist. Die Langer-hans-Zelle ist eine dendritische Zelle, in der oberen Epidermis lokalisiert, und stammt aus dem Knochenmark. Sie ist in der Lage, antigenes Material aufzuneh-men und dem lymphatischen Gewebe zu präsentieren.

8.1.1 Die vier Typen der Immunreaktion

Anaphylaktische Reaktion: Typ 1
Bei dieser Reaktion (Tab. 8.3) spielt der Antikörper vom Typ IgE (Reagin) die entscheidende Rolle. IgE bindet sich an die Oberfläche von Mastzellen und bei Hinzutreten von antigenem Material (z.B. Pollen, Tierschuppen, Schimmel-pilze, Konservierungsmittel, Penicillin

Tab. 8.3 Allergische Reaktionsmechanismen

	Typ 1 Anaphylaxie	Typ 2 zytotoxische Reaktion	Typ 3 Arthus-Reaktion	Typ 4 zelluläre Allergie
„Antikörper"	IgE	IgG IgM	IgG	T-Zellen
	fixiert auf Mastzellen	zellgebunden (an der Zielzelle)	Komplement-bindung	
	thermolabil, nicht komplementbindend			
Ort	Mastzelloberfläche	Zelloberfläche (z.B. Thrombozyten)	Gefäßnähe	epidermal
Mediator	H-Substanzen	Komplement	Komplement-spaltprodukte	Zytokine
	Chemotaxine			
	Leukotriene			
Effekte	Vasodilatation	Zytolyse	Leukozytoklasie	mononukleäre Entzündung
	Permeabilitätsstei-gerung der Gefäße			

etc.) setzt die Mastzelle Histamin und andere vasoaktive Substanzen frei. Bei hochgradiger Sensibilisierung kann ein anaphylaktischer Schock auftreten. Dabei wird im Körper Histamin in großen Mengen freigesetzt. Häufigere Beispiele lokalisierter Antigen-IgE-Mastzellreaktion sind Urtikaria, Heufieber (Pollinosis). Der Nachweis erfolgt durch In-vivo-Testung:

- Pricktest,
- Scratchtest,
- Intrakutantest.

Zytotoxische Reaktion: Typ 2

Der Antikörper, zumeist IgG oder IgM, richtet sich gegen ein Antigen auf der Zellmembran. Durch Antigen-Antikörper-Reaktion (an der Zelle) wird Komplement freigesetzt, Entzündungen durch Zelltod sind die Folge (Tab. 8.3). Beispiele an der Haut sind Autoimmunerkrankungen, wie z.B. Pemphigus, bullöses Pemphigoid, Erythematodes. Testverfahren s. Tabelle 8.4.

Arthus-Reaktion: Typ 3

Antigen-Antikörper-Komplexe können bei dieser Form im Blut zirkulieren und sich unter Verbrauch von Komplement an die Wände kleinkalibriger Gefäße anlagern (Tab. 8.3). Die Folge ist eine umschriebene Entzündung, wobei durch Immunkomplexe Leukozyten angelockt werden (leukozytoklastische Vaskulitis oder Purpura Schoenlein-Henoch mit Schädigung der Endothelzellen, Austritt von Serum und Erythrozyten). In den tieferliegenden Gefäßen der Haut kann die gleiche Reaktion zum Erythema nodosum führen oder zur Polyarthritis nodosa. Häufige Ursachen sind Medikamente (Penicillin), aber auch bakterielle Antigene (vorausgehende Streptokokkenangina!) oder virale Antigene. Testverfahren s. Tabelle 8.4.

Tab. 8.4   Testverfahren bei den immunologischen Reaktionstypen
* Bei Typ-3-Reaktionen können alle Tests negativ ausfallen.

Typ-1-Reaktion	Intrakutantest
	Pricktest
	Scratchtest
	Reibetest
	Provokationstest am Schockorgan (Nasal-, Konjunktival-, Inhalations-, Ingestionstest)
	Expositionstest
	Karenzversuch
	RAST (in vitro)
Typ-2-Reaktion	Expositionstest
	• Thrombozytensturz
	• Leukozytensturz
Typ-3-Reaktion*	Intrakutantest
	Pricktest
	Scratchtest
	Karenzversuch
	Thrombopenietest (s. Typ 2)
	Epikutantest (s. Typ 4)
	RAST
	Lymphozytentransformationstest (LTT)
	Exposition nach längerer Karenz (Risiko)
Typ-4-Reaktion	Epikutantest mit 48 h Exposition
	Epikutantest mit Stripping
	Epikutantest mit Belichtung
	LTT

Allergische Spätreaktion: Typ 4

Häufigste allergische Reaktion der Haut. Die Sensibilisierung erfolgt durch Kontakt mit einem Antigen, z.B. Nickel, das in die Haut dringt. Das Antigen wird von Langerhans-Zellen aufgenommen und an Lymphozyten (T-Zellen) vermittelt (Tab. 8.3). In den regionalen Lymphknoten findet dann die Proliferation spezifisch sensibilisierter Lymphozyten statt. Während einer erneuten Aufnahme von Antigen erfolgt die rasch einsetzende Proliferation der spezifisch sensibilisierten Lymphozyten, die in der Haut entzündungsaktive Substanzen (Lymphokine) freisetzen, welche das Entzündungsgeschehen amplifizieren können.

Die allergische Spätreaktion kann dermal durch intrakutane Injektion von Antigen (z.B. Tuberkulin) oder epidermal durch lokale Auftragung von Antigen (z.B. Nickel-Sulfat) ausgelöst werden. Der grundsätzliche Mechanismus dieser Reaktion ist in beiden Fällen gleich.

Testung durch:
- Epikutan-(Pflaster-)test (s. S. 94)
- selten: Intrakutantest (Tuberkulin).

Vor jeder Testung, gleich welcher Art, ist eine sorgfältige Anamnese zu erheben. Beispiele einer allergologischen Anamnese sind nachstehend aufgelistet.

8.1.2 Durchführung der Tests

Pricktest
Man tropft auf zuvor markierte Stellen eines Unterarmes jeweils einen Tropfen der zu prüfenden Testlösung und sticht mit einer Prick-Nadel durch den Tropfen in die Haut (Blutungen vermeiden!). Für den nächsten Test wird eine neue Nadel verwendet. Am Anfang der Testreihe werden stets zwei Kontrolltests angelegt:
a) negativer Kontrolltest mit der Lösungsgrundlage (= O-Quaddel),
b) positiver Kontrolltest mit Histamin (= Maximal-Quaddel).

Tab. 8.5 Relevanz positiver Hautreaktionen in den Tests

Allergen	Relevanz
Pollen (positiver Test erscheint früher als die Symptomatik)	100%
Hausstaub (in 15% positive Symptome bei negativem Test)	60–70%
Tierhaare (Hautreaktion später als die Symptome)	–60%

Nach 20 Minuten werden die einzelnen Lösungen abgetupft. Bei positiver Reaktion zeigt sich eine blasse Quaddel mit kleinen Ausläufern mit einem roten Hof in der Umgebung.

Tritt bei der Histamin-Kontrolle keine Reaktion auf, so sind die anderen Hauttestungen ohne Aussagekraft.

Zur Relevanz positiver Hautreaktionen s. Tabelle 8.5.

10 Fragen bei der allergologischen Anamnese:
1. Seit wann bemerken Sie Krankheitssymptome?
2. Welches sind Ihre Beschwerden: an der Haut? Nasenschleimhaut? Augen? Luftwegen? Darm?
3. Wann treten die Krankheitszeichen auf? Tags? Uhrzeit? Nachts?
4. Nach welchen Ereignissen? Mahlzeit? Tätigkeit?
5. Zu welcher Jahreszeit? Ganzjährig?
6. Räumliche Zuordnung: Symptome in bestimmter Umgebung?
7. Familiäre (genetische) Prägung?
8. Welche Ursache ist nach Ihrer Meinung verantwortlich?
9. Haben Personen in Ihrer Umgebung gleiche oder ähnliche Beschwerden?
10. Wie wurden Sie bisher behandelt?

Scratchtest
Dem Pricktest sehr ähnlich. Hierbei wird die Haut am Unterarm mit einer Blutlanzette an mehreren Stellen etwa $^{1}/_{2}$ cm weit leicht eingeritzt und ein Tropfen der entsprechenden Testlösung aufgetragen. Die Bewertung der Reaktion erfolgt wie beim Pricktest.

Intrakutantest
Wesentlich empfindlicher als Prick- und Scratchtest, jedoch gefährlicher, da es zu unerwünscht starken Testreaktionen kommen kann. Mit einer Tuberkulin-

spritze werden in die Unterarm- oder Rückenhaut 0,01 bis 0,03 ml des Allergenextraktes streng intrakutan gespritzt. Ablesung des Tests ebenfalls nach 20 Minuten.

:🔍: Bei einer Intrakutantestung dürfen zuvor keine Antihistaminika und höher dosierten Kortikosteroide (über 10–15 mg am Tag) verabreicht worden sein.

Provokationstest

Die Allergene werden an die Schleimhäute der Augen (Ophthalmotest), der Nase (Nasaltest) und der Lungen (Inhalationstest) gebracht. Diese Tests finden aber überwiegend in der Klinik Verwendung.

Expositionstest

Bei dringendem Verdacht und negativer Intrakutantestung werden fragliche Nahrungsmittelallergene (Konservierungsmittel, Farbstoffe) peroral verabfolgt (anaphylaktischer Schock!).

Bedingungen für die orale Provokationstestung:

- gezielte Anamnese,
- stationäre Aufnahme,
- Einzelsubstanzen,
- Exposition nüchtern,
- Testdosis $1/10$–$1/5$ ED,
- Venenzugang/Schockapotheke (s. Kap. 4.4).

RAST
(Radio-Allergo-Sorbens-Test)

In vitro werden allergenspezifische IgE-Antikörper in zwei Schritten bestimmt: Ein Allergenextrakt (z.B. Gräserpollen) wird chemisch an Papierscheiben gekoppelt, die mit Patientenserum über 3 Stunden inkubiert werden. Enthält dieses spezifische IgE-Antikörper, so kommt es zu einem Antigen-Antikörper-Komplex. Sodann wird ein Antiserum, das radioaktiv markiertes Anti-IgE enthält, zugegeben; der markierte Antikörper bindet sich nun mit dem in der Papierscheibe liegenden Antigen-Antikörper-Komplex. Die Aktivität dieses Komplexes wird im Gammazähler bestimmt; je höher sie ist, um so höher ist der Gehalt der Serumprobe an allergenspezifischen Antikörpern (IgE). Beurteilung: 0 = negativ, 1 bis 4 = positiv.

Therapie: Bei Allergien durch nicht-vermeidbare Allergene hat sich die Hyposensibilisierung bewährt. Zur Durchführung dieser Behandlung siehe Seite 31.

8.2 Urtikaria (Nesselsucht)

- **Akute Urtikaria:** Mehr als die Hälfte der Erkrankungsfälle ist auf eine Arzneimittelallergie zurückzuführen.

Ursachen: Penicillin, Sulfonamide, Abführmittel, Seren, Hormone (Insulin), Schmerz- und Schlafmittel. Weitere ursächliche Faktoren bei der Urtikaria-Entstehung sind:

1. als Typ-1-Allergie
   Arzneimittel
   Nahrungsmittel
   Inhalationsallergene
   Kontaktallergene
2. zytotoxisch (Typ 2)
   Arzneimittel
   Bluttransfusionen
3. Immunkomplexe (Typ 3)
   Arzneimittel
   Serumerkrankung
   Urtikaria-Vaskulitis

Bild: linsen- bis handtellergroße, scharf begrenzte, rötlich-weiße Quaddeln (Tafel 29); stärkerer Juckreiz.

- **Chronische Urtikaria:** Sie ist meist nicht medikamentös bedingt. Jedoch kann es nach Anwendung von Depot-Penicillin zu langdauernden urtikariellen Erscheinungen kommen.
- **Quincke-Ödem:** Plötzlich umschriebene Schwellungen, meist der Gesichtshaut und Schleimhäute. Die Au-

genlider sind geschwollen, die Lippen rüsselförmig deformiert (Tafel 30). Die Haut ist in diesem Bereich nur gering gerötet.

Das hereditäre Quincke-Ödem kann durch Komplementaktivierung bedingt sein (s. Tab. 8.6).

Tab. 8.6 Einteilungskriterien beim Quincke-Ödem (Art des Defektes am C1-Inhibitor)

Typ I	C1-Inhibitor-Spiegel erniedrigt (meist auf < 30% der Norm). Regulatorgendefekt?
Typ II	C1-Inhibitor-Spiegel erhöht oder normal, dysfunktionelles Protein.

 Kommt es zu einer Schwellung im Kehlkopfbereich, besteht Erstickungsgefahr!

Ursachen: Acetylsalicylsäure, Schmerzmittel (Phenacetin), Schlafmittel (Barbitursäure). Jedoch kommen auch nichtmedikamentöse Ursachen in Frage (eiweißhaltige Nahrungsmittel, Kosmetika, Wolle, Hausstaub u. a.).

- **Arzneimittelreaktionen unter dem Bild der Serumkrankheit:** Nach Anwendung von Seren (z.B. Impfseren) oder Medikamenten mit langdauernder Depot-Wirkung (Penicillin) kommt es 7 bis 10 Tage nach der Injektion zur sog. **Serumkrankheit**. Diese äußert sich meist in Form eines stark juckenden, masern-, scharlachähnlichen oder urtikariellen Hautausschlages. Häufig bestehen gleichzeitig Fieber und Gelenkbeschwerden. Das Krankheitsbild klingt nach einigen Tagen wieder ab.

Der Grund für die ungewöhnlich lange Latenzzeit (7 bis 10 Tage) zwischen der Verabreichung des Medikamentes und dem Auftreten der Symptome ist folgender: Gegen das Medikament (Antigen) bilden sich langsam im Körper Gegenstoffe (Antikörper). Um den 7. bis 10. Tag sind genügend Antikörper vorhanden, um eine Reaktion mit den noch im Organismus verbliebenen Medikamentenresten zu ermöglichen.

Wird das gleiche Medikament, das bereits einmal eine Serumkrankheit verursacht hat, auch nach mehreren Jahren wieder verabreicht, so tritt meist ein Rezidiv schon nach 2 bis 4 Tagen ein, da im Körper noch genügend Antikörper vorhanden sind.

Liegt aber die Erstinjektion noch kurz zurück, dann kann es bei der Zweitinjektion zum sog. **anaphylaktischen Schock** kommen:

- Der Patient bricht zusammen,
- die Gliedmaßen fühlen sich kalt an,
- die Pulsfrequenz steigt auf Werte über 100/min,
- der Blutdruck fällt unter 100 mmHg ab.

Ein anaphylaktischer Schock kann ausgelöst werden durch:

- Antibiotika,
- jodhaltige Verbindungen,
- Lokalanästhetika,
- Organextrakte (Serum),
- Allergenextrakte,
- Pyrazolonderivate,
- Salicylate,
- Insektengifte.

Therapie (s. auch S. 39 u. 34):

- Den Patienten sofort flach lagern und Beine hochheben. 0,5 bis 1 ml Epinephrin (Suprarenin®, 1:1000) tief i.m.,
- Antihistaminika i.v. und i.m.,
- höhere Dosen Kortikosteroide i.m. und i.v.
- eventuell Herzmassage und künstliche Beatmung.

Kortikosteroide sind bei den physikalischen Urtikaria-Formen unwirksam (außer Druck-Urtikaria).

Werden in der Krankengeschichte urtikarielle oder unklare Hautausschläge angegeben, dann bis zur Abklärung kein Penicillin, keine eiweißhaltigen Medikamente (Insulin, Organextrakte, Impf-stoffe) verabreichen!

 Sofort-Therapie: 250 mg Korti-kosteroide (Solu-Decortin H®) i.m. und 250 mg i.v. sowie 0,5 bis 1 ml Suprarenin® i.m. Zur Juckreizbekämp-fung Lotio alba aquosa oder Antihist-aminika (Soventol®)-Gel.

Eine Urtikaria kann auch durch nicht-allergische Faktoren bedingt sein (s. Tab. 8.7).

8.3 Allergisches Kontaktekzem

Ein großer Anteil der Dermatitiden oder Ekzeme sind **allergischer Natur**. (An-dere Ekzemformen – phototoxisches Ek-zem, Photodermatosen, Windeldermati-tis, kumulativ-toxisches Ekzem – s. Kap. 7.1 bis 7.5.) Der Kontakt mit be-stimmten Substanzen (Abb. 8.1) wird vom Körper nicht „vertragen". **Antikör-per**produzierende Zellen (Lympho-zyten) führen an den Stellen, wo die Haut mit der allergisierenden Substanz in Berührung kommt, zu einer heftigen entzündlichen Reaktion (Kontaktek-zem). Überwiegend sind es chemische Allergene, die ein solches allergisches Kontaktekzem auslösen (Pflanzen, Me-dikamente, Kosmetika, Metalle, Stoffe usw.). Seltener wird ein Kontaktekzem ausgelöst, wenn eine Substanz, die selbst keine allergische Hautreaktion auslöst,

von Sonnenlicht bestrahlt wird (pho-toallergisches Kontaktekzem). Dazu ge-hören besonders Seifen und Parfums (Abb. 8.1). Zum klinischen Bild des Kontaktekzems s. die Tafeln 18 bis 20.

 17% aller „Händekzeme" sind Kontaktekzeme!

Ein allergisches Kontaktekzem zeigt die ersten Erscheinungen am Ort der Ein-wirkung (z.B. Hände bei Maurern, licht-exponierte Körperareale bei photoaller-gischem Kontaktekzem). Toxische (chemisch-aggressive) Substanzen, z.B. Säuren oder besonders Laugen, können ein nicht-allergisches Kontaktekzem am Ort der Einwirkung hervorrufen.

Die wiederholte Einwirkung innerhalb kurzer Zeitabstände vermindert die Abwehrleistung der Haut und führt gleichfalls zum Ekzem, beispielsweise dauerndes Hantieren mit Spülmitteln in heißem Wasser („toxisch-degeneratives Ekzem").

In Tabelle 8.8 sind die häufigsten All-ergene in Zentraleuropa zusammenge-stellt. Wie man daran erkennt, ist Nickel mit Abstand das häufigste Allergen. An zweiter Stelle stehen die vor allem in der Kosmetik verwandten Duftstoffe. Beide Allergene waren bis vor kurzem vorwie-gend bei Frauen nachweisbar, die männ-liche Bevölkerung zeigt in jüngster Zeit gleichfalls eine deutliche Zunahme, be-dingt durch die zunehmende Verwen-dung von Kosmetika und Schmuckarti-keln.

Tab. 8.7 Nicht-allergische Formen der Urtikaria

• solare Urtikaria	lichtbedingt
• cholinergische Urtikaria	bei Schweißsekretion
• adrenergische Urtikaria	bei Anstrengung
• Druck-Urtikaria	bei Druck auf die Haut
• aquagene Urtikaria	bei Kontakt mit Wasser
• prämenstruelle Urtikaria	östrogenabhängig
• verspätete Druck-Urtikaria	–

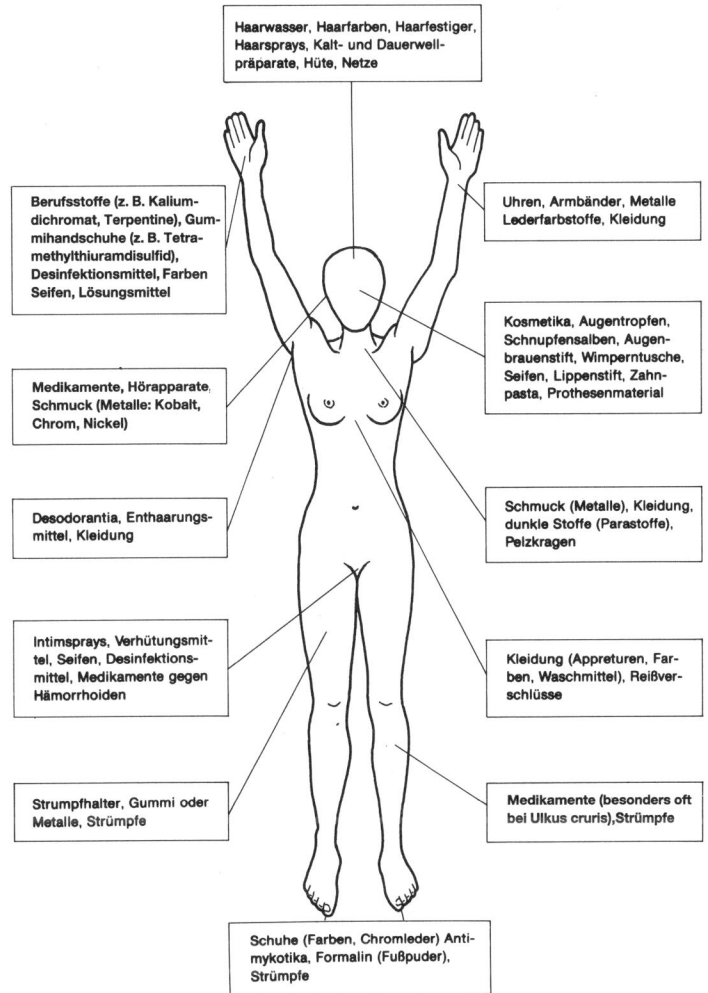

Haarwasser, Haarfarben, Haarfestiger, Haarsprays, Kalt- und Dauerwellpräparate, Hüte, Netze

Berufsstoffe (z. B. Kaliumdichromat, Terpentine), Gummihandschuhe (z. B. Tetramethylthiuramdisulfid), Desinfektionsmittel, Farben Seifen, Lösungsmittel

Uhren, Armbänder, Metalle Lederfarbstoffe, Kleidung

Kosmetika, Augentropfen, Schnupfensalben, Augenbrauenstift, Wimperntusche, Seifen, Lippenstift, Zahnpasta, Prothesenmaterial

Medikamente, Hörapparate, Schmuck (Metalle: Kobalt, Chrom, Nickel)

Desodorantia, Enthaarungsmittel, Kleidung

Schmuck (Metalle), Kleidung, dunkle Stoffe (Parastoffe), Pelzkragen

Intimsprays, Verhütungsmittel, Seifen, Desinfektionsmittel, Medikamente gegen Hämorrhoiden

Kleidung (Appreturen, Farben, Waschmittel), Reißverschlüsse

Strumpfhalter, Gummi oder Metalle, Strümpfe

Medikamente (besonders oft bei Ulkus cruris),Strümpfe

Schuhe (Farben, Chromleder) Antimykotika, Formalin (Fußpuder), Strümpfe

Abb. 8.1 Lokalisation von Kontaktekzemen und auslösende Noxen (mod. n. Nasemann-Sauerbrey).

Nachweis einer Kontaktallergie (Epikutantest)

Die Diagnose einer allergischen Kontaktdermatitis beruht auf einer sorgfältigen Beobachtung der Lokalisation der Hauterscheinungen und einer genauen beruflichen Anamnese. Sie wird gesichert durch ein positives Testergebnis. Wie beim allergischen Kontaktekzem erfordert auch das nicht-allergische Kontaktekzem die strenge Vermeidung „toxischer" Substanzen.

Der **Läppchentest** sichert die Diagnose. Fragliche Substanzen werden in

Tab. 8.8 Rangfolge von Allergenen des „European Standard"

Allergen	Prozent
1. Nickelsulfat	15,4
2. Duftstoff-Mix	8,2
3. Perubalsam	8,0
4. Kobaltchlorid	5,2
5. Formaldehyd	4,2
6. Neomycinsulfat	4,0
7. Kaliumdichromat	3,8
8. Kolophonium	3,4
9. Parabene-Mix	2,8
10. Wollfettalkohole	2,8
11. Kathon CG	2,2
12. Thiuram-Mix	2,0
13. Benzocain	1,2
14. p-tert. Butylphenolformaldehydharz	1,2
15. Quinolin-Mix	1,0
16. PPD-Mix	1,0
17. Carba-Mix	1,0
18. Ethylendiamindihydrochlorid	0,8
19. Mercapto-Mix	0,6
20. PPD-Dihydrochlorid	0,6
21. Epoxidharz	0,6
22. Quaternium 15	0,4
23. Primin	0,2

Tab. 8.9 Standardreihe für die Epikutantestung. In dieser und in allen anderen Testreihen ist das Testvehikel Vaselinum album

Testsubstanz	Konzentration
1. Kaliumdichromat	0.5%
2. p-Phenylendiamin, freie Base	1%
3. Thiuram Mix	1%
4. Neomycinsulfat	20%
5. Kobaltchlorid	1%
6. Benzocain	5%
7. Nickelsulfat (x 6 H_2O)	5%
8. Colophonium	20%
9. Paraben-Mix	16%
10. N-Isopropyl-N'-phenyl-p-phenylendiamin	0,1%
11. Wollwachsalkohole	30%
12. Mercapto-Mix	1%
13. Epoxidharz	1%
14. Perubalsam	25%
15. p-tert.-Butylphenol-Formaldehydharz	1%
16. Formaldehyd (in Wasser)	1%
17. Duftstoff-Mix	8%
18. 2-Mercaptobenzothiazol	2%
19. (Chlor)Methylisothiazolon (3:1 in H_2O)	0,01%
20. Vaseline, weiß	100%
21. Quecksilber-II-amidochlorid	1%
22. Cetylstearylalkohol	20%
23. Zinkdiethyldithiocarbamat	1%
24. Thiomersal	0,1%
25. Euxyl K400	0,5%
26. Terpentin	10%
Zusätzliche Empfehlungen	
27. Ethylendiamin	1%
28. Quaternium 15	1%
29. Chlorchinaldol	5%
30. 1,3-Diphenylguanidin	1%

geringer Menge auf die nicht erkrankte Haut des Rückens aufgetragen, von einem reizfreien Pflaster bedeckt und dort über 2 Tage belassen (Epikutantestung; Tab. 8.9). Das so „getestete" Hautareal am Rücken wird am 2. und 3. Tag untersucht. Diese Testung ist gefahrlos, darf aber nicht häufig wiederholt werden, da durch die Testung selbst natürlich der Körper gegen die aufgebrachten Substanzen allergisiert werden kann.

Die allergische Testreaktion ist durch die Kriterien Erythem, Infiltrat, Papeln, Vesikeln, Streuung sowie Crescendo-Reaktion gekennzeichnet.

Wichtig: Bei der Ablesung müssen insbesondere toxisch-irritative Reizungen und falsch-positive Befunde ausgeschieden werden. Die Epikutantestung verlangt kritisches Denken und Spürsinn sowie chemische Grundkenntnisse und ein gutes allergologisches Wissen.

Toxisch-irritative Reaktionen: Hier fehlen Papeln, eine scharfe Begrenzung und eine prompte Abheilung wie bei einer Verbrennung. Fehlerhafte und zu hohe Konzentrationen der Testsubstanzen führen nicht selten zu toxisch-irritativen Reaktionen ohne Nachweis einer vorhandenen Allergie.

Während die Epikutantestung als klassische Methode zur Diagnostik des allergischen Kontaktekzems der einzige Weg ist, um eine Sensibilisierung gegenüber einem Kontaktallergen zu beweisen, werden vielfach Reaktionen fälschlicherweise als positiv bewertet mit sowohl für den Patienten wie für den Arzt oft unangenehmen Konsequenzen.

Im folgenden sind die häufigsten Fehler, die zum Ergebnis „falsch-positive Epikutantests" führen, aufgeführt:

- Falsche Indikation, z.B. bei Urtikaria und Typ-1-Reaktion,
- falsche Zeitwahl, Haut ist noch entzündlich und irritiert („angry back"),
- falscher Testort; die Testareale (Rückenhaut) sollten immer gleich gewählt werden; ein Ausweichen auf Oberarmstreckseiten etc. ist zu vermeiden,
- Fehler im Testverfahren (Verwechselung der Testallergene),
- Ablesefehler durch falsches Protokoll (Verwechslung, „Unachtsamkeit"),
- Ablesefehler durch falsche Bewertung (die Bewertung erfolgt mit 0 bis +++ und IR-Irritantreaktion).

Im Beruf ausgelöste allergische Kontaktekzeme zwingen zur Aufgabe des Berufes und zur Meldung an die Berufsgenossenschaft. Besonders bei Bauarbeitern, Friseuren, seltener Krankenschwestern, kann diese Form der Allergie bedeutsame Folgen zeigen (s.a. Tab. 8.10).

Tab. 8.10 Handschuhe für Allergiker (n. Kleinhans)

Latexfreie OP-Handschuhe	
Elastyren	Thiele
Neolon	Becton-Dickinson
Manex neoderm	Beiersdorf
dermaprene	Ansell
Sympren	Medimex

Handschuhe für Latexallergiker	
PVC-Handschuhe	zahlreiche Hersteller
Regent Biogel Latex, innen beschichtet	Regent

Puderfreie Latexuntersuchungshandschuhe	
Sempermed Exam glove PF	–
Flexam powder-free	Baxter
No Powder Exam	Ansell
Softhand	Servoprax

Bei Verdacht auf eine Allergisierung durch **berufsbedingte** Kontaktstoffe ist eine weitergehende Testung mit berufsspezifischen Testsubstanzen erforderlich („Friseurblock" [s. Tab. 8.11], „Textilblock", Pflege- und Heilberufe etc.). Man unterscheidet

- **monovalente Kontaktallergie:** positive Reaktion gegen nur eine Testsubstanz,
- **polyvalente Kontaktallergie:** positive Reaktion gegenüber mehreren Testsubstanzen,
- **gruppenallergische Reaktion:** positive Reaktion auf verschiedene Stoffe mit chemisch ähnlicher Struktur (z.B. p-Gruppenallergie: Sulfonamide und Procain),
- **kopplungsallergische Reaktion:** positive Reaktionen auf verschiedene Substanzen in einem Material.

Berufsbedingte Hauterkrankung (Berufsdermatosen) – Gesetzliche Anzeige: Die Berufskrankheitenverordnung schreibt vor, daß eine beruflich erworbene Erkrankung der Haut nur dann eine Berufserkrankung ist, wenn sie schwer oder wiederholt rückfällig ist und wenn sie den Patienten zur Aufgabe der Berufstätigkeit zwingt. In diesen Fällen ist vom Hautarzt (eine **grüne**) **Berufskrankenanzeige** zu erstellen. Wenn eine Berufsdermatose noch nicht schwer oder wiederholt rückfällig ist und den Patienten nicht zu einer beruflichen Veränderung zwingt, so wird die Berufsgenossenschaft mit dem (weißen) **Hautarztbericht** informiert.

Die Indikation zur Durchführung einer Epikutantestung ist streng zu stellen. Es besteht die Gefahr der Sensibilisierung gegenüber anderen Antigenen, die bei der Testung mitverwendet werden.

Kontraindikationen zur Epikutantestung sind

- irritierte oder ekzematisierte Haut („angry back"),
- innerliche Kortikoidmedikation (über

Tab. 8.11 Zusammenstellung beruflich relevanter Allergene für den Friseurberuf („Friseurblock"-Muster)

Nr.	Substanz	Konzentration	Vehikel
51.1	Koloquinextrakt	1%	Spir. dil.
51.2	Diaminotoluol	1%	Spir. dil.
51.3	p-Aminoazobenzol	0,25%	Vas. flav.
51.4	Kaliumpersulfat	1%	H_2O
51.5	p-Toluylendiaminsulfat	1%	Vas. flav.
51.6	Kaliumbromat	0,5%	Vas. flav.
51.7	Ammoniumthioglykolat	1%	H_2O
51.8	p-Aminophenol	1%	Vas. flav.
51.9	Resorcin	2%	Vas. flav.
51.10	Nitro-p-Phenylendiamin	2%	Vas. flav.
52.1	Benzidin	1%	Spir. dil.
52.2	p-Aminodiphenylamin	0,25%	Vas. flav.

20 mg/Tag Prednisolon oder Äquivalenzdosen),

- lokale Kortikoidanwendung,
- immunsuppressive Therapie.

Therapie des Kontaktekzems

Grundsätzlich richtet sich die Behandlung nach der Form der Dermatitis.

- **Akute Dermatitis** (nässend): feuchte Umschläge Chinolinol (Chinosol® oder Kaliumpermanganat). Merke: feucht auf feucht.

Mehrere Lagen sterilen Verbandmulls werden in Kaliumpermanganatlösung („burgunderrot") oder Chinosol®-Lösung (1 Tablette/1 l Wasser) eingetaucht, kurz ausgedrückt und naß auf die entzündlich nässenden Hautareale gelegt. Durch die erhöhte Hauttemperatur dampft die Feuchtigkeit ab. Der Verband muß deshalb in etwa halbstündigen Abständen erneuert werden.

- **Chronisches Kontaktekzem:** zunächst antientzündliche Behandlung mit topischen Kortikosteroiden täglich mehrmals bestreichen, in hartnäckigen Fällen unter Plastikokklusivfolie. Der Hautbefund normalisiert sich unter dieser Behandlung relativ rasch.

Eine hochaktive Kortikosteroidsalbe darf nicht länger als 2 oder 3 Wochen aufgetragen werden. Zur Nachbehandlung rückfettende Cremes verwenden.

Photokontaktallergisches Ekzem

Wird nur bei Lichtexposition (Sonnenlicht, diffusem Tageslicht, zuweilen auch bei künstlichem Licht) ausgelöst. Deshalb erkranken nur lichtexponierte Hautareale: Gesicht, Halsausschnitt, Handrücken und Unterarme, Unterschenkel bei Frauen. Eine Sensibilisierung (Tab. 8.12) geht der Erkrankung voraus. (Zum phototoxischen Ekzem s. Kap. 7.4.)

Nachweis: Belichteter Epikutantest (Photo-Patch-Test). Es wird im Vorversuch zunächst die minimale Erythemdosis (MED = Dosis einer UV-Strahlung, die in der Haut nach 24 bis 48 Stunden eine gerade sichtbare Rötung hervorruft) bestimmt. Man bringt danach zwei Testpflasterstreifen mit jeweils identischen Testsubstanzen auf. Nach 24 Stunden wird ein Streifen entfernt und mit langwelligem UV-Licht bestrahlt. Nach weiteren 24 Stunden erfolgt die Ablesung an beiden Arealen. Im belichteten Testareal zeigt eine positive Reaktion das Vorliegen einer Photokontaktallergie an.

Tab. 8.12 Häufige Photosensibilisatoren (n. Jung)

Stoffgruppen	Reaktionstyp	Stoffgruppen	Reaktionstyp
1. Antibiotika und Sulfonamide:		halogenierte Carbanilide	photokontakt-
Tetracycline	phototoxisch	(Halogen: Chlor, Brom)	allergisch
Griseofulvin	phototoxisch	Akridinfarbstoffe	
Nalidixinsäure	phototoxisch		
Sulfonamide	phototoxisch,	**6. Antipsoriatika, Antiekzematika:**	
	photokontakt-	Teerprodukte	phototoxisch,
	allergisch		photokontakt-
2. Antidiabetika:			allergisch
Sulfonylharnstoffe	phototoxisch,	Psoralene	phototoxisch,
	photokontakt-		postinflamma-
	allergisch		torische
3. Diuretika:			Pigmentierung
Thiazide (zyklische	phototoxisch,		
Sulfonamide)	photokontakt-	**7. Lichtschutzmittel:**	
	allergisch	p-Aminobenzoate	phototoxisch?
4. Neuroleptika, Antihistaminika:			photokontakt-
Phenothiazine	phototoxisch,		allergisch?
	photokontakt-		
	allergisch	**8. Haushaltsstoffe, Kosmetika:**	
5. Antibakterielle Substanzen,		Weißmacher	phototoxisch,
Antimykotika:		(Waschmittel)	photokontakt-
halogenierte Phenole		Eosin (Lippenstift)	allergisch
halogenierte Salicylanilide	phototoxisch,	Furocumarine (Kölnisch	phototoxisch
	photokontakt-	Wasser, Bräunungsmittel)	
	allergisch		

8.4 Autoimmunerkrankungen

Autoimmunerkrankungen

Autoimmunerkrankungen nehmen ab der 5. Lebensdekade zu, Frauen erkranken aus bislang nicht genau bekannten Gründen 6–8 × häufiger als Männer. Die überwiegende Zahl der Autoimmunerkrankungen geht mit der Bildung im Blut zirkulierender Antiköper (vorwiegend Immunglobulin G) einher, die gegen bestimmte Bestandteile des Hautorgans (Autoantigene) gerichtet sind. Sie bilden mit dem Autoantigen einen sogenannten Immunkomplex, der durch Eintritt von Entzündungszellen oder durch Störung der Physiologie Gewebsschaden und Krankheitsbild auslöst.

An der Haut sind Autoimmunerkrankungen häufiger als an jedem anderen Organ. Je nach Erkrankungsform unterscheiden wir:

- **Blasige Autoimmunerkrankungen:** Pemphigus vulgaris, Pemphigus folliaceus, bullöses Pemphigoid, Dermatitis herpetiformis Duhring.
- **Sogenannte Kollagenosen:** Lupus erythematodes, Sklerodermie, Dermatomyositis, Periarteriitis nodosa.

Da bei Autoimmunerkrankungen das Antigen (der verantwortliche Gewebsbestandteil, z.B. Zellkern, Strukturprotein, Bestandteil der Basalmembran oder anderes) nicht entfernt oder verändert werden kann, gilt es den Antikörper-Titer zu senken. Die Behandlung ist deshalb morbostatisch und erfolgt durch Kortikosteroide, Antimetabolide, Plasmapherese mit Zytostatika (Endoxan etc.). Oftmals wird durch die medikamentöse Behandlung von Autoimmunerkrankungen das ursprüngliche Krankheitsbild zwar beseitigt, aber es treten durch die medikamentösen Nebenwirkungen neue Krankheiten auf (z.B. Cushing-Syndrom).

8.4.1 Pemphigus vulgaris

Die Gamma-Globulinfraktion des Serumeiweißes dieser Patienten enthält Antikörper, die sowohl gegen die Epidermis als auch das Schleimhautepithel (gegen Proteine der Interzellularbrücken = Desmosomen) gerichtet sind. Unter der Einwirkung dieser Antikörper lösen sich die Zellen voneinander ab; es entstehen Spalten, die sich rasch mit Serum füllen: Blasen. Diese Form der Einzelzellablösung heißt **Akantholyse**. Das Antigen auf der epidermalen Zelloberfläche, das mit dem Antikörper reagiert, besteht aus großmolekularen Eiweißen, die für den interzellulären Zusammenhalt verantwortlich sind.

Bild: Im mittleren bis höheren Alter, bei Frauen häufiger als bei Männern, treten am ganzen Körper, einschließlich der Schleimhaut des Mundes (Tafel 31), der Vagina und des Anus, erbs- bis kirschgroße Blasen auf, die einen serösen, leicht ausfließenden Inhalt haben (Tafel 32). Die Blasendecke ist dünn, zerreißt leicht, und es entstehen großflächige, nässende, rote Bezirke. Es kann wie bei Verbrennungen zu großen Ablösungen des gesamten oberflächigen Epithels kommen. Besonders an der Mundschleimhaut macht die Blasenbildung die Nahrungsaufnahme manchmal unmöglich. Der Eiweißverlust und die sich oft hinzugesellenden sekundären bakteriellen Infektionen reduzieren den Allgemeinzustand. Die normal aussehende Haut in der Umgebung der Blasen ist bereits so vorgeschädigt, daß die Blase sich bei leichtem Druck auf die Blasendecke leicht nach der Seite ver-

größern läßt: **Nikolski-Phänomen**. Dieses Zeichen ist charakteristisch für den Pemphigus vulgaris. Die Blasenbildung findet in den mittleren Epidermiszellen statt (s. Abb. 8.2).

Therapie: s. Kap. 8.4.2.

8.4.2 Bullöses Pemphigoid

Diese Erkrankung tritt nur bei älteren Menschen auf. Hier sind die Blasen noch größer als beim Pemphigus vulgaris und füllen sich leicht mit Blut, so daß der Inhalt schwärzlich wird. Die subepidermalen Blasen erscheinen am Rumpf und an den körpernahen Extremitätenabschnitten, weniger im Gesicht, selten an der Schleimhaut.

Bild: bei der Blasenbildung trennt sich hier die gesamte Epidermis von der Dermis, wodurch es leicht zu Blutungen in die Blasenhöhle kommt (Abb. 8.3 u. Tafel 33). Die zirkulierenden Antikörper sind gegen Antigene in der Basalmembran gerichtet.

Der Antikörpernachweis erfolgt durch Immunfluoreszenz.

Therapie

- **innerlich:** Sowohl der Pemphigus vulgaris als auch das bullöse Pemphigoid machen die Anwendung sehr hochdosierter Kortikosteroide erforderlich. Man gibt anfangs bis zu 200 mg Prednisolon und beläßt diese Dosis über 2 Wochen, um dann langsam zu reduzieren. Innerhalb der nächsten 4 bis 6 Wochen wird die Kortikosteroid-Medikation auf eine Dosis eingestellt, die die Bildung von neuen Blasen gerade noch verhindert (Erhaltungsdosis). Die Patienten müssen jahrelang regelmäßig kontrolliert werden, besonders, da sie nach der Verabreichung von Kortikosteroiden nun nicht mehr unter dem Pemphigus leiden, sondern unter den Folgen des sich zwangsläufig einstellenden Morbus Cushing! Nach Überwindung der aku-

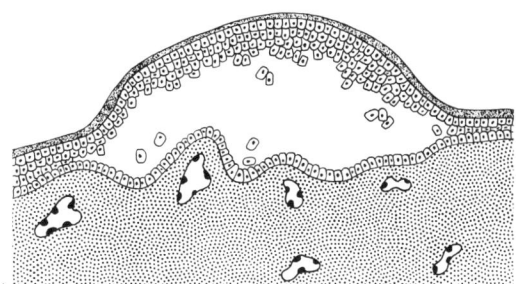

Abb. 8.2 Beim Pemphigus vulgaris lösen sich die Epidermiszellen oberhalb der Basalzellschicht voneinander. Durch Serumeinstrom entsteht eine Blase (n. Nasemann et al.).

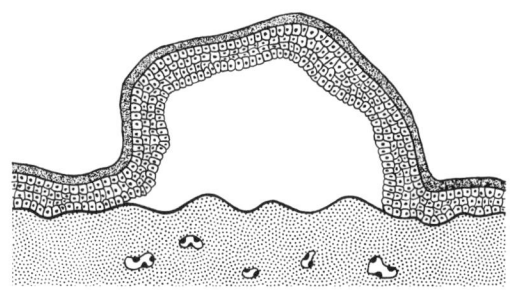

Abb. 8.3 Bullöses Pemphigoid mit subepidermaler Blase.

ten Phase werden zusätzlich Immunsuppressiva (Imurek®, Imuran®, Endoxan® [1–2 mg/kg KG]) verabreicht, die die Antikörperbildung hemmen. In jüngster Zeit wurden wiederholte Plasmapheresen (Plasmaaustausch) in Kombination mit Endoxan®-Bolus-Injektionen erfolgreich angewandt. Dabei sollte es zum völligen Sistieren der Antikörperproduktion kommen.

- **äußerlich:**
  - Blasen eröffnen, feuchte Umschläge bis zum Abtrocknen der nässenden Flächen (Chinolinol [Chinosol®], Kaliumpermanganat).
  - Nach dem Abtrocknen: Clioquinol-Zinköl, in intertriginösen Bereichen Pyoktanin oder Solutio Castellani.
  - Bei völliger Epithelisation der Bezirke: Trockenpinselung (Lotio alba).
  - An den Schleimhäuten (besonders Mund) Pinselungen mit Borax-Gly-

zerin und Spülungen (Hexoral®); flüssige Kost.

Die Patienten sind schwerkrank und erfordern eine intensive Behandlung und Überwachung. Auch wenn keine Blasen mehr auftreten, sind die Gefahren einer durch die hohe Kortisondosis verursachten Infektion sehr groß (Bronchopneumonien, Pyelonephritiden, Soorinfektionen).

8.4.3 Dermatitis herpetiformis (Morbus Duhring)

Es erkranken überwiegend ältere Menschen. Besonders quälend ist der heftige Juckreiz, der durch diese Erkrankung hervorgerufen wird. Nachstehend eine Zusammenfassung der klinischen Daten bei der Dermatitis herpetiformis:

- herpetiforme Bläschen, Juckreiz,
- IgA (granulär, lineär),
- Gluten-Enteropathie,

- Atrophie der intestinalen Schleimhaut,
- Antikörper gegen diätetische Proteine (IgG, IgA),
- HLA-Assoziation.

Wichtig ist bei der Dermatitis herpetiformis die Assoziation mit bestimmten HLA-Antigenen (Tab. 8.13). Es wird deutlich, daß Patienten mit Dermatitis herpetiformis Duhring alle das Antigen DQw2 tragen, d.h., daß dieses Antigen ein sehr hohes Risiko für die klinische Manifestation der Erkrankung darstellt.

Bild: befallen sind die Schulter und die Beckenregion des Rückens, aber auch die körpernahen Extremitätenabschnitte. Es zeigen sich dichtstehende (gruppierte), rötliche Papeln, die von Kratzspuren und einer geröteten Haut umgeben sind. Neben diesen Papeln treten bis erbsgroße, subepidermale Bläschen mit serösem Inhalt auf (Abb. 8.4). Die Krankheit ist außerordentlich langwierig, oft treten Sekundärinfektionen hinzu. Bei einer Reihe von Patienten zeigen sich im Darm Resorptionsstörungen und Veränderungen der intestinalen Schleimhaut. Dabei besteht Glutenüberempfindlichkeit. Brom, Jod (Hustensaft, Seefisch!) verstärken die Symptome. Im folgenden eine Übersicht über jodhaltige Nahrungsmittel, die bei der Dermatitis herpetiformis möglichst zu meiden sind:

- Meerfisch,
- jodiertes bzw. Meersalz,
- Spinat,

Tab. 8.13 Assoziation von HLA-Antigenen mit Dermatitis herpetiformis

HLA	% der Patienten	relatives Risiko
Al	74	9,2
B8	88	28,6
DR2	95	68,2
DQw2	100	unendlich

- Milchprodukte und -speisen,
- Zitrusfrüchte,
- Bohnenkaffee,
- Tee,
- Leber, Niere, Innereien,
- Lebertran,
- Eier und Eierspeisen.

In der Haut (an den Papillenspitzen) ist Immunglobulin A abgelagert; Nachweis durch Immunfluoreszenz.

Therapie: Kortikosteroide sind unwirksam, deshalb gibt man äußerlich Trockenpinselungen, antibiotische Salben (Aureomycin®-Salbe, Sulmycin®-Salbe). Bei starker Rötung der Haut Kortikosteroidzusatz zu den Salben. Innerlich erhalten die Patienten Dapson (Diaminodiphenyl-Sulfon, [Dapson-Fatol®]) durch die Klinik. Das Dapson verursacht in höherer Dosierung Methämoglobinbildung (blaue Lippen!). Eine regelmäßige Kontrolle in 2- bis 3wöchigen Abständen ist deshalb erforderlich. 1 g Vitamin C pro Tag vermindert das Risiko.

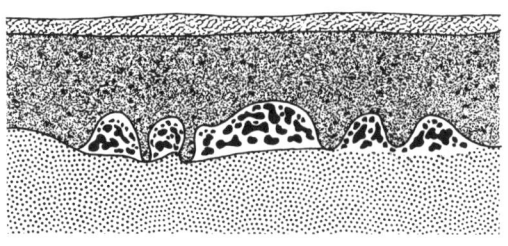

Abb. 8.4 Dermatitis herpetiformis. Subepidermale Bläschen mit entzündlichem Infiltrat. Autoantikörper der IgA-Klasse im Basalmembranbereich der Papillenspitzen.

Bei der überwiegenden Zahl der Patienten besteht eine intestinale Mitbeteiligung im Dünndarmbereich. Die Dünndarmzotten werden atrophisch und verlieren ihr physiologisches Relief. Es kommt zu Störungen der Resorption. Zusätzlich besteht eine Überempfindlichkeit gegenüber Gluten (Glutenenteropathie). Langfristige glutenfreie Diät bei Dermatitis herpetiformis führt zur Verbesserung der Darmfunktion wie auch zur Abheilung der Hautveränderungen. Die Gestaltung einer glutenfreien Diät ist oft schwierig (Tab. 8.14).

8.4.4 Epidermolysis bullosa acquisita (EBA)

Diese seltene Erkrankung entwickelt sich bei Erwachsenen in der zweiten bis vierten Lebensdekade. Es entstehen am ganzen Körper große subepidermale Blasen. Im Blut zirkuliert ein IgG-Antikörper, der gegen das Lamina-densa-Antigen der Basalmembran (vorwiegend Typ-VII-Kollagen) gerichtet ist. Die Patienten sind HLA-DR2-positiv, es besteht Autoimmunität gegenüber Typ-VII-Kollagen.

Die Behandlung dieser Erkrankung ist außerordentlich schwierig und besteht versuchsweise in einer Kombination von hochdosierten Kortikosteroiden und Dapson (Dapson-Fatol®).

Differentialdiagnose blasenbildender Hauterkrankungen

Blasenbildung ist an der Haut häufig. Immer handelt es sich um flüssigkeitsgefüllte Hohlräume, die sich durch unterschiedliche Entstehungsmechanismen entwickelt haben (Tab. 8.15). Die Differentialdiagnose blasiger Autoimmunerkrankungen ist in Tabelle 8.16 dargestellt.

Tab. 8.14 Glutenfreie Diät bei Dermatitis herpetiformis Duhring (mod. n. MSD Manual)

Nahrungsmittel	erlaubt	verboten
Brot	aus Kartoffel-, Mais-, Reis-, Sojabohnenmehl	sämtliche Brot-, Gebäck- und Kuchensorten aus den üblichen Getreidemehlsorten
Süßspeisen Süßigkeiten	Puddings aus erlaubten Mehlsorten, Stärke, Gelatine, Bonbons	Kuchen, Torten, Puddings und Fertigprodukte aus Getreidemehlsorten, Nudeln
Obst	alle Sorten	
Gemüse	alle Sorten	
Fett	tierische Fette, Margarine, Kokosfett, Öl, reine Mayonnaise	Weizenkeimöl, mit Mehl hergestellte Marinaden und Saucen
Fleisch	reines Fleisch	mit Teigwaren zubereitete und gestreckte Fleischprodukte
Eier	reine Eier	mit Mehl zubereitete Eierspeisen
Käse	alle Sorten	Zubereitungen mit Getreidemehl
Getränke	Milch (begrenzt), Kakao, Kaffee, Tee, Mineralwasser, Limonaden	alle aus Getreide und mit Malz hergestellten Getränke, insbes. Bier; fertige Kakaoprodukte, große Mengen Milch

Getreideprodukte (Gerste, Hafer, Roggen, Weizen) sind zu meiden. Durch glutenfreie Kost kann die erforderliche Dapson-Dosis bei der Behandlung der Dermatitis herpetiformis reduziert werden.

Tab. 8.15   Ursachen von Blasenbildung an der Haut (n. H. H. Wolff)

Mikroorganismen	Viren:	Herpes simplex, Varizellen, Zoster
	Bakterien:	Impetigo, bullöses Erysipel
	Pilze:	dyshidrotische Tinea palmaris/plantaris
Insekten	Stichreaktionen	
Toxisch	Mechanisch:	Druckblasen, Saugblasen
	Chemisch:	Säure- und Laugenverätzungen, Brennnessel
	Kalorisch:	Verbrühung, Erfrierung Grad 2
	Aktinisch:	UV-Dermatitis, Röntgen-Dermatitis
Phototoxisch		• Wiesengräserdermatitis, Berloque-Dermatitis
		• Photokontaktdermatitis
		• phototoxische Arzneireaktionen
		• Porphyrien
Allergisch		• allergische Kontaktdermatitis
		• photoallergische Reaktion
		• bullöse Arzneimittelreaktion
		• Erythema exsudativum multiforme
		• Lyell-Syndrom
Autoimmundermatosen		• Pemphigus vulgaris
		• bullöses Pemphigoid
		• Herpes gestationis
Genetisch		• Epidermolysis bullosa hereditaria (> 15 Typen)
		• Erythrodermia ichthyosiformis congen. bullosa
Unbekannte Ursachen		• Pustulosis subcornealis
		• Lichen ruber pemphigoides
		• Lichen sklerosus et atrophicus
		• Incontinentia pigmenti

8.4.5 Lupus erythematodes

Der Lupus erythematodes (LE) ist eine klassische Autoimmunerkrankung, bei der man das Antigen bislang nicht kennt. Vermutlich löst ein Autoantigen die Autoantikörperproduktion aus. Die Krankheit erscheint als akuter, subakuter und chronischer LE. An der Haut beobachten wir einen chronischen LE als Erythematodes chronicus discoides (Tab. 8.17), als subakuten kutanen Erythematodes (in 50% der Fälle mit systemischen Zeichen) sowie als akuten Erythematodes (Hauterscheinungen nicht obligat).

Lupus erythematodes chronicus discoides

Wie der Name sagt, handelt es sich um einen chronischen, münzenförmigen Prozeß an der Haut. Eine eindeutige Ur-sache ist bei dieser Erkrankung nicht bekannt, jedoch werden bei den Patienten **Antikörper** in den erkrankten Hautarealen gefunden. Frauen erkranken doppelt so häufig wie Männer.

Bild: umschriebene rundliche Herde in **lichtexponierten Arealen:** Gesicht, Halsausschnitt, Arme, seltener am behaarten Kopf oder am übrigen Körper (Tafel 35). Durch die fortbestehende Entzündung wandeln sich die Herde um: vermehrte zentrale festhaftende **Schuppung,** nachher **Atrophie** mit schüsselförmiger, weißlicher Einsenkung. **Hyperästhesie.** In älteren Herden besteht am Rande ein hochrotes Erythem, das sich in die Peripherie fortsetzt, während im Zentrum weißlich-hyperkeratotisches Horn über einer sehr dünnen, leicht verletzlichen Epidermis liegt. Die Herde neigen zur Konfluenz. Am behaarten Kopf Haarausfall.

Tab. 8.16 Differentialdiagnose blasiger Autoimmunerkrankungen

Erkrankung	Krankheits-zeichen	Immunpathologischer Befund	Befunde im Serum
1. Pemphigus vulgaris Pemphigus foleaceus Pemphigus bei Myasthenia gravis und Thymom D-Penicillamin-indu-zierter Pemphigus	intraepitheliale Blasenbildung	IgG, interzellulär	IgG-zirkulierende Antikörper, Titer abhängig von Krankheits-aktivität
2. Bullöses Pemphigoid	subepidermale Blasenbildung	IgG und/oder Komplement in der BMZ, (Basalmem-branzone) linear	IgG-zirkulierend, korreliert nicht mit Krankheitsaktivität
3. Vernarbendes Schleimhaut-pemphigoid	subepitheliale Blasenbildung	IgG und/oder Komplement in der BMZ	IgG-zirkulierend als Anti-BMZ-Anti-körper bei 10%
4. Epidermolysis bullosa acquisita	subepidermale Blasenbildung	IgG und/oder Komplement in der BMZ, linear	IgG als zirku-lierender BMZ-Antikörper bei 25%
5. Herpes gestationes	subepidermale Blasenbildung bei Schwangeren	Komplement (100%) IgG etwa 50% in der BMZ, linear	Hageman-Faktor bei 50%, IgG-Anti-BMZ-Anti-körper bei 20%
6. Dermatitis herpeti-formis	juckende, sub-epidermale Bläs-chen und Blasen, Jod provozierbar	IgA, Fibrin und Komple-ment in dermalen Papillen, granulär oder fibrillär	IgA-antiendomysiale Antikörper bei 70% Gliadin-antikörper bei 50% Antiretikulin-antikörper bei 25%
7. Lineäre IgA-Erkrankung	subepidermale Blasenbildung	IgA sowie Fibrin in der BMZ, linear	IgA-Anti-BMZ-Antikörper bei 10%

Tab. 8.17 Klassifikation des kutanen Lupus erythematodes (n. Gilliam u. Sondheimer)

diskoider LE (15–20%)	rundliche Herde über Kopf und Hals, Abheilung mit Narbenbildung, festhaftende Schuppung
subakuter kutaner Erythematodes (10–15%)	disseminierte, nicht vernarbende Läsionen über Gesicht, Hals und lichtexponierten Arealen
akuter kutaner LE (30–50%)	disseminierte, indurierte erythematöse Läsionen über Gesicht, Hals, Schultern, Streckseiten der Arme. Interne Organerkrankung muß erwartet werden.

Zur Behandlung des Erythemato-des chronicus discoides gehört Lichtschutz. Anwendung von Licht-schutzsalben (z.B. Contralum®, Anthe-lios L®, Contralum ultra®) ist erforder-lich. Die Krankheit heilt nur unter Vernarbung aus. Bei starker Ausbreitung der Herde kann ein chronisch-diskoider Erythematodes in einen systemischen Erythematodes übergehen.

Therapie: Unterbrechung des Krank-heitsprozesses durch Kortikosteroide, am besten unter Okklusivbedingungen. Einzelne Herde können unterspritzt werden, und nur bei starker Ausdehnung (über den Körper) ist eine innerliche Kortikosteroidmedikation über längere Zeit erforderlich. Antimalariamittel wie Chloroquin (Resochin®, Quensyl®) über längere Zeiträume (bis zu Monaten) wirken vorteilhaft.

Lupus erythematodes systematisatus
Die Erkrankung kommt bei Frauen 6- bis 10mal häufiger vor als bei Männern. Sehr wahrscheinlich ist dieser Erythematodes eine **Autoimmunerkrankung,** bei der die Patienten oftmals nach Lichtexposition Antikörper gegen eigene Zellbestandteile produzieren. Charakteristisch für diese Krankheit ist, daß immer mehrere (mindestens zwei) Organe erkrankt sind. Die häufigsten Symptome sind (der Reihenfolge nach):
1. Müdigkeit und Gewichtsverlust, 2. Fieber, 3. Gelenkschmerzen und Schwellung, 4. Hauterscheinungen, 5. Glomerulonephritis, 6. Pleuritis und Perikarditis.
Bild: die charakteristischen Hauterscheinungen bestehen in einem **schmetterlingsförmigen Erythem,** das sich über den Nasenrücken auf beide Wangen mit Aussparung der Nasolabialfalten ausdehnt (Tafel 34). Besonders nach Sonnenexposition treten die Erytheme gern auf; sie brennen leicht und bilden sich oft ohne Vernarbung zurück.

Die zweithäufigsten Hauterscheinungen sind die **makulopapulösen Exantheme:** Leicht juckende, erst rötliche Flecken am ganzen Körper, die leicht mit Arzneimittelreaktionen verwechselt werden.

An dritter Stelle stehen Herde, die beim Erythematodes chronicus discoides besprochen wurden: **münzenförmige, zentral hyperkeratotische Herde,** besonders im Gesicht.

Die dazugehörige Erkrankung innerer Organe, besonders die Gelenkentzündungen, die Nierenentzündungen und die entzündlichen Veränderungen am Herz-Lungen-System, rufen ein schweres Krankheitsbild hervor. Die Patienten werden bettlägerig und machen intensive diagnostische und therapeutische Maßnahmen erforderlich. Klassifikationskriterien s. Tabelle 8.18.
Therapie: Neben Medikamenten, mit denen die einzelnen Organmanifestationen behandelt werden sollen, sind Kortikosteroide das Mittel der Wahl. Zu Beginn 60 bis 80 mg Prednison täglich mit langsamer Verminderung der täglichen Einzeldosen auf eine Erhaltungsdosis. Wie bei allen Patienten, die lange Zeit mit Kortikosteroiden behandelt werden, ist hier eine sorgfältige, regelmäßig erfolgende Kontrolle erforderlich (Cushing-Syndrom, Diabetes, Osteoporose etc.!). Gleichzeitig können Antimalariamittel (Resochin®) und Immunsuppressiva gegeben werden (Imurek®).

Die Prognose des systemischen Erythematodes richtet sich nach der Schwere der Organerkrankungen. Bei gleichzeitiger Miterkrankung der Nieren ist sie etwas ungünstiger. Bei dem seltenen akuten Verlauf kann durch eine Myokarditis oder Nephritis der Tod eintreten.

8.4.6 Dermatomyositis

Die Dermatomyositis ist eine relativ seltene Erkrankung, die in jedem Lebensalter, bevorzugt jedoch im mittleren, auftreten kann. Frauen erkranken häufiger. Wie der Name sagt, handelt es sich um Entzündungen von Muskeln und Haut. Die Ursache ist unbekannt. Ein Autoimmunmechanismus wird angenommen. Charakteristisch ist die Vergesellschaftung dieser Erkrankung mit malignen internen Tumoren in 24% aller Fälle.

Bei der kindlichen Form der Dermatomyositis sind bösartige Tumoren nicht nachweisbar. Die Erkrankung kann einen langsamen oder einen foudroyantraschen Verlauf nehmen.

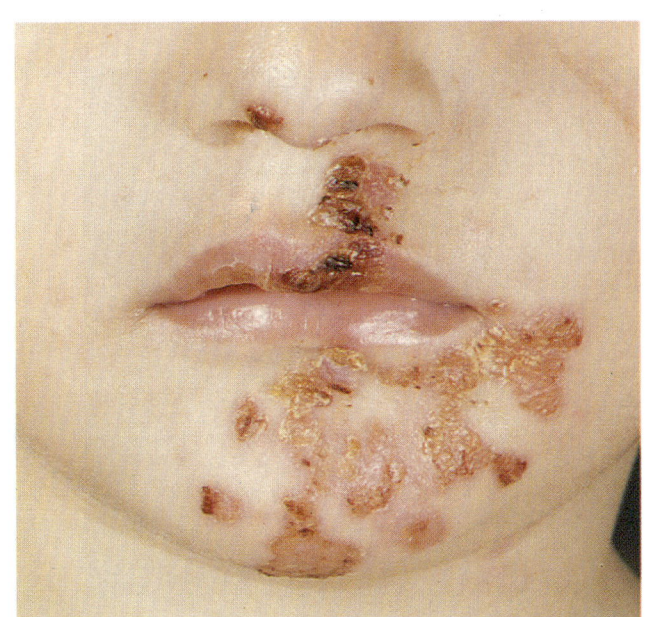

Tafel 1 Impetigo
contagiosa

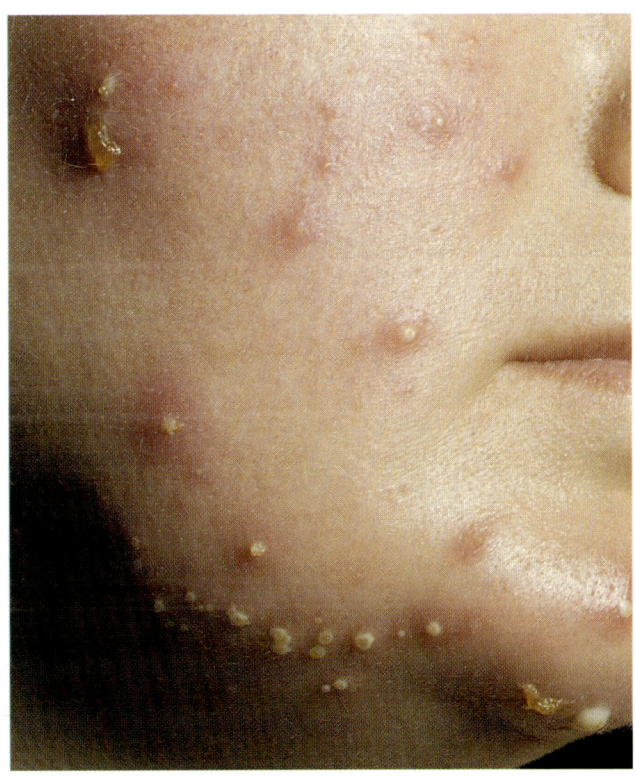

Tafel 2 Gramnegative
Follikulitis

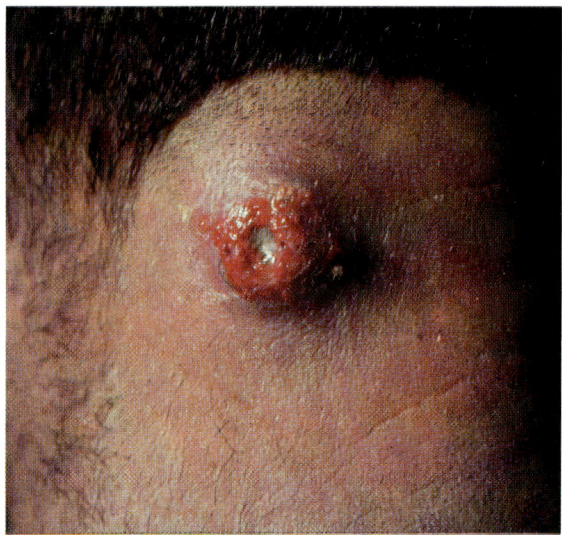

Tafel 3   Nackenfurunkel

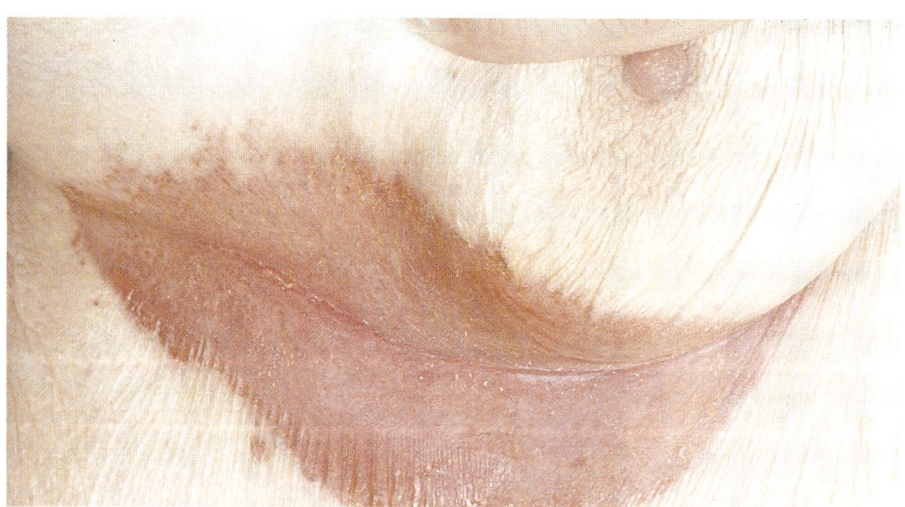

Tafel 4   Intertrigo

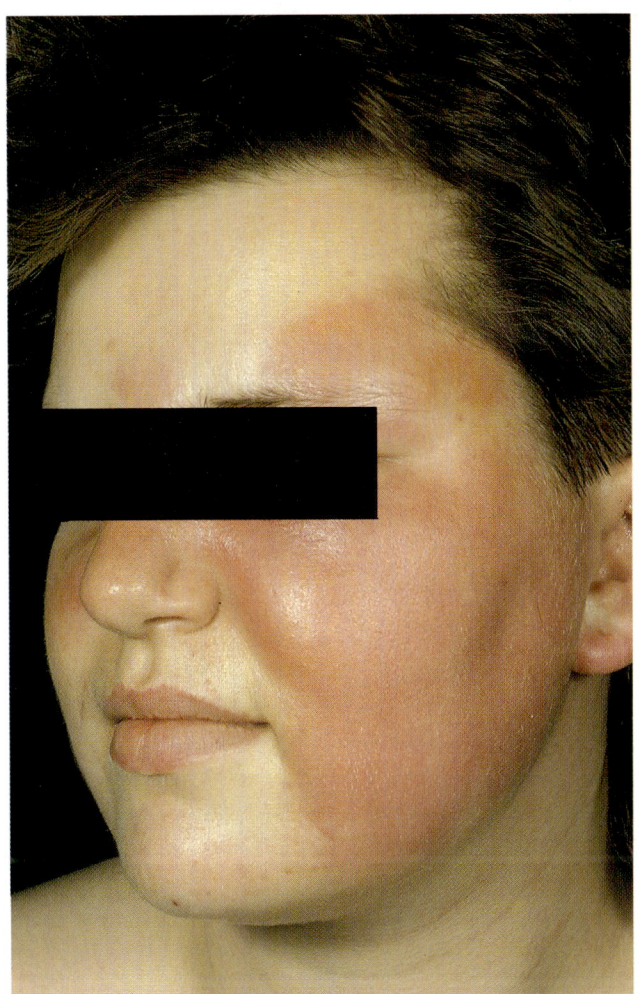

Tafel 5   Erysipel

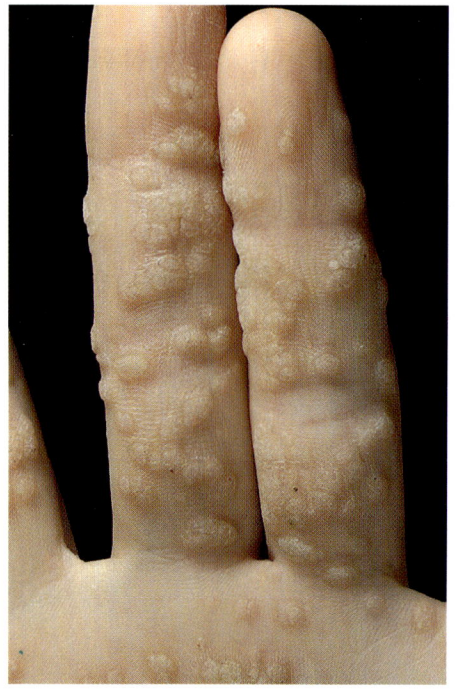

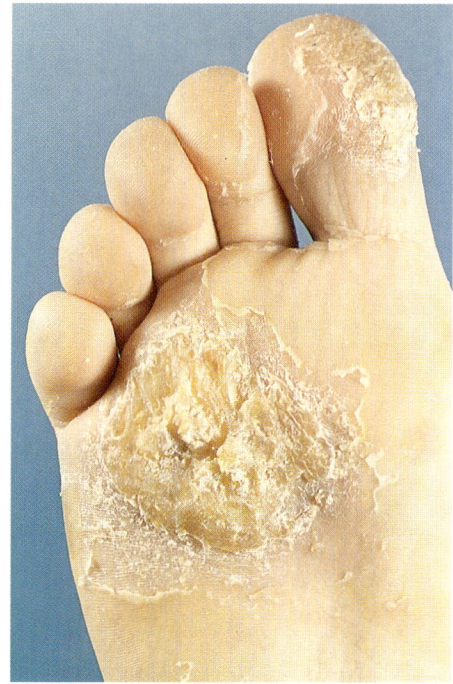

Tafel 6   Verrucae vulgares

Tafel 7   Plantarwarzen mit beetartiger
Ausbreitung

Tafel 8   Juvenile plane Warzen mit flächenhafter Ausbreitung

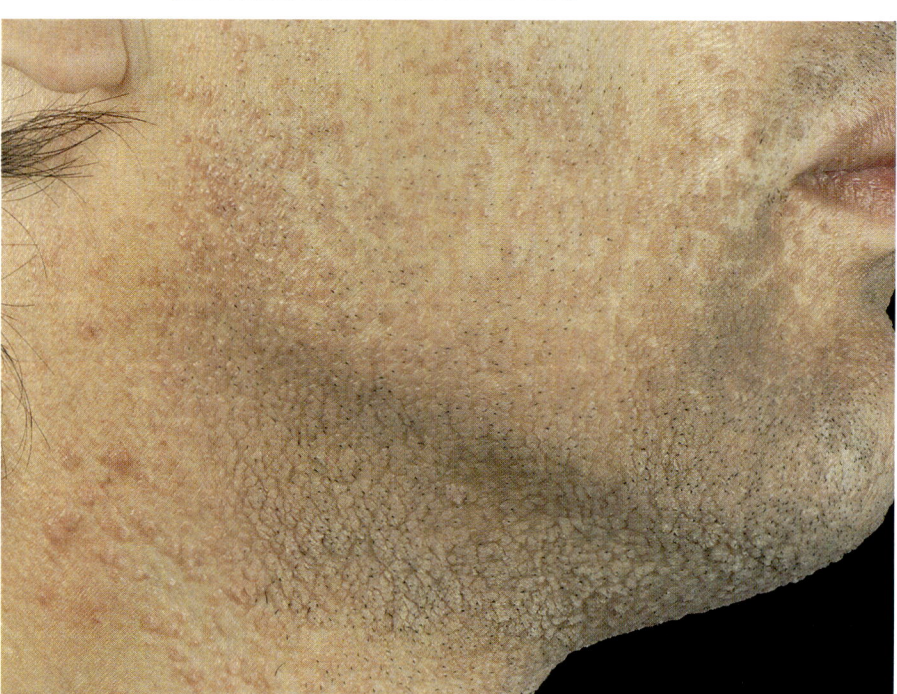

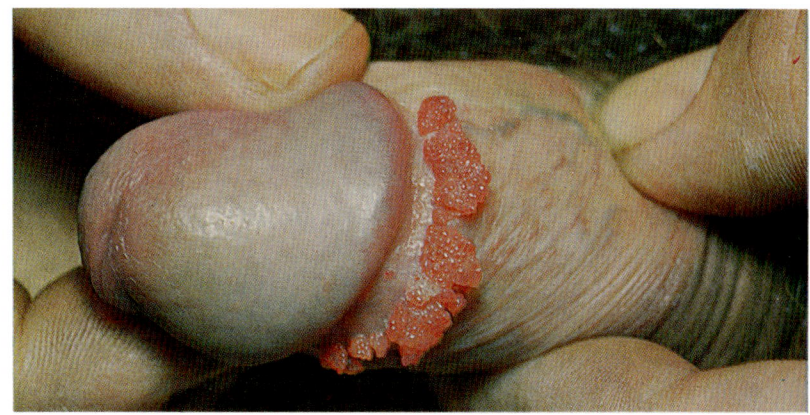

Tafel 9　Spitze Kondylome

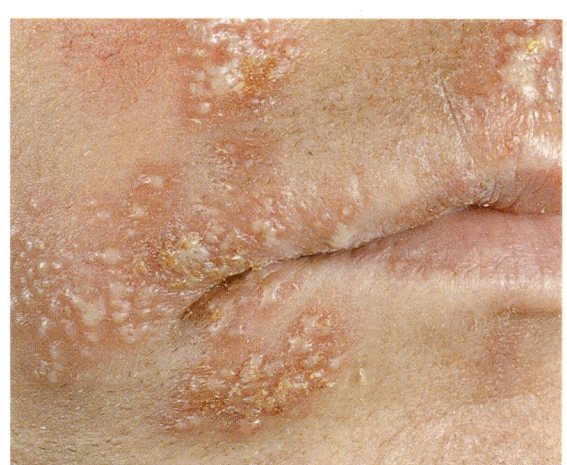

Tafel 10　Herpes simplex

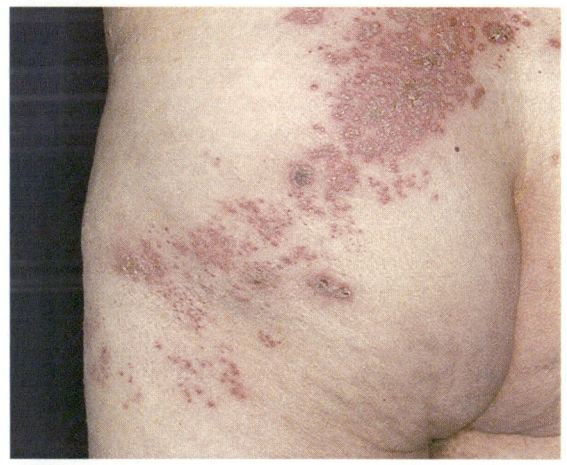

Tafel 11　Zoster

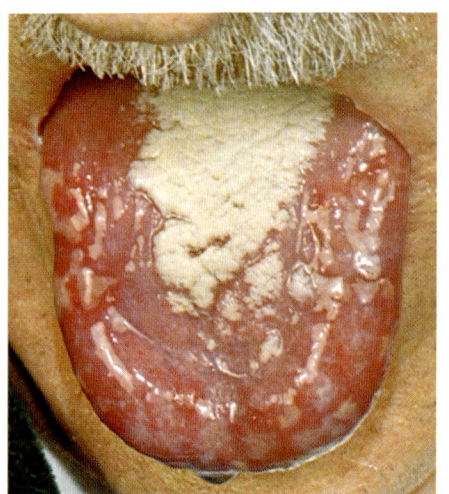

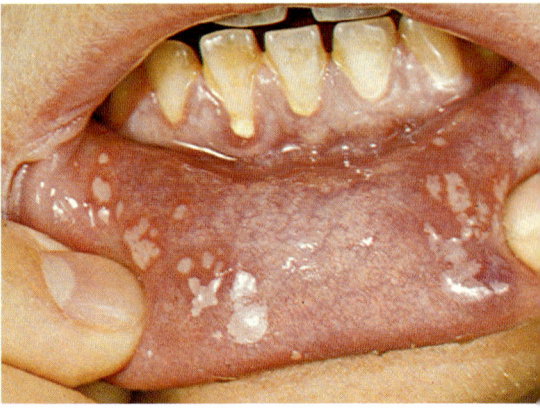

Tafel 13 Stomatitis aphthosa

Tafel 12 Soor der Zunge

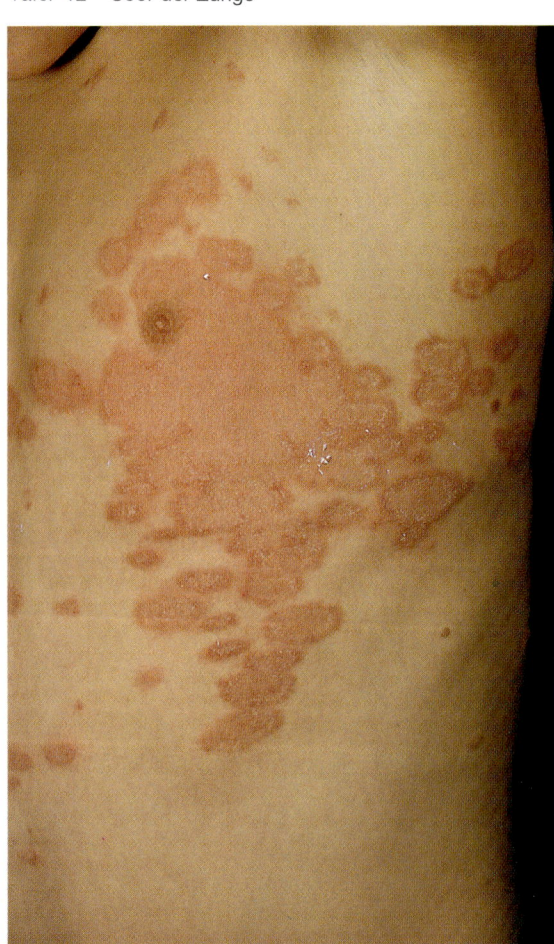

Tafel 14 Rumpfmykose (oberflächliche Trichophytie)

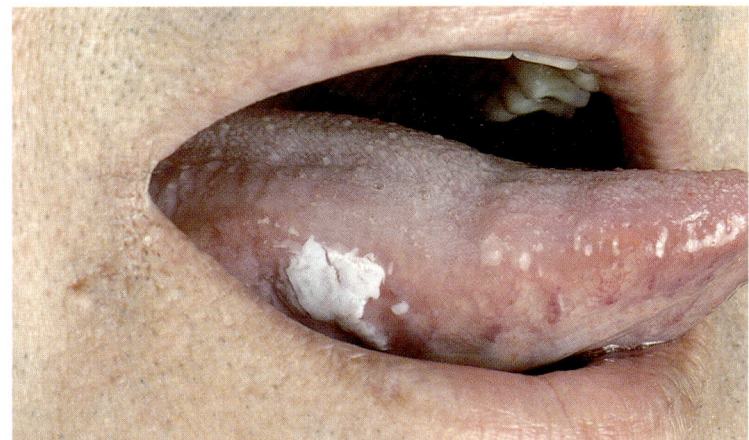

Tafel 15   Leukoplakie der Zunge

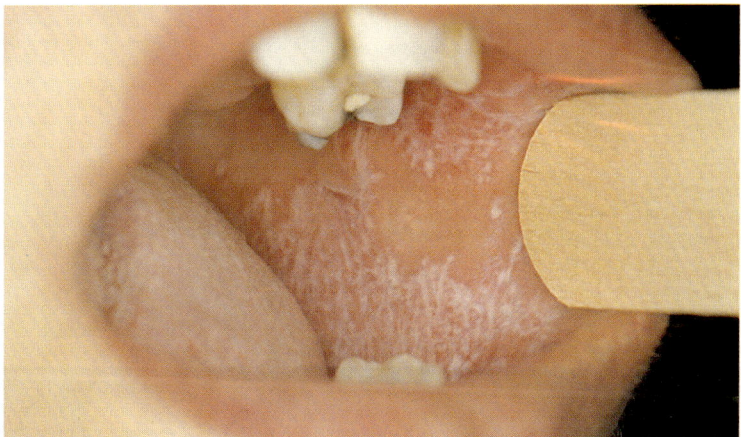

Tafel 16   Lichen ruber mucosae (flächige netzförmige Weißzeichnung im
Wangenbereich)

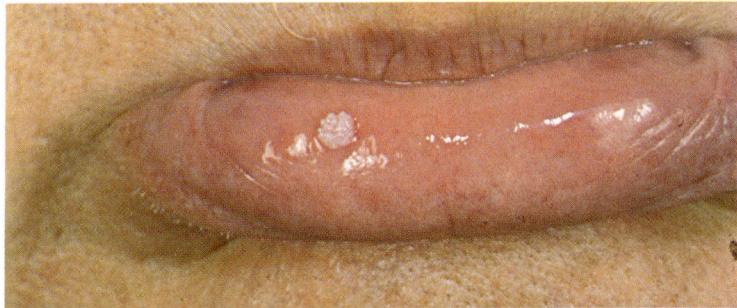

Tafel 17   Warze an der Lippe

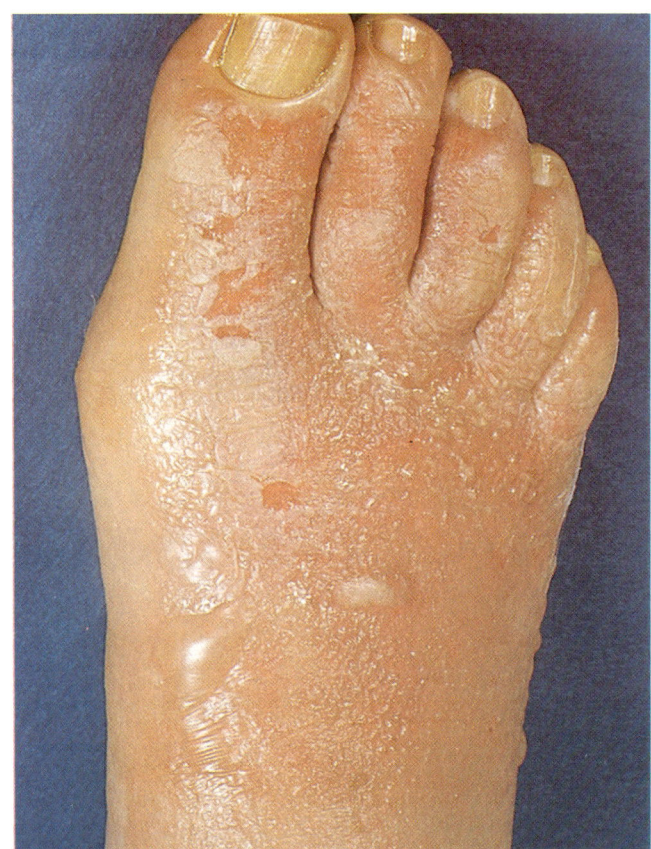

Tafel 18   Akute
          Kontakt-
          dermatitis

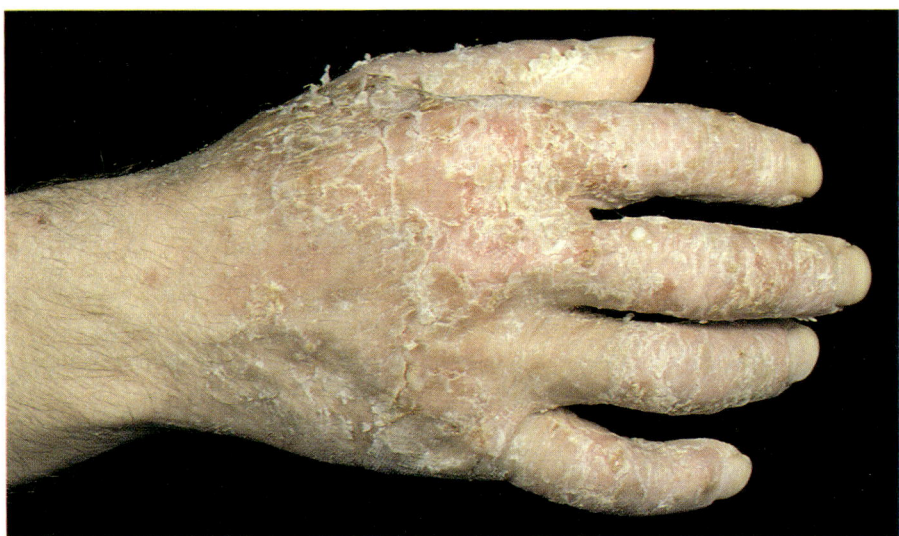

Tafel 19   Handekzem

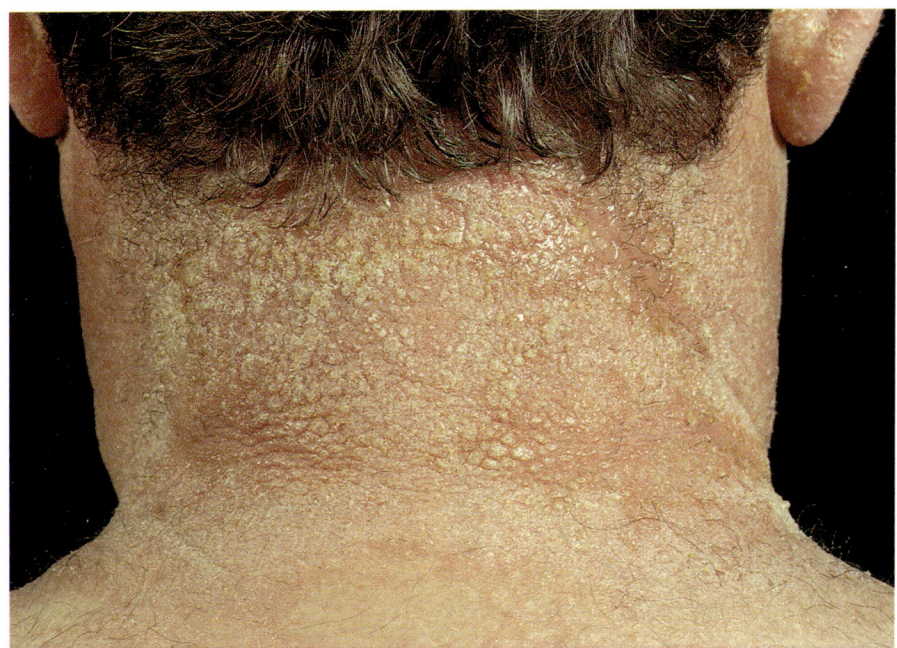

Tafel 20　Kontaktekzem

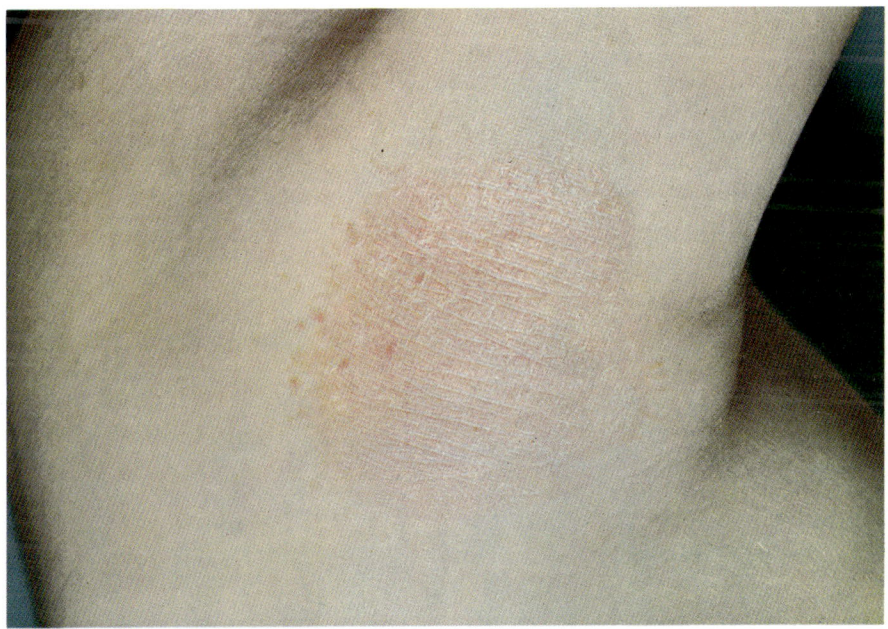

Tafel 21　Lichenifiziertes Ekzem

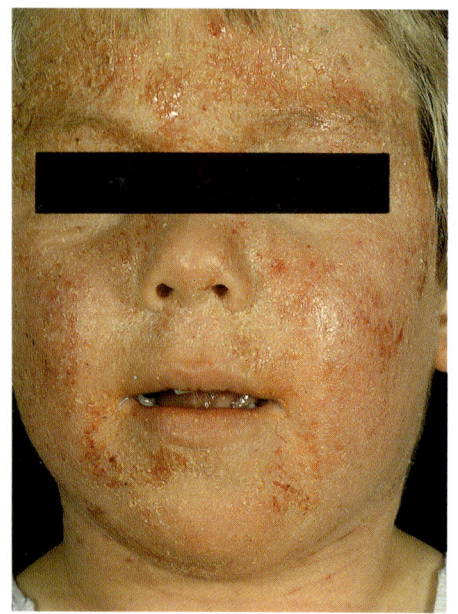

Tafel 22   Neurodermitis diffusa

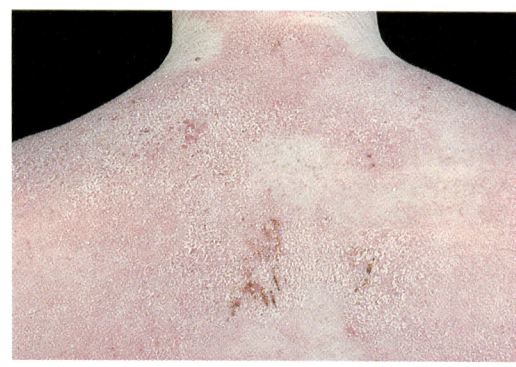

Tafel 23   Neurodermitis diffusa

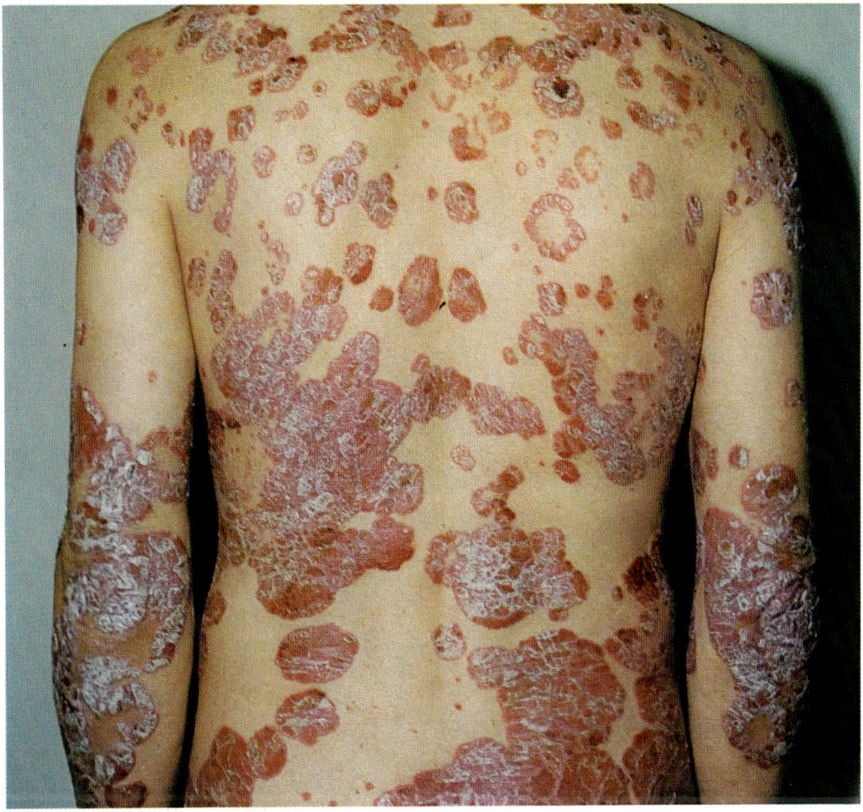

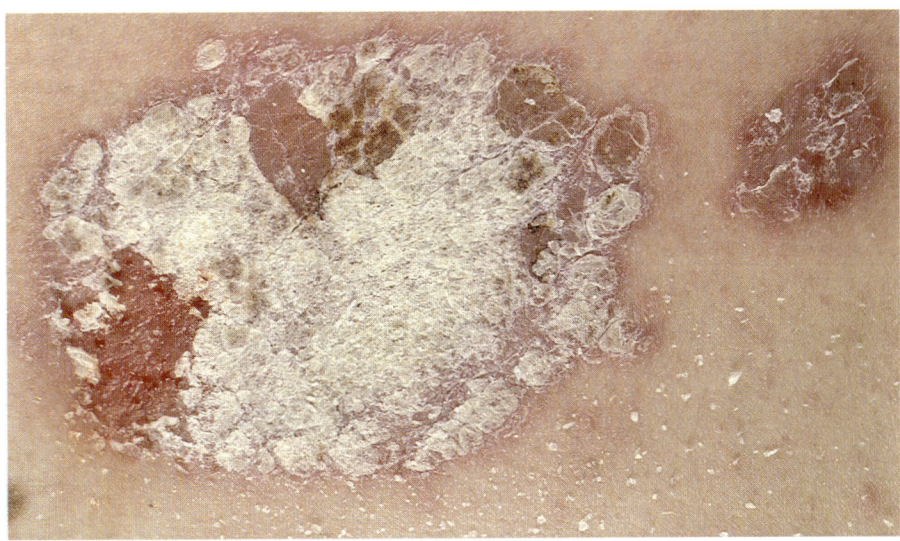

Tafel 24   Psoriasis vulgaris

Tafel 25   Psoriasis vulgaris, typischer Herd

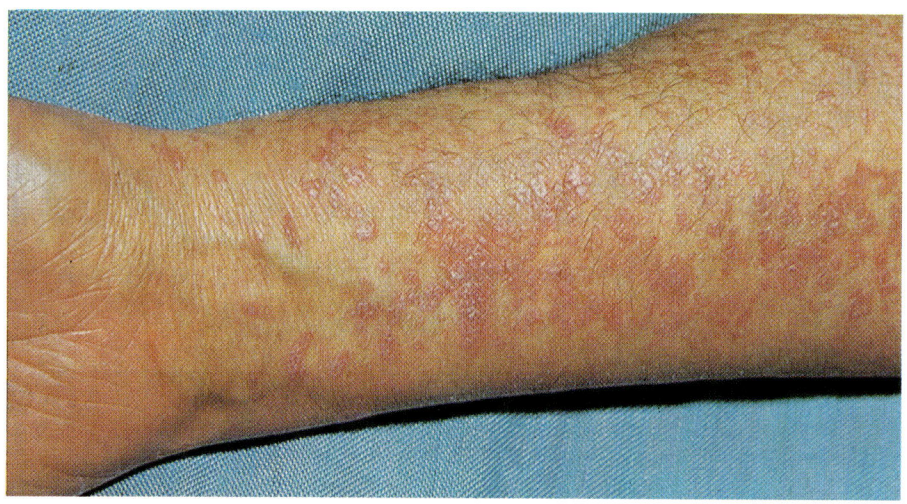

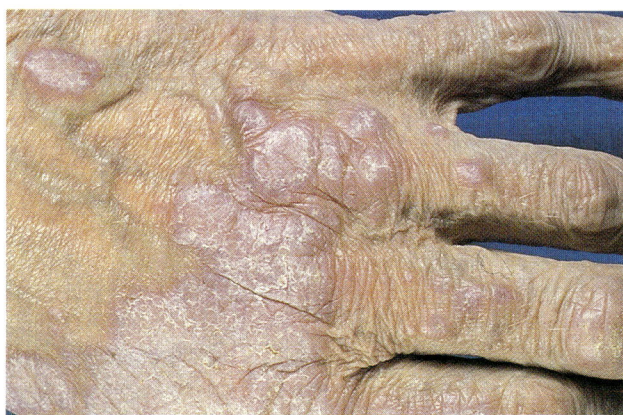

Tafel 26   Lichen ruber planus

◁ Tafel 27   Lichen ruber verrucosus

Tafel 28   Granuloma anulare

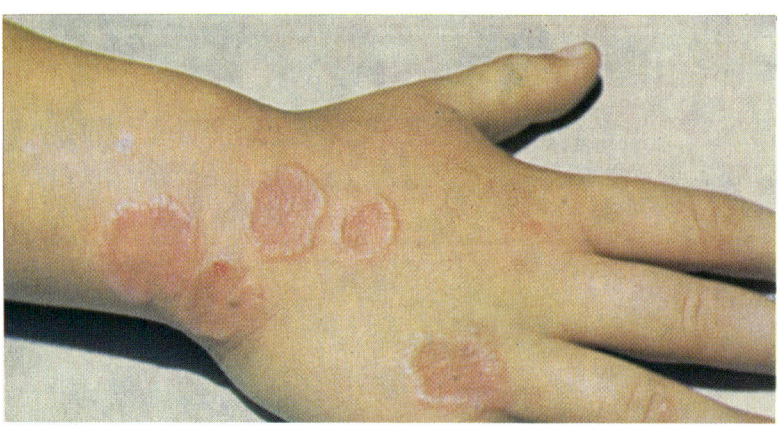

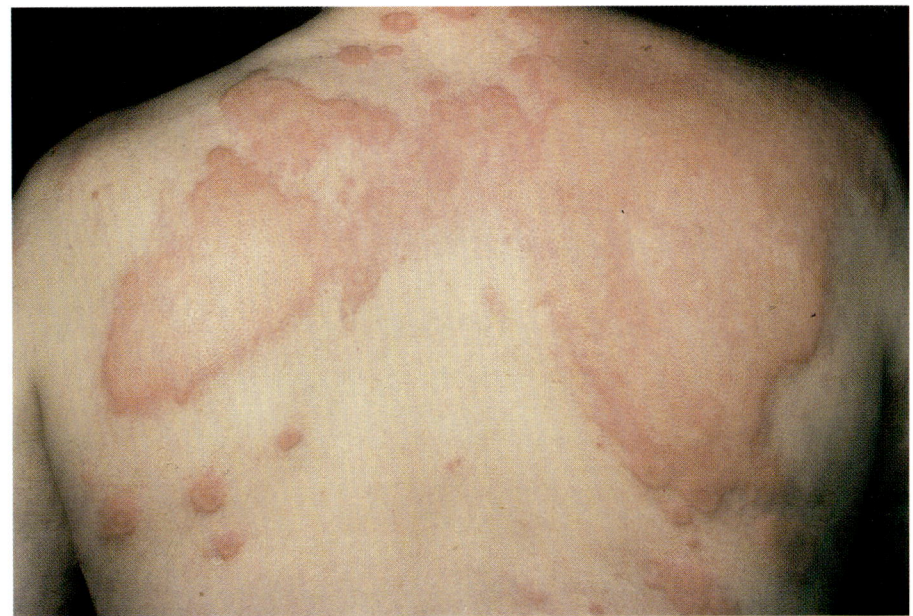

Tafel 29   Urtikaria

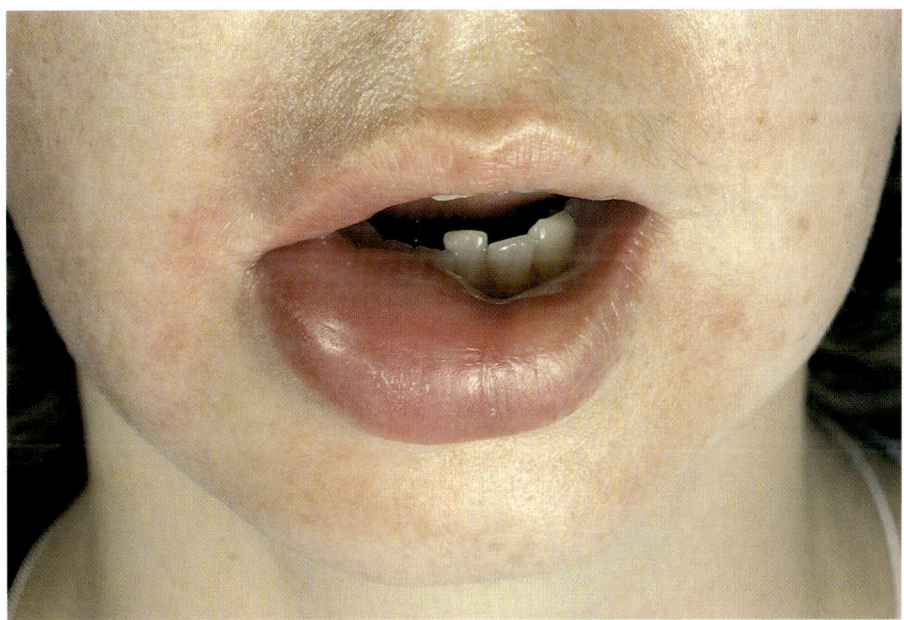

Tafel 30   Quincke-Ödem

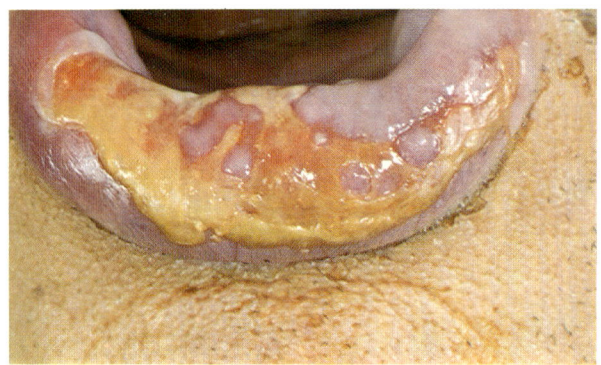

Tafel 31 Erosion der Lippe
bei Pemphigus
vulgaris

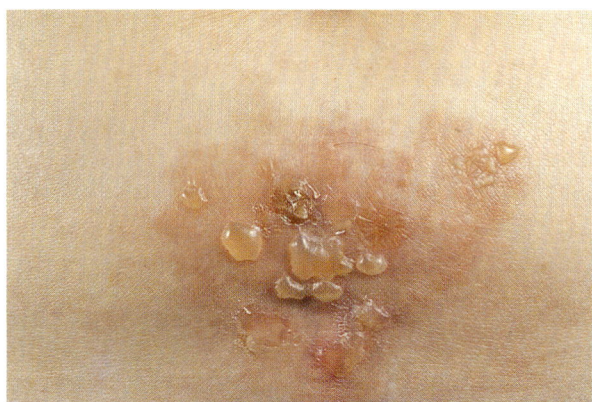

◁ Tafel 32 Pemphigus
vulgaris

Tafel 33 Bullöses
▽ Pemphigoid

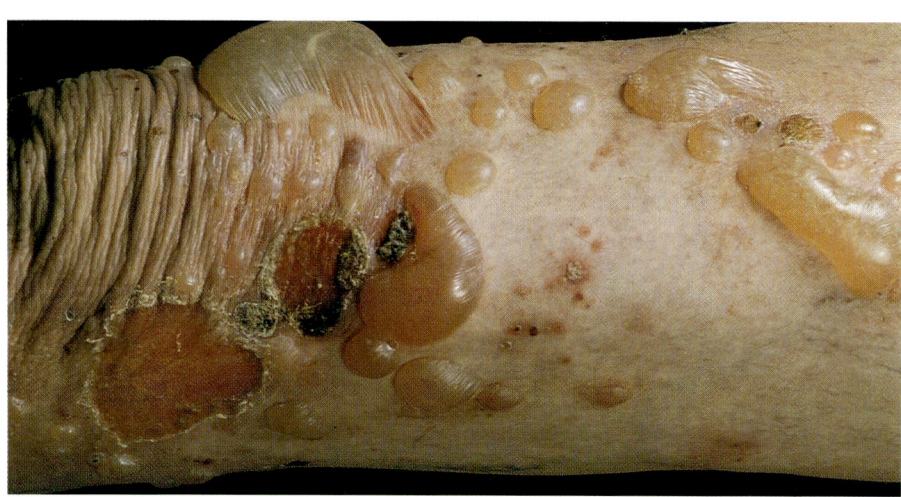

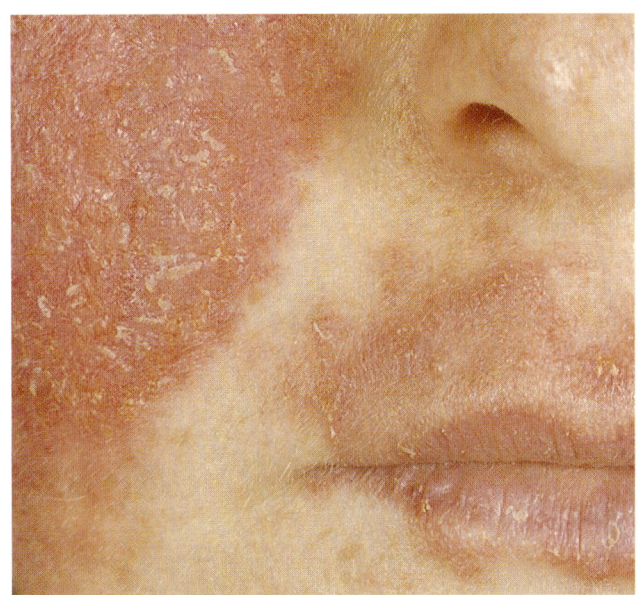

Tafel 34   Subakuter Lupus erythematodes

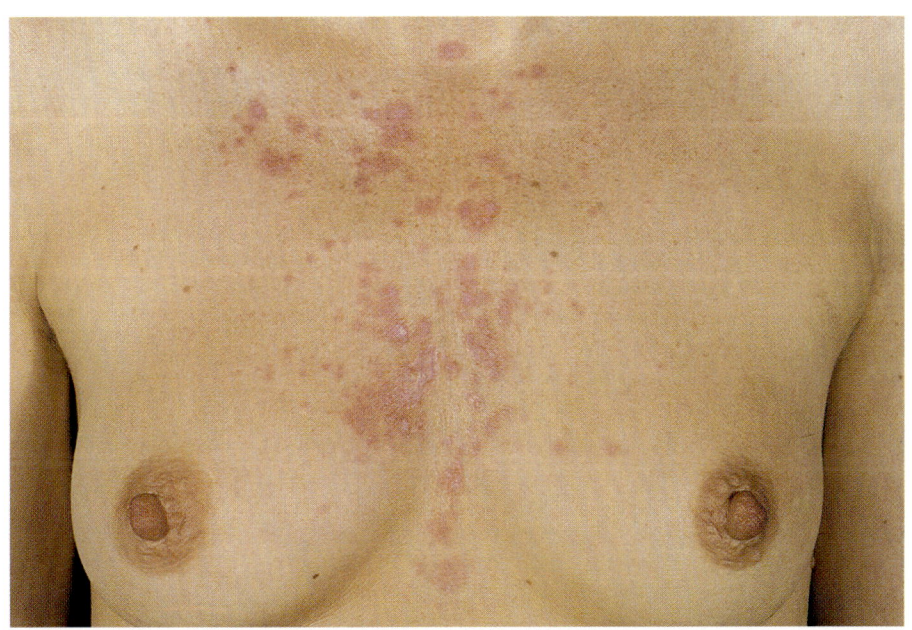

Tafel 35   Subakuter Lupus erythematodes

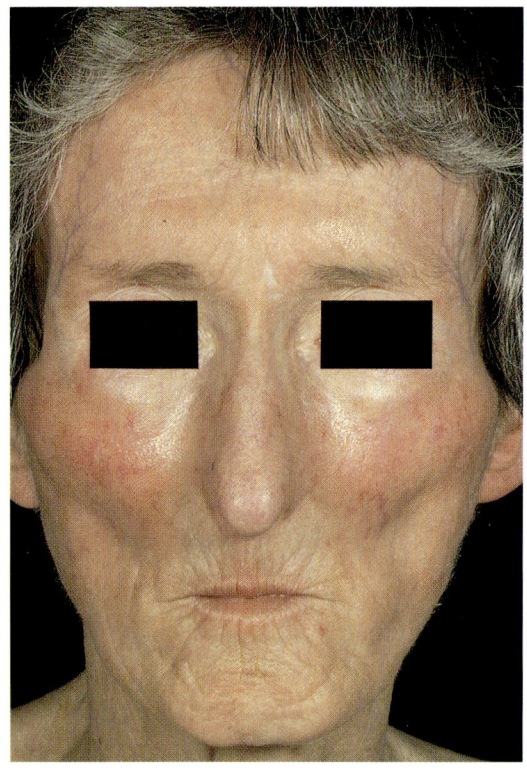

Tafel 36   Progressive Sklerodermie

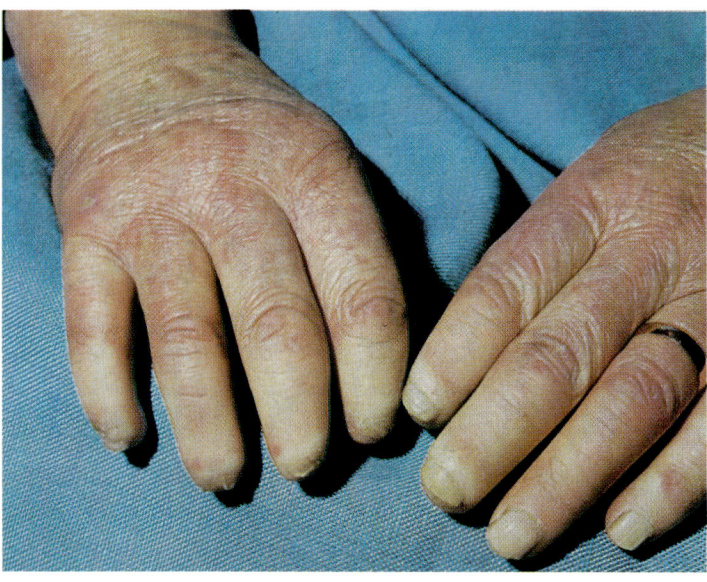

Tafel 37   Progressive Sklerodermie (Sklerodaktylie)

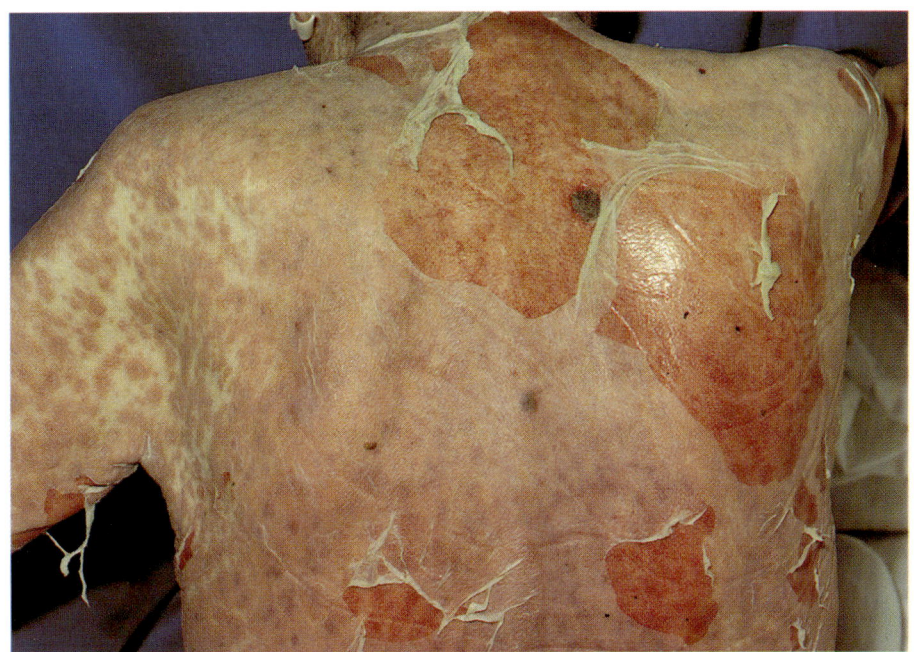

Tafel 38   Lyell-Syndrom

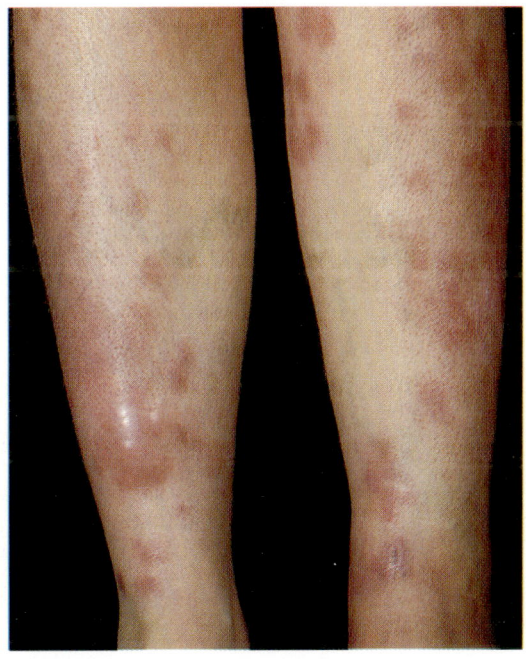

Tafel 39   Erythema nodosum

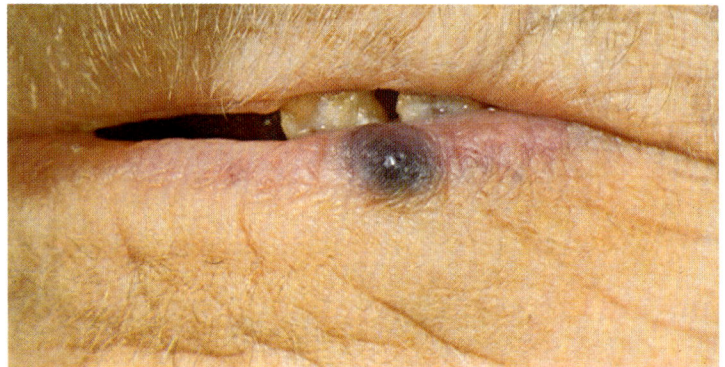

Tafel 40
Lippenangiom

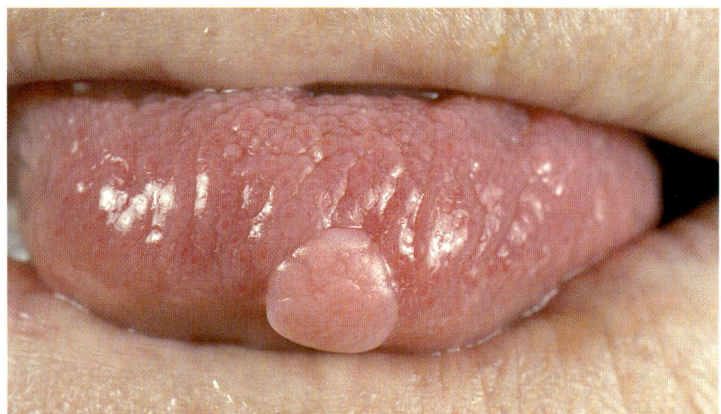

Tafel 41
Zungenfibrom

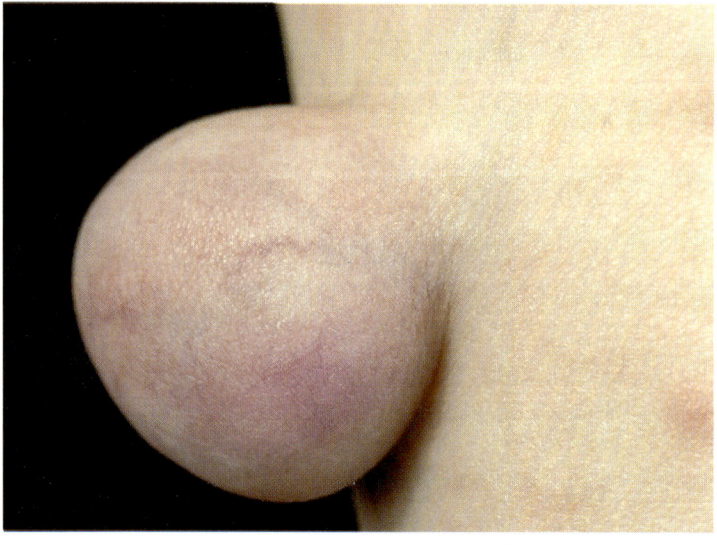

Tafel 42
Weiches
Fibrom bei
Morbus Reck-
linghausen

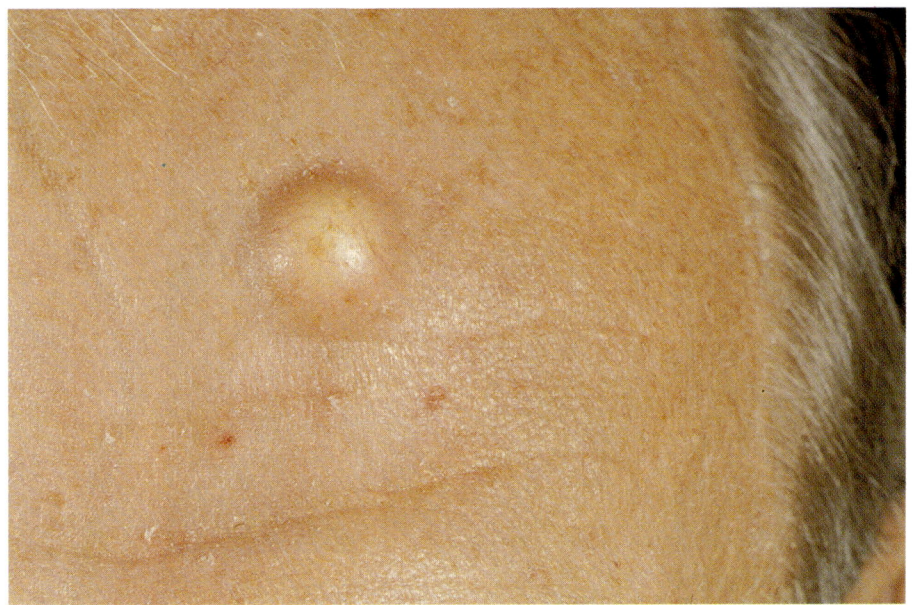

Tafel 43 Atherom

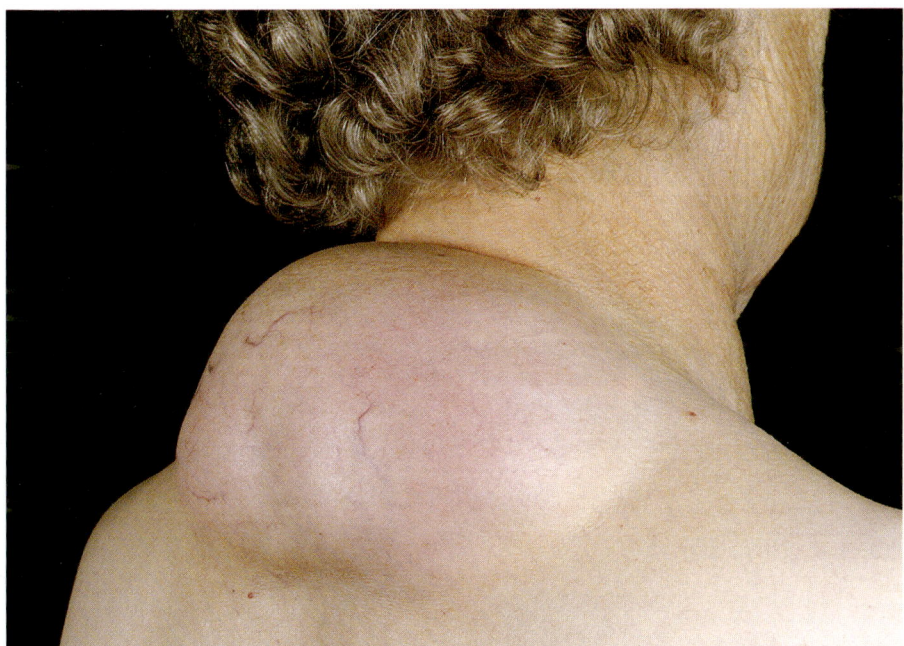

Tafel 44 Lipom

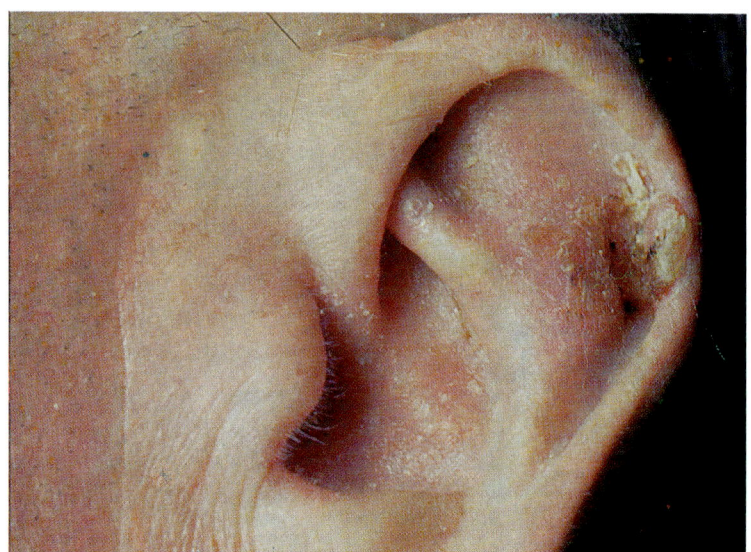

Tafel 45   Morbus Bowen

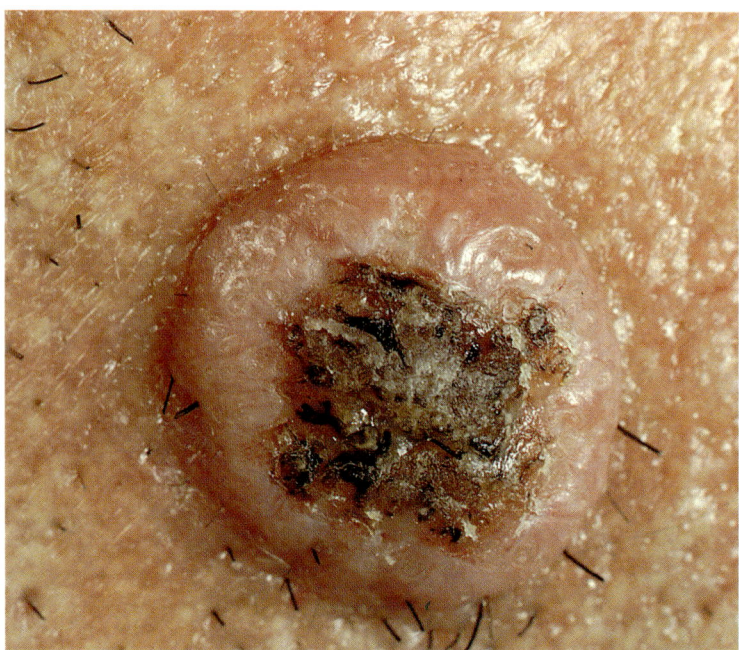

Tafel 46   Keratoakanthom

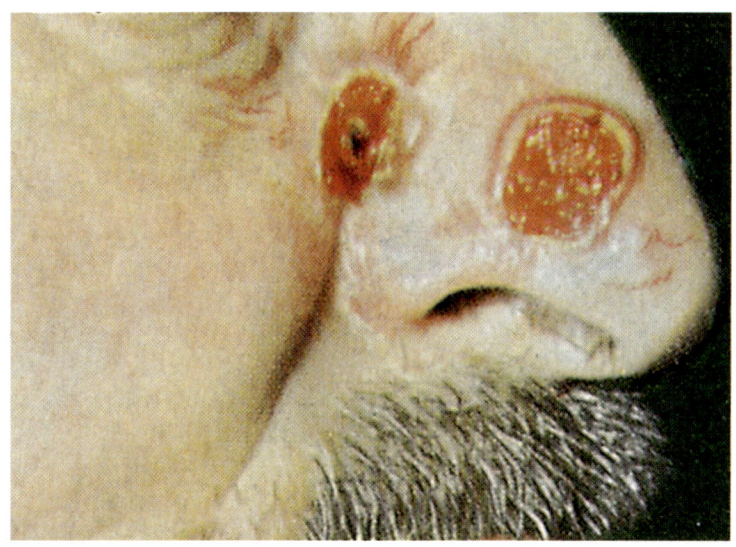

Tafel 47　Basaliome

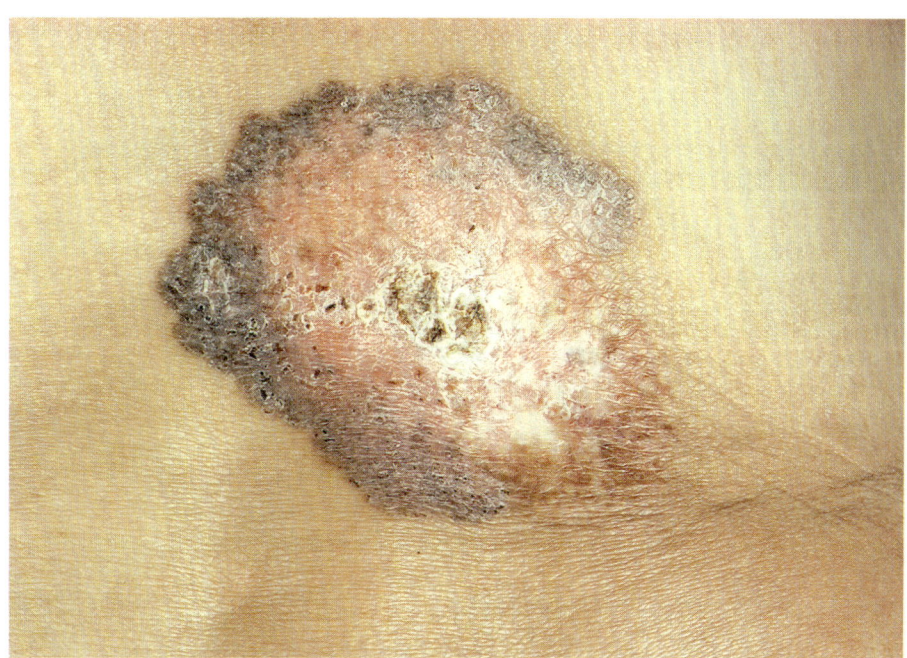

Tafel 48　Rumpfhautbasaliom

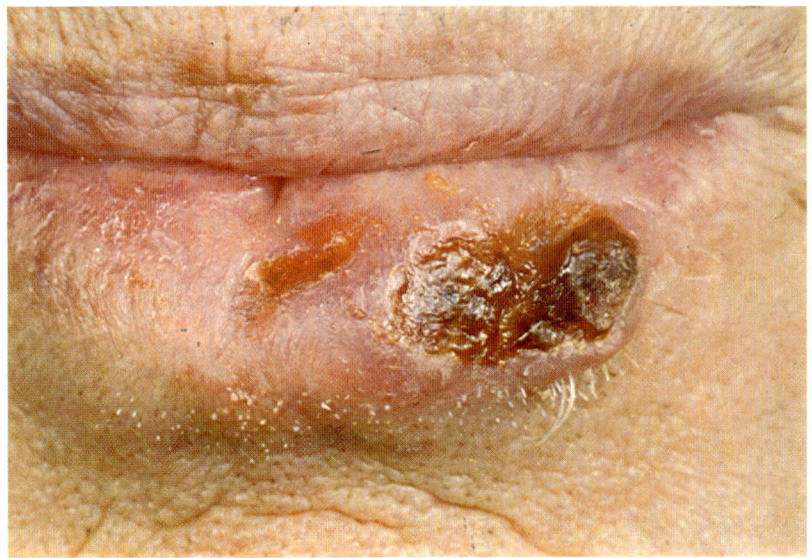

Tafel 49   Lippenkarzinom

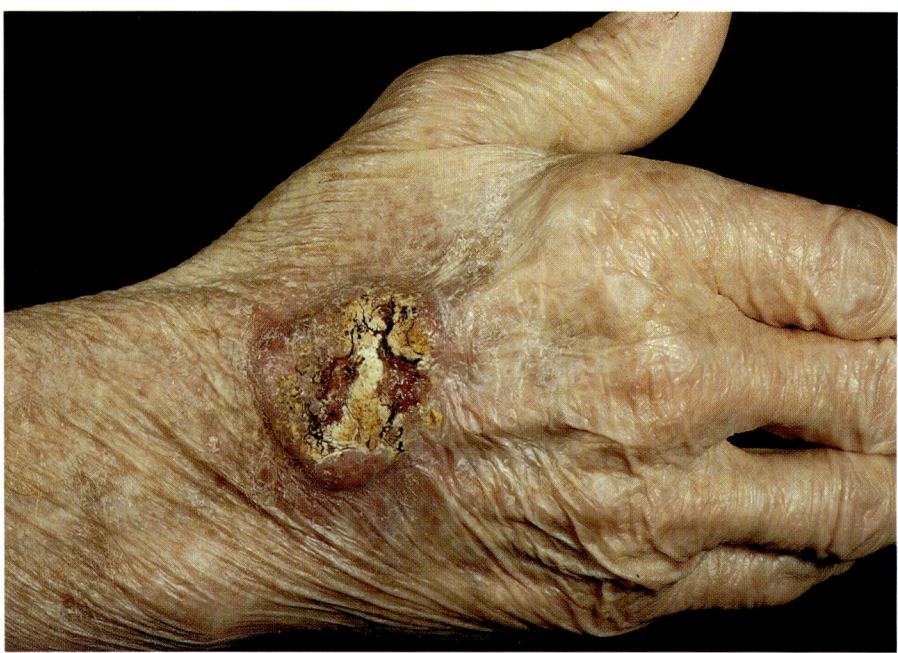

Tafel 50   Spinaliom

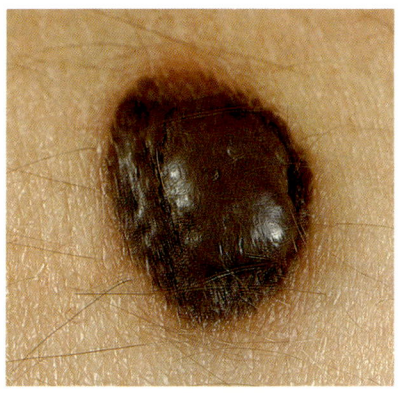

Tafel 51a   Primär knotiges Melanom

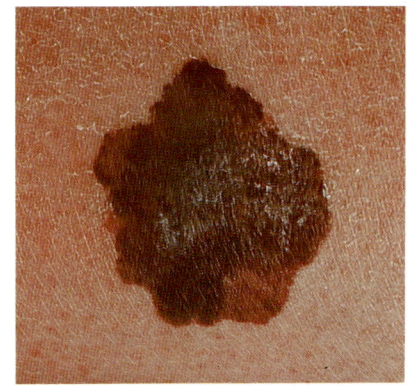

Tafel 51b   Oberflächlich spreitendes
Melanom

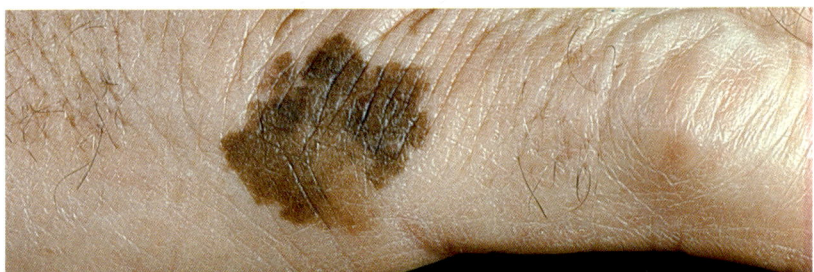

Tafel 51c   Lentigo-maligna-Melanom

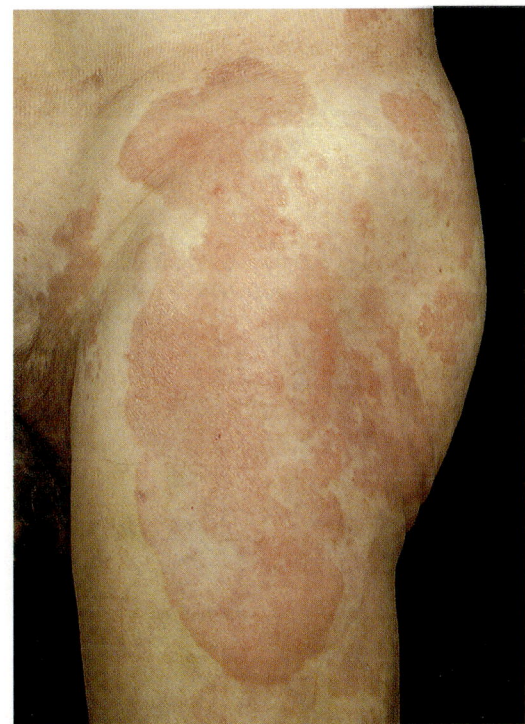

Tafel 52   Mycosis fungoides

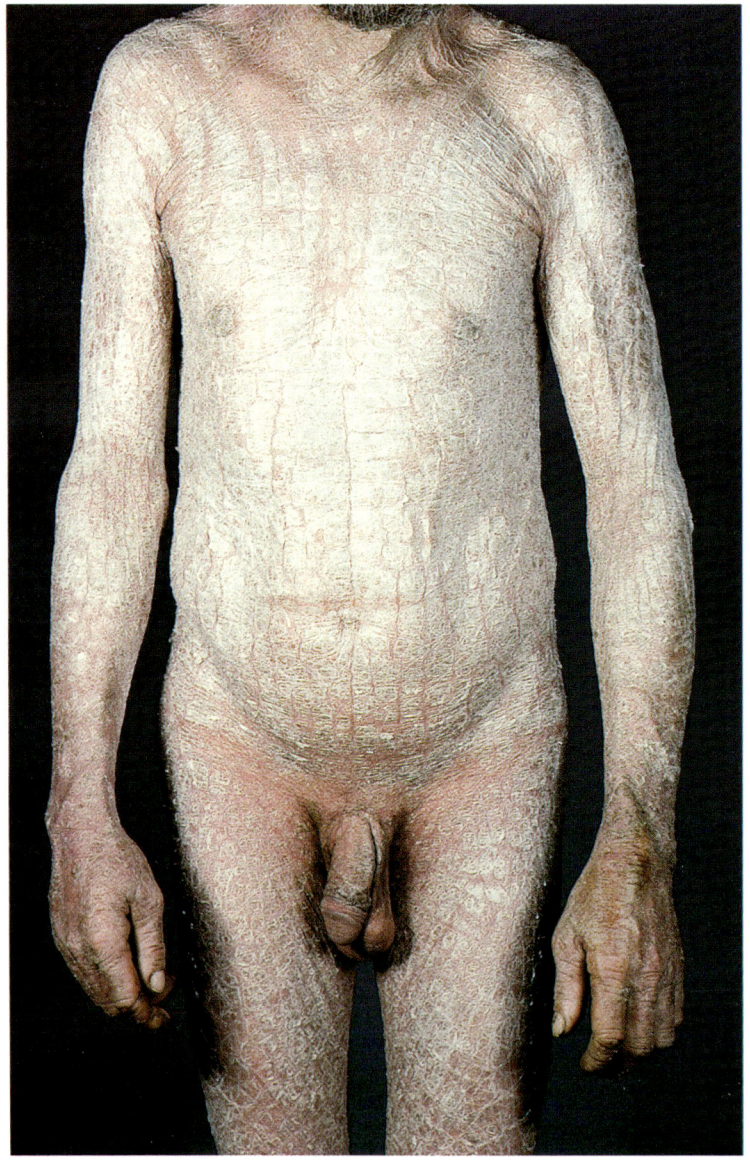

Tafel 53   Ichthyosis

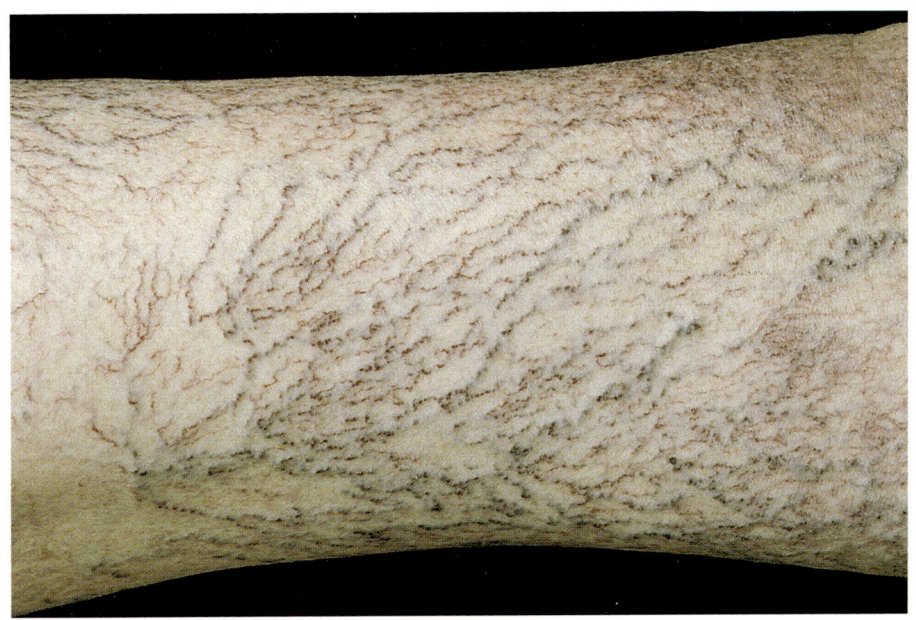

Tafel 54   Teleangiektasien

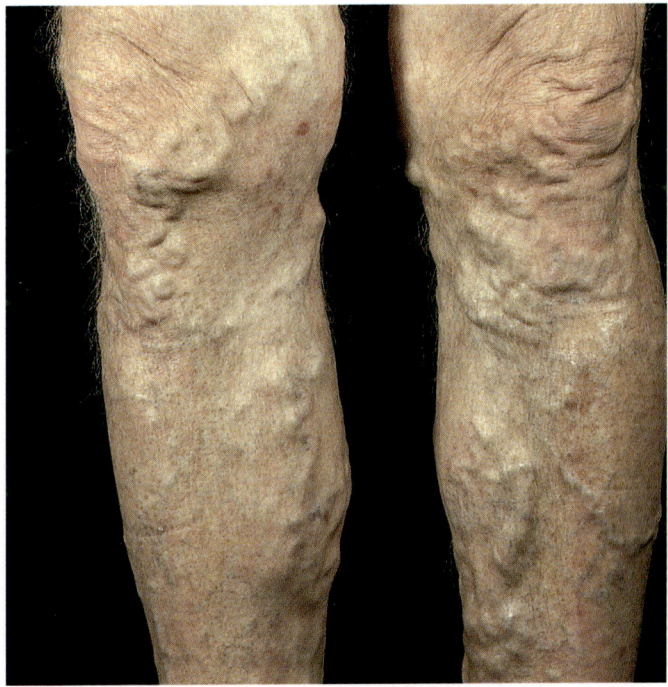

Tafel 55
Ausgeprägte
Stammvarikosis

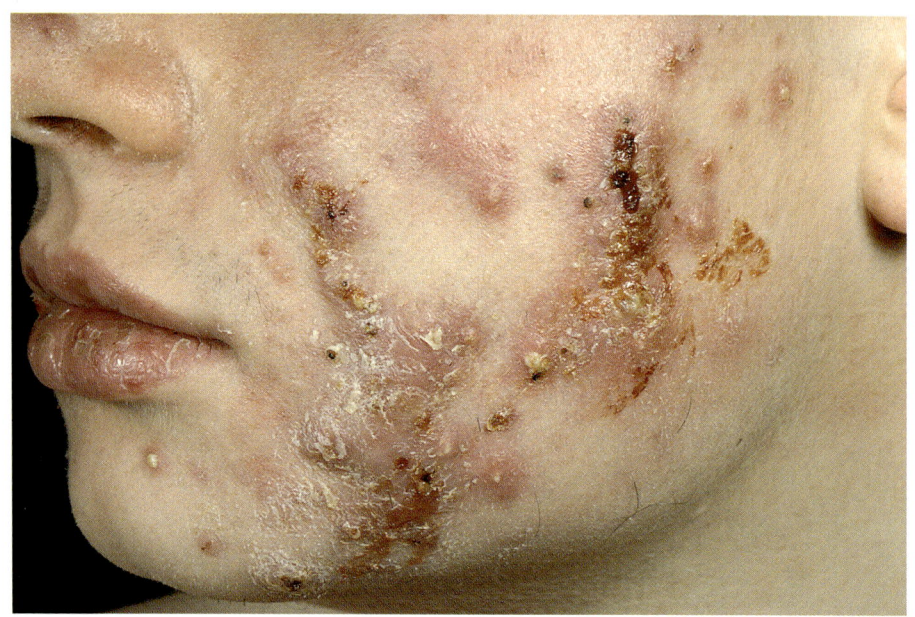

Tafel 56   Acne vulgaris

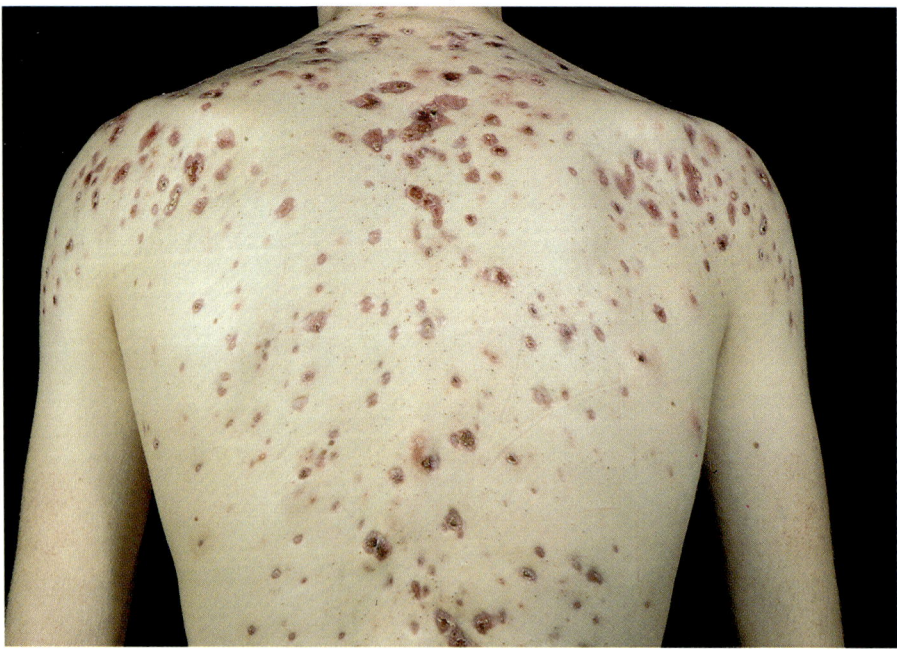

Tafel 57   Acne conglobata

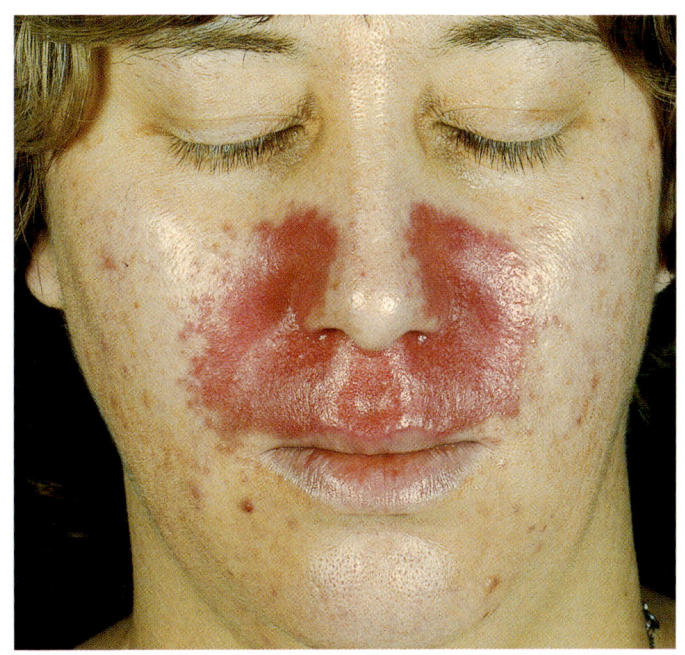

Tafel 58   Rosazeaartige Dermatitis

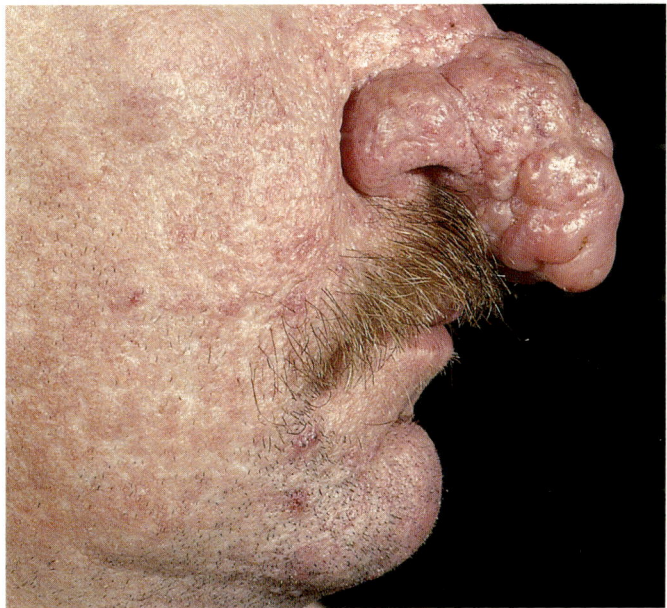

Tafel 59   Rhinophym

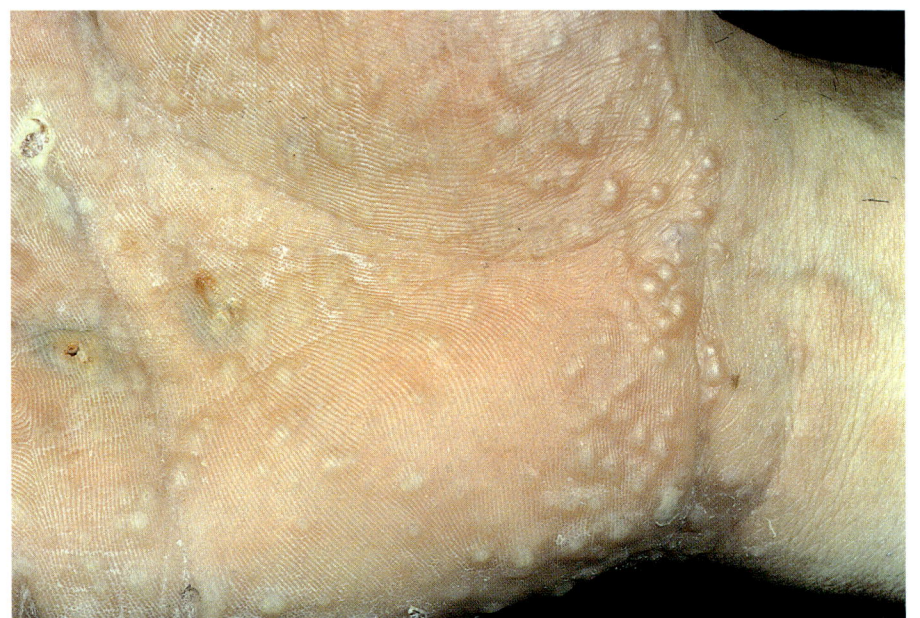

Tafel 60   Dyshidrosis

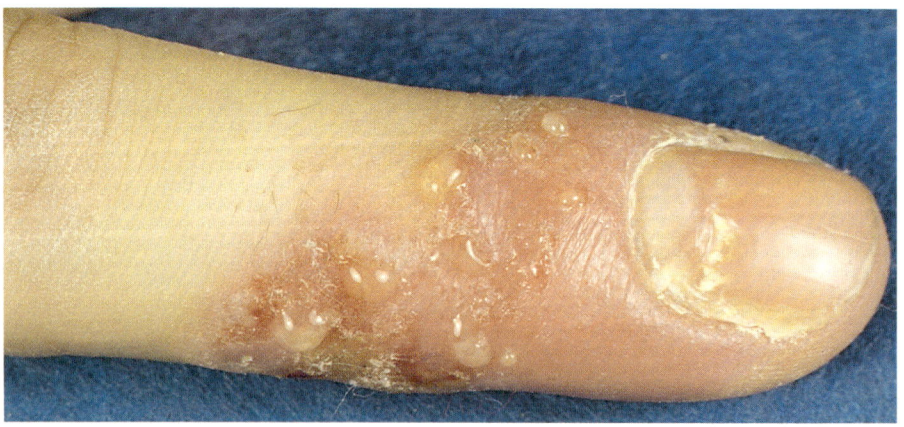

Tafel 61   Dyshidrosiformes Ekzem

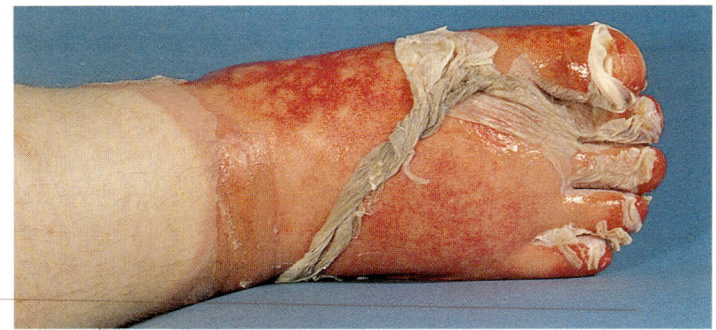

Tafel 62   Verbrühung II. Grades mit großflächiger Ablösung der
            Epidermis

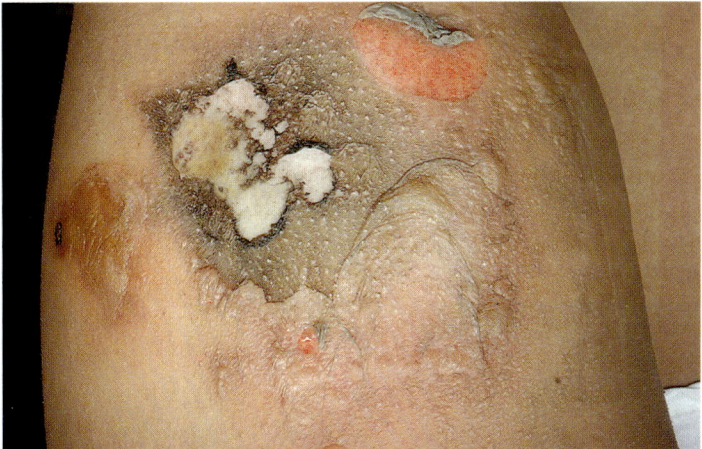

Tafel 63   Verbrennung II. und III. Grades

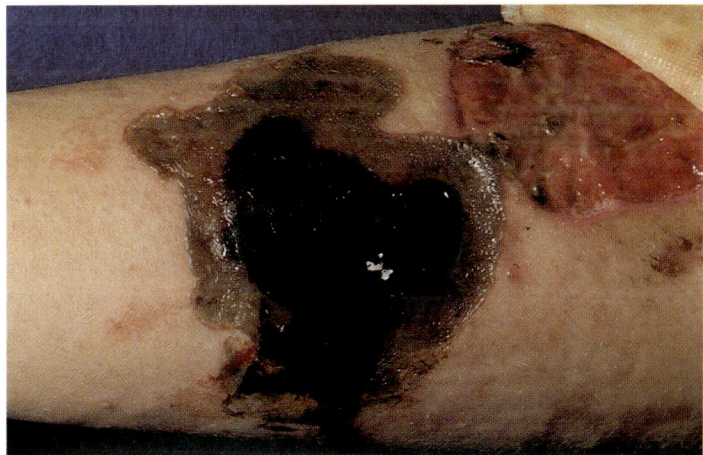

Tafel 64   Akute Verätzung durch Säure

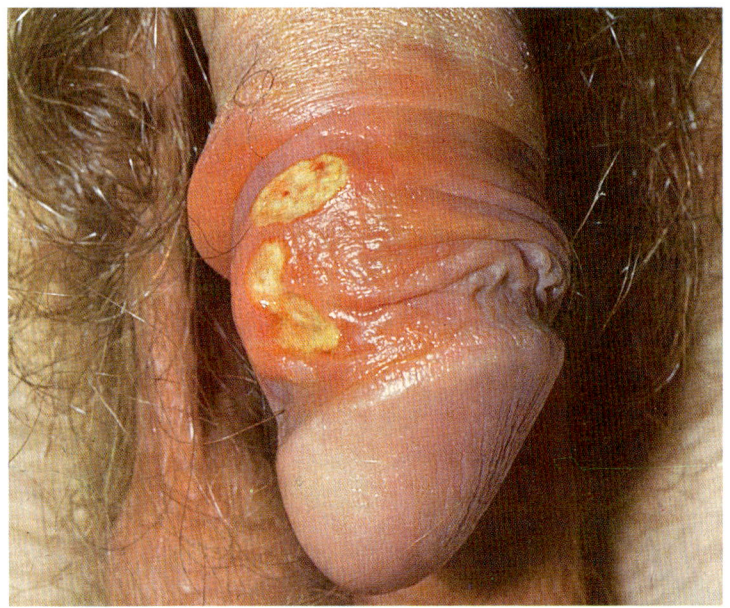

Tafel 65   Syphilitischer Primäraffekt

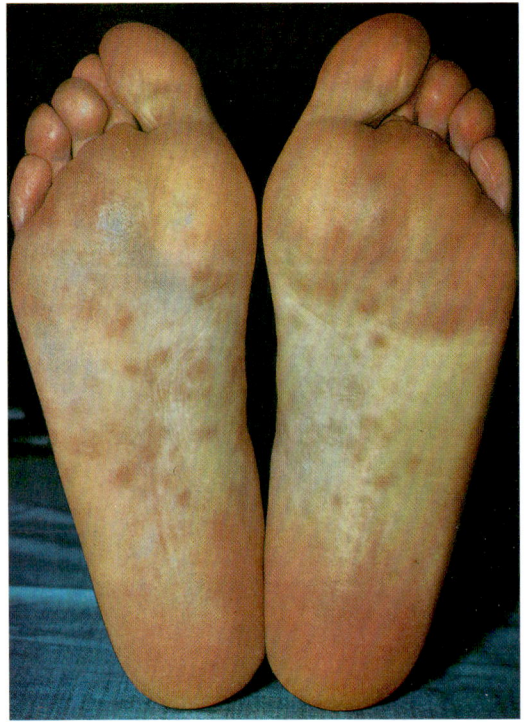

Tafel 66   Makulopapulöses Sohlensyphilid (Stadium II)

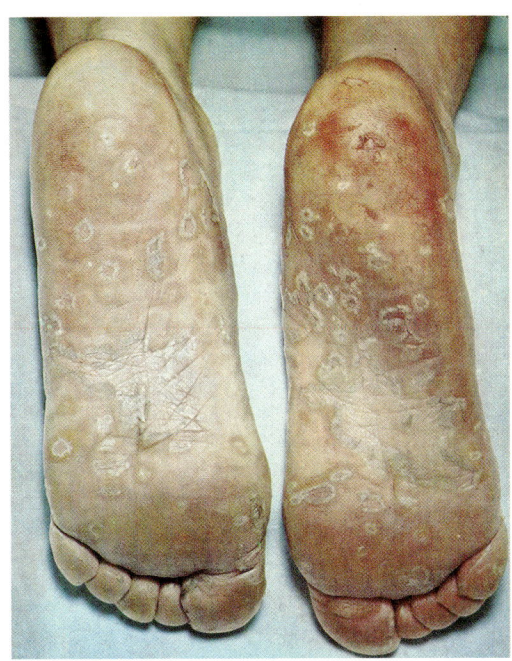

Tafel 67 Papulosquamöses Sohlensyphilid (Stadium II)

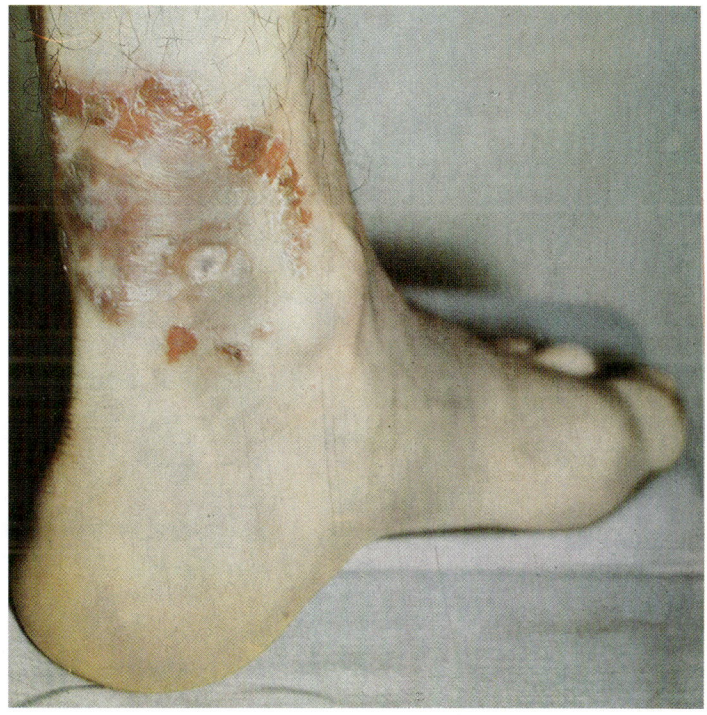

Tafel 68 Kleinknotig-ulzerierende Syphilis (Stadium III)

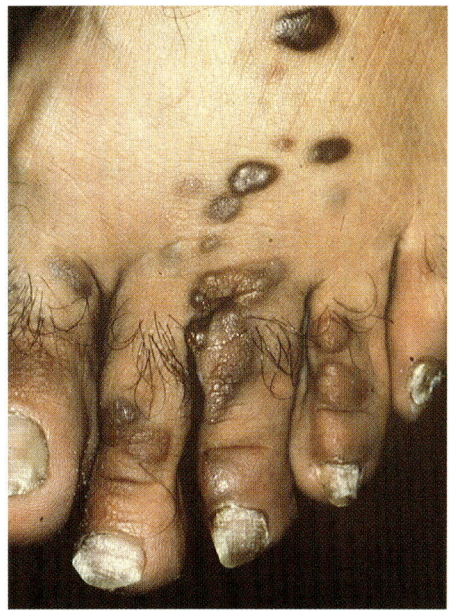

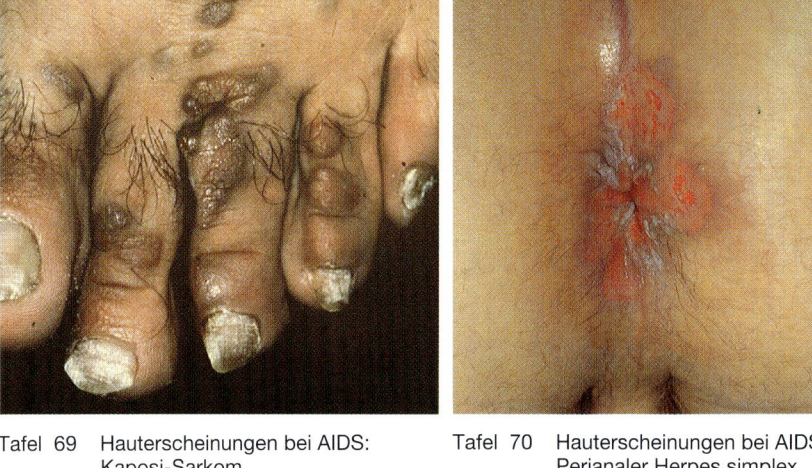

Tafel 69　Hauterscheinungen bei AIDS:
　　　　　　Kaposi-Sarkom

Tafel 70　Hauterscheinungen bei AIDS:
　　　　　　Perianaler Herpes simplex

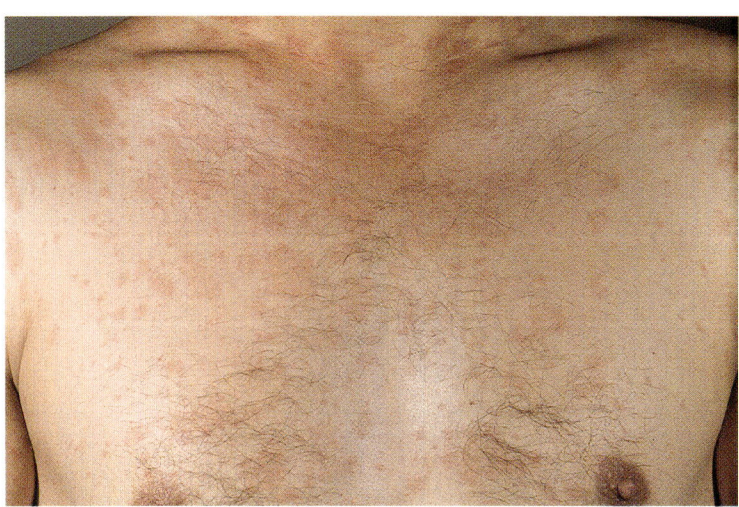

Tafel 71　Hauterscheinungen bei AIDS: Seborrhoisches Ekzem

Tab. 8.18 Kriterien für die Klassifikation des systemischen Lupus erythematodes (ARA-Klassifikation)

Symptome	Beschreibung
1. Gesichtserythem	fixierte erhabene Erytheme über Nase und Wangen mit Aussparung der Nasolabialfalten
2. diskoide Herde	rundliche erythematöse Herde mit festhaftender Schuppung und follikulären Keratinpfröpfen, Tapeziernägel
3. pathologische Lichtempfindlichkeit	ungewöhnliche bis extreme Reaktion auf Licht
4. orale Geschwüre	orale oder nasopharyngeale Ulzera, oft nicht schmerzhaft
5. Arthritis	schmerzhafte Schwellung mehrerer Gelenke
6. Serositis	Pleuritis, vielfach mit Pleuraergüssen
7. Nierenerkrankung	mit Proteinurie über 0,5 g/Tag, hyaline Zylinder
8. neurologische Symptome	Absencen oder Psychosen
9. hämatologische Störungen	hämolytische Anämie, Leukopenie, Lymphopenie oder Thrombozytopenie
10. immunologische Störungen	positives LE-Zell-Phänomen, Anti-DNA-Antikörper, Anti-SM-Antikörper, falsch-negative Serotests für Syphilis
11. antinukleäre Antikörper	abnorme Titer für antinukleäre Antikörper

Beachte: Die Klassifikation enthält elf Kriterien. Die Verdachtsdiagnose Lupus erythematodes besteht, wenn vier oder mehr dieser elf Kriterien erfüllt werden (ARA = American Rheumatism Association).

Bild: Muskelschwäche besonders im Schultergürtel- und Beckenbereich. Die Patienten können sich nicht mehr kämmen, „schwacher Händedruck".
Hautrötungen: Rötung und Schwellung im Bereich der Augenlider, über den Fingergelenken, am Nagelfalz. Hier treten besonders Kapillarblutungen auf. Die Patienten fühlen sich krank und sind oftmals depressiv. Die Erkrankung wird leicht fehldiagnostiziert.
Diagnose: Aus dem klinischen Bild, den mikroskopischen Untersuchungen von Muskel- und Hautexzisionen, dem Anstieg von Muskelfermenten (Creatin-Phosphokinase [CPK]) im Serum mit hoher BSG, Leukopenie und positiven **Immunphänomenen** (antinukleäre Faktoren, Anti-Muskelantikörper) ergibt sich die Diagnose. Die Aktivität der Erkrankung kann durch die Bestimmung der Kreatinausscheidung im 24-Stunden-Sammelurin bestimmt werden. Die

Entwicklung bösartiger Tumoren (Magenkarzinom, Bronchialkarzinom, Ovarialkarzinom) kann vor dem Einsetzen der klinischen Symptomatik der Dermatomyositis in Gang kommen.
Therapie: 1. Anfangs hohe Dosen Kortikosteroide (Vorsichtsmaßregeln wie bei Pemphigus, s. S. 98). 2. Langzeitig Immunsuppressiva. Dauernde Kontrolle dieser Patienten ist erforderlich. Lokale Anwendung von Kortikosteroidsalben und -cremes in den geröteten und geschwollenen Hautarealen. Eine mögliche Entzündung des Herzmuskels (Myositis) verdient besondere Beachtung.

8.4.7 Sklerodermie

Generalisierte oder umschriebene Verhärtungen und Fibrosierungen im Bindegewebslager der Haut zeigen unterschiedliche klinische Formen. Insgesamt werden vier Typen der Sklerodermieerkrankung abgegrenzt:

- zirkumskripte Sklerodermie (Morphea),
- systemische progressive Sklerodermie (systemische Sklerose),
- Sklerodermieformen, die mit anderen Erkrankungen assoziiert sind (Pseudosklerodermie),
- beruflich erworbene Sklerodermie (z.B. Polyvinylerkrankung).

Progressive Sklerodermie (systemische Sklerose)

Es handelt sich um eine Erkrankung, die ausschließlich im Bindegewebe stattfindet und sichtbare Veränderungen der Epidermis (Pigmentstörungen, Ulzerationen etc.) zur Folge haben kann (Tab. 8.19). Betroffen sind überwiegend Frauen im mittleren bis höheren Alter.

Bild: Beginnend an den Händen (Tafel 37) – zunächst übermäßiges Kälteempfinden, anfangs Schwellung, dann Atrophie mit Bewegungseinschränkung (Raynaud-Erkrankung s. S. 126) – breitet sich der Krankheitsprozeß symmetrisch auf die Unterarme aus. Bald kommt eine Verschmälerung des Mundes mit tiefeingezogenen radiären Falten hinzu (Mikrostomie, Tafel 36), das Zungenbändchen verkürzt sich, und die Patienten klagen über Schluckbeschwerden (der Ösophagus ist miterkrankt). An den nun hochgradig sklerotisch verhärteten Gelenken treten Druckgeschwüre auf, die monatelang nicht heilen. Bei Fortschreiten der Sklerodermie kann es zur Verhärtung der gesamten Körperhaut kommen, die Atmungsbewegungen sind eingeschränkt. Auch innerlich Übergreifen auf die Lunge (Fibrose) und den Herzmuskel.

Therapie: Es ist keine spezifische Behandlung bekannt. Physikalische Maßnahmen bestehen in Bewegungsübungen, antibiotischen Salbenverbänden bei Geschwüren, Warmluftbehandlung,

sorgfältiger Betreuung. Hochdosierte Penicillininfusionen oder Rheomacrodex bringen nur unsichere Besserung. Die Krankheit kann in den verschiedenen Stadien halt machen und sich dort über Jahre hinaus unverändert zeigen.

Hautpflege, Bewegungsübungen, Bäderbehandlung, Lymphdrainage und Massagen sind wirkliche Hilfen – vielfach nur die einzigen!

Zirkumskripte Sklerodermie

Bild: einzelne oder mehrere plattenartige Verhärtungen der Haut mit rötlichlividem Ring. Selten auch Mitbeteiligung von Faszien und Muskeln.

Therapie: symptomatisch; bei Ausbreitung Kortikosteroide unter Okklusion.

8.5 Arzneimittelreaktionen

Steigender Verbrauch und zunehmende Zahl an Arzneimitteln werfen ihre Schatten: Es kommt zunehmend häufiger zu Arzneimittelnebenwirkungen. Mögliche Folgen der Haut:

- lokale Unverträglichkeit, z.B. Überdosierung mit toxischer Reaktion, Fettreizungen etc.,
- Störungen des biologischen Gleichgewichts, z.B. Pilzinfektionen nach Antibiotikabehandlung,
- (Jarisch-)Herxheimer-Reaktion (s. S. 178),
- Arzneimittelausschlag, **„Arzneimittelexantheme",**
- anaphylaktischer oder allergischer Schock.

Unter **Arzneimittelexanthemen** verstehen wir zumeist allergische Reaktionen, die durch interne Verabreichung (oral, i.m., i.v., s.c.) von Medikamenten ausgelöst werden.

Jedoch führt nicht nur die interne Verabreichung zu einer Sensibilisierung, sondern auch äußerlich auf die Haut

Tab. 8.19 Einteilungskriterien in bezug auf die Ausbreitung des Befundes und den Ort des Beginns der progressiven Sklerodermie (n. Barnett)

Typ I	Nur Akren und Gesicht befallen (bis zum Handgelenk).
Typ II	Periphere Lokalisation an Akren und Gesicht, Befall aber weiter nach zentral fortgeschritten.
Typ III	Beginn und maximale Ausprägung am Stamm, zentrifugale Ausbreitungsrichtung.
a	Entzündlicher Verlauf: Mindestens drei der folgenden Parameter sind positiv: – Blutsenkung > 40 mm/2 h – Gammaglobuline > 16 g/l – Waaler-Rose-Test oder Latextest positiv – Leukozytenzahl > 12,6 x10^9/l – antinukläre Antikörper mit einem Titer > 1:40
b	Nicht-entzündlicher Verlauf.

aufgebrachte Medikamente können den Körper sensibilisieren. Wird nun die gleiche Substanz anschließend innerlich verabreicht, so kann ein Arzneimittelexanthem auftreten (Urtikaria s. Kap. 8.2, allergisches Kontaktekzem s. Kap. 8.3). Arzneimittelexantheme werden nach der Morphologie diagnostiziert, also makulös, papulös, vesikulös, purpuriform, etc.

Zur Allergisierung und für die Auslösung eines Arzneimittelexanthems genügen schon kleinste Mengen!

Antibiotika wie Penicillin oder Sulfonamide oder auch Lokalanästhetika, die innerlich und äußerlich angewendet werden, sind starke Allergene! Vermeide den Hautkontakt mit diesen Substanzen!

Der Zeitraum, der zwischen der Anwendung eines Medikamentes und dem Auftreten von Hauterscheinungen liegt, ist sehr unterschiedlich und kann wenige Minuten, Stunden oder 9 bis 12 Tage dauern.
Verlauf: sehr unterschiedlich und abhängig von der Intensität der Erscheinungen, nicht aber von der Art des betreffenden Medikamentes.
Lokalisation: stets symmetrisch, da die oral verabreichten Arzneistoffe über den Blutweg an die Haut gelangen. Es besteht jedoch eine gewisse Tendenz hin zu den Streckseiten der Extremitäten.

8.5.1 Masern- oder scharlachartige Arzneimittelexantheme

Bild: In Verbindung mit Fieber und Lymphknotenschwellungen kommt es um den 9. Tag nach Behandlungsbeginn zu masern- oder scharlachähnlichen Hautausschlägen, die z. T. jucken oder brennen. Häufig besteht gleichzeitig eine erhöhte Lichtempfindlichkeit.
Ursachen: Grippemittel, Sulfonamide, Schlafmittel (Barbitursäure), Antibiotika (Penicillin, Tetracycline, Streptomycin), Beruhigungsmittel.

8.5.2 Blasenbildende Arzneimittelexantheme

Das Steven-Johnson-Syndrom und die toxische epidermale Nekrolyse (Lyell-Syndrom) sind lebensbedrohliche Formen der blasigen Abhebung der Epidermis (tödlicher Verlauf bei 30–40% der Erkrankten). Die schwerste Form ist die toxische epidermale Nekrolyse, die leichtere Form ist das Steven-Johnson-Syndrom, das auch durch Infektionen

(Virus-Infektionen, Staphylokokken-Infektionen) oder aber durch die Kombination von Infektionen mit Medikamenten ausgelöst werden kann.

Risiko-Medikamente sind Sulfonamid-Antibiotika (insbesondere Trimethoprim-Sulfamethoxazol), Chorpromazin, Aminopenicilline, Chinolone und in geringem Maße Cephalosporine.

Medikamente, die langfristig angewendet werden (Monate bis Jahre), zeigen ein erhöhtes Risiko in den ersten 2 Monaten nach der Einnahme. Hier sind zu nennen Carbamazepin, Phenobarbital, Phenytoin, nicht-steroidale Antiphlogistika, Allopurinol.

Erwachsenen-Form des Lyell-Syndroms
Ursache: häufig Sulfonamide, Phenylbutazon, Barbiturate.
Bild: schweres Krankheitsbild mit rascher Entwicklung großflächiger, konfluierender Blasen, wobei sich die gesamte Epidermis von der Dermis ablöst (Bild der verbrannten Haut; Tafel 38). In besonders schweren Fällen kommt es zum Verlust fast der gesamten Epidermis. Die Folgen dieser Epidermisablösungen sind ernst (Fieber, schweres Krankheitsbild, Nierenbeteiligung!).
Therapie
- hochdosierte Kortikosteroide, am besten als Infusion mit reichlich Flüssigkeit;
- lokal feuchte Umschläge, die häufig gewechselt werden müssen, Dekubitus-Matratzen, bei Abtrocknung antibiotische Pasten und Cremes.

Kindliche Form des Lyell-Syndroms
Ursache: Staphylokokken-Toxine (Exfoliation), die zu einer Ablösung der Hornschicht führen. Von der Ursache her wie auch histologisch umfaßt die kindliche Form des Lyell-Syndroms zwei verschiedene Erkrankungen, die klinisch jedoch ein ähnliches Bild hervorrufen.

Bild: Einem fieberhaften Staphylokokken-Infekt folgend tritt etwa 2 Wochen danach eine generalisierte Rötung der Haut auf, die sich innerhalb von wenigen Tagen großlamellös abschuppt. Die Kinder haben zu diesem Zeitpunkt Fieber und zeigen ein deutliches Krankheitsgefühl. Für den Verlauf ungünstig sind Sekundärinfektionen, die sich auf die geröteten und teilweise nässenden Hautareale aufpfropfen.
Sichere Diagnose: Blasendecke feingeweblich untersuchen lassen. Danach richtet sich die Therapie. Blasendecke bei Erwachsenenform: gesamte Epidermis, bei der kindlichen Form: nur Hornschicht.
Therapie:
Innerlich: antibiotische Therapie unter Verwendung penicillinasefester Penicilline oder Erythromycin oder Cephalosporine.
Äußerlich: Intensive Lokalmaßnahmen wie bei Verbrennungen.
Keine Kortikosteroide. Nierenkontrolle!

8.5.3 Knotige (nodöse) Arzneimittelexantheme

Bild: meist an den unteren Extremitäten in oder unter der Haut gelegene, entzündlich gerötete, umschriebene Knoten.
Ursachen: Sulfonamide, jodhaltige Medikamente.

8.5.4 Arzneimittelexanthem mit Hautblutung (Purpura)

Bild: Bei Purpura kommt es durch die Antigen-Antikörper-Reaktion zu einer Gefäßschädigung mit Blutaustritt (s. auch S. 134).
Ursachen: Grippe- und Schlafmittel (Carbamide!), Sulfonamide, Jodverbindungen, Goldpräparate und Abführmit-

tel. Zu Pathogenese und Klinik s. Tabelle 8.20.

8.5.5 Fixes Arzneimittelexanthem

Bild: Stets an einer gleichen Hautstelle führen bestimmte eingenommene Medikamente zu bräunlich-roten Hauterscheinungen. Auch Schleimhäute können befallen werden.

Ursachen: schmerz- und fiebersenkende Mittel, Sulfonamide, Schlafmittel, Chinin, Phenolphthalein (Abführmittel). Man sollte in Betracht ziehen, daß Phenolphthalein manchmal dem Rotwein zugesetzt wird, daß Chinin in verschiedenen alkoholischen und nichtalkoholischen Getränken enthalten sein kann (Tonic-Wasser).

Nachweis: Nach dem Abklingen eines Arzneimittelausschlages kann eine Testung (s. S. 89) mit den in Frage kommenden Stoffen durchgeführt werden.

Bei einer Intrakutantestung liegt der Aussagewert unter 50%, so daß trotz negativen Testergebnisses eine Arzneimittelallergie vorliegen kann. Häufig führt nur eine genau erhobene Krankenvorgeschichte auf die fragliche allergisierende Substanz.

Therapie: alle in Frage kommenden Medikamente sofort absetzen; innerlich: Kortikosteroide (Prednison 50 mg).

Tab. 8.20 Klinik und Pathogenese der Purpura

Leitsymptom	Begleitsymptom	Prädilektionsstellen	Ätiopathogenese	Diagnose
Hämatome	keine Begleit-effloreszenzen Rumpel-Leede negativ		plasmatische Gerinnungsstörungen	
Petechien	keine Begleit-effloreszenzen Rumpel-Leede positiv		Thrombozytopathien (Werlhof)	
hämorrhagisch-nekrotische Purpura	entzündliche Erytheme, Urticae, Blasen, oberflächliche Nekrosen	Unterschenkel und Oberschenkel, Schleimhäute	a) Infektallergie (Typ Schoenlein-Henoch rheum. Purpura) b) Medikamenten-Allergie	anaphylaktische Purpura
kleinfleckige Purpura	lichenoide, jukkende, ekzemähnliche Papeln + gelb-bräunliche diffuse Pigmentierung	Unterschenkel, Oberschenkelrückseiten, Gesäß	a) Adalin und andere Medikamente b) andere noch ungeklärte Faktoren	Purpura pigmentosa progressiva
Purpura jaune d'ocre		nur am distalen Drittel der Unterschenkel und Fußrücken	a) Zirkulationsstörungen b) Lymphstauungen	Stasis-Blutungen
Ekchymosen oft massiv (oft auslösbar durch Kneifen und Druck)	Altersatrophie oder Kortikoidschäden	lichtexponierte Hautpartien, bes. Unterarmstreckseiten, Handrücken, evtl. Dekolleté	a) aktinische Schädigung b) Kortikoidschädigung	Purpura senilis

Lokal: Steroid-Cremes, bei blasigen Ausschlägen zunächst feuchte Umschläge.

8.6 Erythema exsudativum multiforme

Ursache: vermutlich allergischer Natur (Arzneimittel, Infektionskrankheiten).
Bild: es werden zwei Formen unterschieden:
Leichte Form (rheumatischer oder anginöser Typ): vorausgehend oft eine akute Mandelentzündung (Tonsillitis) oder Herpes simplex. Dann treten vorwiegend an den Streckseiten der Extremitäten rote Flecken auf, die sich zu **kokardenförmigen** Herden umwandeln: meist pfenniggroße, kreisrunde, am Rande oder zentral blasig aufgeworfene, scharf begrenzte Erytheme. Die Blasen können hämorrhagisch werden. Schleimhäute nicht befallen.
Schwere Form: Besonders an den Schleimhäuten großflächige Blasenbildungen, die sich rasch in teilweise verschorfende Geschwüre umwandeln. Schweres Krankheitsbild mit großer Rezidivneigung (Stevens-Johnson-Syndrom).
Therapie
Leichte Form: kortikoidhaltige Lösungen. Treten Erosionen hinzu: antibioti-sche Salben. Innerlich: Kortikosteroide bis zu 50 mg erforderlich; stufenweiser Abbau.
Schwere Form: Laufende Mundtoilette: Hexetidin (Hexoral®), Kamillenextrakt (Kamillosan®)- oder bei Schmerzen Benzocain (Subcutin®)-Lösung. Antibiotikahaltige Salben für Verkrustungen an der Lippe. Innerlich: täglich größere Mengen Kortikosteroide (100 mg); Antibiotika zur Vermeidung einer Superinfektion.

8.7 Erythema nodosum

Ursache: vermutlich infektallergisch. In Verbindung mit vergrößerten Hiluslymphknoten kann ein Löfgren-Syndrom (s. S. 84) vorliegen.
Bild: Es treten – häufig nach einer Mandelentzündung – an den Streckseiten beider Unterschenkel kutan oder subkutan liegende entzündlich gerötete Knoten oder Platten auf (Tafel 39). Starke Druckschmerzhaftigkeit. Ulzerationen treten nicht auf. Der Verlauf erstreckt sich über Wochen.
Therapie: Lokal: kortikoidhaltige Cremes unter Okklusion. Innerlich: entzündungshemmende Behandlung (Benzydamin [Tantum®]).

Gutartige Tumoren der Haut

9.1 Hämangiome

Hämangiome sind gutartige Fehlbildungen der Haut, die sich zumeist im frühen Kindesalter zeigen. Man unterscheidet:

9.1.1 Feuermal (Naevus flammeus)

Ursache: angeborene Erweiterung der feinsten Hautkapillaren.
Bild: unterschiedlich große, hell- bis braunrote, scharf umschriebene Flecken.
Sitz: Nacken, Gesicht.
Vorkommen: bei Neugeborenen; im Erwachsenenalter haben sich 80% aller Fälle zurückgebildet.
Therapie: kosmetische Überdeckung. In jüngster Zeit werden in Spezialkliniken Laserstrahlen oder die Infrarotkoagulation eingesetzt. Röntgentherapie hilft nicht bei Feuermalen.

9.1.2 Blutschwamm (kavernöses Hämangiom)

Bild: bei Geburt oder kurz danach Auftreten eines kleinen roten Fleckens, der sich tumorhaft zur Oberfläche oder in den tiefen Hautschichten vergrößern kann; leicht ausdrückbar (Tafel 40).
Sitz: überall möglich.
Therapie: bei geringer Vergrößerungstendenz: abwarten! Viele Blutschwämme bilden sich von selbst zurück. Bei rapidem Wachstum und günstiger Lokalisation: versuchsweise niedrig dosierte Röntgenbestrahlung. Später eventuell Operation.

9.1.3 Senile Angiome

Vorkommen: vorwiegend bei älteren Menschen.

Sitz: Stamm.
Bild: meist stecknadelkopfgroße, disseminiert oder einzeln angeordnete, wegdrückbare rote Knötchen. Harmlos!
Therapie: nicht erforderlich.

9.2 Nävi (Male)

Nävi sind angeborene oder im Laufe des Lebens auftretende, umschriebene, gutartige Fehlbildungen. Bei **organoiden Nävi** liegt eine überstarke Anlage mehrerer normaler Hautbestandteile vor (verruköser Nävus, Talgdrüsennävus, Blutgefäßnävus).

Unter den erworbenen Nävi (im Gegensatz zu den angeborenen kongenitalen Nävi) unterscheidet man neuerdings, auch aus morphologischen Gründen, vier Typen:

- papillomatöse Nävi des Rumpfes **(Unna-Nävi):** weiche, bräunlich-homogene und etwas gelappte Knötchen oder Papeln an der Rumpfhaut,
- hautfarbene oder leicht bräunliche, rundlich-erhabene und an der Oberfläche glatte Knötchen, vorwiegend bei Frauen im Gesicht **(Miescher-Nävi)**,
- bräunliche, leicht erhabene, scharf begrenzte Herde an der **kindlichen** Gesichts- und Rumpfhaut: **Spitz-Nävi** (ältere Bezeichnung: sog. **juveniles Melanom Allan-Spitz**),
- über 4 mm große, bräunliche, oftmals zackig landkartenförmig begrenzte, im Zentrum leicht papulöse Herde an der Rumpfhaut: **dysplastische Nävi.**

 ABCD-Regel für die Beschreibung eines Nävus:

A: Asymmetrie   B: Begrenzung
C: Colorit   D: Durchmesser

9.2.1 Nävuszellnävus

Kennzeichnend sind eine gleichmäßig bräunliche Farbe und eine glatte oder papillomatöse Oberfläche. Diese Erscheinungen können manchmal größere Körperflächen bedecken. Auf großflächigen Nävuszellnävi wachsen oft Haare.

 Jedes Wachstum und jede Dunkelverfärbung eines Nävus ist melanomverdächtig!

Nävi an exponierten, irritierten Körperstellen sollten vorsichtshalber exzidiert werden.

9.2.2 Verruköser Nävus

Durch Vermehrung epithelialer Elemente kommt es zu warzenähnlichen Gebilden, die auch streifenförmig in Erscheinung treten können.

9.2.3 Talgdrüsennävus

Ein Talgdrüsennävus bildet sich häufig im Bereich des behaarten Kopfes, es handelt sich um einen gelblichen, flachen Tumor mit gefurchter Oberfläche (vermehrte und vergrößerte Talgdrüsen). Im höheren Lebensalter ist er oft mit bösartigen Geschwülsten (Basaliomen etc.) vergesellschaftet. Zu Morbus Pringle siehe Seite 124.
Therapie: ggf. Exzision

9.3 Seborrhoische Warzen (Fettwarzen, Verrucae seborrhoicae)

Vorkommen: Männer und Frauen im mittleren und höheren Alter.

Sitz: Rumpf, Arme, Gesicht und Halsbereich.
Bild: hautfarbene, gelbliche oder braune, meist flache Veränderung von Linsen- bis Pfenniggröße. Die Oberfläche ist stumpf und leicht gekörnt.
Therapie: aus 30 cm Entfernung Chloräthylspray aufbringen, bis Warze und Umgebung vereist sind, sodann gleich mit dem scharfen Löffel entfernen. Kleinere Blutungen mit Eisenchloridlösung betupfen.
   Seborrhoische Warzen entarten nie bösartig.

9.4 Fibrome

Fibrome sind gutartige Bindegewebstumoren. Man unterscheidet:

9.4.1 Weiches Fibrom (Fibroma molle)

Sitz: häufig Stamm und Hals, aber auch z.B. Zunge (Tafel 41).
Bild: meist mehrere kleine, hautfarbene, weiche Knötchen, die oft gestielt sind (Fibroma pendulans; Tafel 42).
Therapie: Abtragung mit der elektrischen Schlinge oder mit der Schere. Bei kleineren Blutungen: Eisenchloridlösung.

9.4.2 Hartes Fibrom (Fibroma durum)

Sitz: Oberschenkel, Lendenbereich.
Bild: meist nur einzelner gelber, bräunlicher Knoten bis Kirschkerngröße. Zuweilen liegt er im Hautniveau.
Therapie: chirurgische Abtragung bzw. Exzision.

9.4.3 Dermatofibroma lenticulare (Histiozytom)

Sitz: an den unteren Extremitäten, seltener an Armen und Stamm.

Bild: linsengroße, hart-derbe und scharf begrenzte Knötchen, die zumeist im Hautniveau liegen und einen rötlich-braunen Farbton tragen.

Histiozytome entarten nie bösartig.

Therapie: Entfernung durch Exzision (aus kosmetischen Gründen).

9.5 Epithelzysten (Grütz-beutel, Atherome, Milien)

Hautzysten sind mit Epithel umgebene Hohlräume, die überall, jedoch besonders am Kopf auftreten können (Tafel 43). Kleinste Zysten in Narben und auch am Auge werden als Milien bezeichnet (gelbliche Papeln).

Therapie: sorgfältige chirurgische Entfernung. Verbleibt ein Rest in der Haut, entwickelt sich eine neue Zyste.

9.6 Xanthome

Ursache: familiär gehäuft auftretende Wucherungen von cholesterinspeichernden Zellen.

Vorkommen: zweite Lebenshälfte. Häufig besteht gleichzeitig ein Altersdiabetes und Hochdruck, deswegen internistische Abklärung!

Formen:
- **Augenlidxanthelasmen** (Xanthelasma palpebrarum planum): meist gelbe, flach erhabene Herde von Stecknadel-

bis Linsengröße; oft symmetrische Anordnung.

- **Knotige Xanthome:** Diese sind bevorzugt an Ellenbogen und Knie, an der Ferse, in der Gesäßgegend, an Fingersehnen und Handlinien lokalisiert. Es sind halbkugelig vorgewölbte, gelbliche, derbe Knoten von Stecknadelkopf- bis Kirschgröße.

Therapie: Bei knotigen Xanthomen liegt häufig eine Fettstoffwechselstörung vor, internistische Abklärung erforderlich.

Xanthelasmen sind harmlos, Xanthome sind gefährlich, denn sie sind Zeichen einer Fettstoffwechselerkrankung, die besonders an den Innenflächen der Blutgefäße zu Lipidablagerungen führen können, und zwar mit der möglichen Folge von Gefäßverschlußerkrankungen.

Patienten mit knotigen Xanthomen müssen internistisch untersucht werden.

9.7 Lipome

Bild: umschriebene, in der Subkutis liegende, lappige, weiche Geschwülste von unterschiedlicher Größe (Tafel 44). Meistens solitär, seltener multipel, gelegentlich gefäßreich (Angiolipom).

Therapie: bei störendem Sitz chirurgische Entfernung. Lipome entarten fast nie.

10 Bösartige Tumoren der Haut

10.1 Präkanzerosen

Bei Präkanzerosen handelt es sich um Veränderungen, die der eigentlichen malignen Entartung des Gewebes vorangehen. An der Haut finden sich Präkanzerosen vor allem in lichtexponierten Arealen bei älteren Menschen („Landmannshaut").

10.1.1 Aktinische Keratose

Sitz: lichtexponierte Areale, besonders Stirn, Ohren, Wangenknochen, Nase und Handrücken.
Bild: ein oder mehrere, scharf begrenzte, rötliche Herde mit rauher, sehr horniger Oberfläche. Die Herde sind flach, die Hornmassen lassen sich nicht entfernen.
Therapie: Exzision oder Abtragen mit dem scharfen Löffel. Flächenhafte Bezirke: Fluorouracil (Efudix®)-Salbe, Dermabrasion.

10.1.2 Morbus Bowen

Morbus Bowen ruft zumeist einzelne Herde hervor, besonders bei Patienten, die früher Arsen als Medikament eingenommen haben.
Sitz: Rumpf und Gesicht.
Bild: linsen- bis münzengroße, rötlichbraune Herde von scharfer Begrenzung. Die Herde sind flach und schuppen nur geringfügig (Tafel 45).
Therapie: Exzision; ggf. Bestrahlung.

10.1.3 Bowenoide Papulose

Hierbei handelt es sich um dunkelpigmentierte, aggregierte Papeln, die von dem „high risk"-Virus-Typ HPV 16 verursacht werden.

Sitz: Genitale (Labien, Penis).
Bild: bräunlich bis bläulich pigmentierte weiche Papeln, die bis zu linsengroß werden und konfluieren. Die Oberfläche ist trocken und mattglänzend. Kein Juckreiz, keine Beschwerden.
Therapie: Exzision empfehlenswert, da es häufig zu malignen Entartungen kommt.

10.1.4 Lentigo maligna (umschriebene präkanzeröse Melanose)

An lichtexponierten Arealen, auch an den unteren Extremitäten, zeigt sich eine scharf begrenzte, dunkelbraune Verfärbung, die langsam wächst. Die Herde sind flach und wechselnd braun bis tiefschwarz verfärbt. **Es kann sich daraus ein Melanom entwickeln.** Exzision oder Röntgenbestrahlung ist deshalb erforderlich.

10.2 Bösartige Tumoren der Epidermis

10.2.1 Basaliom

Das Basaliom ist der häufigste bösartige Tumor der Haut, der jedoch nicht metastasiert. Er breitet sich durch Zerstörung des umgebenden Gewebes aus, dringt in die Haut ein und kann selbst im Knochen weiterwachsen.

Je früher ein Basaliom entdeckt wird, um so leichter läßt es sich entfernen. Die Behandlung besteht in Exzision oder Röntgenbestrahlung.

Basaliome treten fast ausschließlich im höheren Alter auf und sind zu über 90% im Gesicht lokalisiert (Tafel 47). Sie zeigen je nach Ausdehnung und Tiefe unterschiedliche Formen, charakteristisch ist jedoch ein **weißlicher Randwall**, der sich durch die glatte Oberfläche und durchscheinende **Äderchen** (Teleangiektasien) von der normalen Haut abhebt. Im Zentrum können Basaliome ulzeriert sein oder plattenartige Verhärtungen zeigen, oder es handelt sich um erbsgroße, weißliche, derb-feste Knötchen.

Basaliome an der Haut des Rumpfes **(Rumpfhautbasaliome)** sehen anders aus: sie sind flach, meist bräunlich gefärbt und zeigen eine feine Schuppung (Tafel 48). Auch hier erlaubt der erhabene Randwall die Diagnose.
Therapie: möglichst exzidieren, eventuell Röntgenbestrahlung.

10.2.2 Spinaliom (Stachelzellkrebs, spinozelluläres Karzinom)

Seltener als das Basaliom, jedoch gefährlicher sind Spinaliome: Diese Tumoren metastasieren zunächst lymphogen, dann hämatogen.

Spinaliome treten gleichfalls im höheren Lebensalter auf und finden sich meist nur an chronisch lichtexponierten Körperarealen (Stirn, Wangen, Nasenspitze, Unterlippe [Tafel 49], oberer Ohrrand, Handrücken [Tafel 50]). Lange Zeit bestehende Narbengebiete (nach Verbrennungen, nach abgeheiltem Lupus vulgaris, nach abgeheiltem Erythematodes, nach Röntgenbestrahlung) entwickeln häufiger Spinaliome.
Bild: Kennzeichen des Spinalioms ist eine festhaftende, bräunlich-gelbe Hornschuppe, unter der sich ein harter, schmerzloser Knoten befindet. Beim Größerwerden zerfällt die Tumormitte, und es kann ein verkrustetes Ulkus auftreten.

 Ein krustenbedecktes, hartrandiges Ulkus, das lange besteht, ist krebsverdächtig!

Differentialdiagnose: Keratoakanthom (Tafel 46). Hierbei handelt es sich um eine knotenförmige Epithelwucherung, die vor allem bei Männern an unbedeckten Körperstellen auftritt. Sie wächst rasch, heilt aber spontan wieder ab.
Therapie: großzügige chirurgische Exzision oder Röntgenbestrahlung; metastasenverdächtige Lymphknoten müssen exzidiert werden.

10.2.3 Malignes Melanom

Es ist der bösartigste Hauttumor, der noch Jahre nach der Exzision des Primärtumors infolge fortschreitender Metastasierung den Tod herbeiführen kann. Häufigkeit s. Tabelle 10.1. Das maligne Melanom kann überall auftreten (Tab. 10.2).

Tab. 10.1 Relative Häufigkeit von bösartigen Hauttumoren auf 100 000 Personen. Man erkennt, daß das maligne Melanom fast ein Fünftel der Hautkrebse ausmacht

Inzidenzrate der Hautkrebse		
1. Melanom	♂	3,1– 4,2/100 000
	♀	3,6– 4,9/100 000
2. sonstige	♂	18,2–47,8/100 000
inkl. Basaliom	♀	13,0–30,1/100 000

Tab. 10.2 Verteilung maligner Melanome der Haut (n. National Cancer Survey, USA)

	Männer	Frauen
	(Angaben in %)	
Kopf und Hals	26,6	17,1
(Gesicht)	(11,9)	(10,4)
Stamm	38,6	21,9
obere Extremitäten	21,5	26,3
untere Extremitäten	13,3	34,7
Zahl der Fälle	n = 1103	n = 1198

Etwa ein Drittel aller Melanome entsteht durch bösartige Umwandlung von Nävuszellnävi, besonders, wenn diese chronisch irritiert werden.

Zu den **Melanomvorstufen** zählen die großen kongenitalen Nävi sowie dysplastische Nävi und die Lentigo maligna (Tab. 10.3).

Als Gedächtnisstütze zum Erkennen von Atypie und Bösartigkeit dient die ABCDE-Regel:
A: Asymmetrie
B: Begrenzung unregelmäßig oder unscharf
C: Kolorierung inhomogen
D: Durchmesser oft über 6 mm
E: Epithelschäden und Oberflächenreliefänderungen sowie Regressionszonen.

Die in Tabelle 10.4 aufgeführten Formen des malignen Melanoms unterscheiden sich durch das klinische Bild des Tumors, seine Histologie, die Anamnese und den Verlauf (Prognose). Symptome zur Erhärtung der Verdachtsdiagnose s. ABCDE-Regel, histologische und klinische Stadieneinteilung s. Tabellen 10.5 und 10.6.

Bild: Fast alle Melanome zeichnen sich durch eine tiefschwarze bis dunkelbraune Farbe aus. Die Absiedelung von Tumorzellen in die regionalen Lymphknoten kann frühzeitig eintreten; danach erfolgt die Metastasierung in Lunge, Leber, Herz, Gehirn oder in die Haut.

Differentialdiagnosen: die Differentialdiagnosen des malignen Melanoms umfassen eine große Zahl von pigmentier-

Tab. 10.3 Melanom-Vorstufen

	maligne Transformation	Zeitdauer	Alter
Lentigo maligna (Melanoma in situ)	obligat	Jahre	Senium
dysplastische Nävi sporadisch familiär	möglich	Jahre	frühes und mittleres Erwachsenenalter
Tierfellnävus	häufig	wenige Jahre	angeboren
giant hairy nevus	möglich	Jahrzehnte	Erwachsenenalter

Tab. 10.4 Formen des malignen Melanoms

LMM Lentigo-maligna-Melanom:
Langsame Entwicklung über Jahre aufgrund einer melanotischen Präkanzerose. Vorwiegend bei älteren Patienten und in der lichtexponierten Haut; sehr lange Anamnese mit bösartiger Weiterentwicklung aus einer melanotischen Präkanzerose (s. Kap. 10.1.4. späte Metastasierung, günstige Prognose (Tafel 51c).

SSM Superficial Spreading Melanoma:
Primär horizontales Wachstum; längere Anamnese, flacherhabener, plattenartiger Tumor, langsame Metastasierung (Tagel 51b).

NMM Primär knotiges malignes Melanom:
Von Anfang an vorwiegend vertikales Wachstum; kurze Anamnese, knotig-erhabener Tumor, rasche Metastasierung (Tafel 51a).

ALM Akrolentiginöses malignes Melanom:
Lokalisation palmar, plantar oder subungual; tritt im höheren Alter an Akren (Finger, Zehen, Ohren etc.) auf. Vorwiegend fleckförmig und unregelmäßig pigmentiert; metastasiert wie LMM.

Tab. 10.5 Histologische Einteilungskriterien (Tiefe der Infiltration) beim malignen Melanom (n. Clark)

Level I	In-situ-Melanom oberhalb der Basalmembran
Level II	Infiltration in das Stratum papillare des Koriums, das Stratum reticulare ist höchstens von einzelnen Zellen erreicht
Level III	Tumor füllt das Stratum papillare aus und infiltriert den Übergang zum Stratum reticulare des Koriums
Level IV	Infiltration des Stratum reticulare
Level V	Infiltration der Subkutis

Tab. 10.6 Klinische Stadien des malignen Melanoms

Stadium I	Primärtumor ohne Lymphknotenbefall, ohne Satellitenknoten
Stadium Ia	Lokalrezidive
Stadium Ib	Transitmetastasen
Stadium II	Lymphknotenbefall oder Satellitenknoten
Stadium III	Fernmetastasen

ten gutartigen Veränderungen der Haut. Oft ist es schwierig, das maligne Melanom von derartigen Pigmentknoten abzugrenzen. Gerade hier ist es nötig, konsiliarischen Rat einzuholen und nicht etwa einen Pigmenttumor oberflächlich zu beurteilen!

Mögliche Differentialdiagnosen des malignen Melanoms sind:
- Nävuszellnävus,
- sog. blauer Nävus,
- sog. juveniles Melanom (Spitz),
- Lentigo senilis,
- seborrhoische Keratose,
- Pigmentzysten (Hydrokystome noire),
- pigmentiertes Basaliom,
- Granuloma pyogenicum, eruptives Angiom,
- pigmentiertes Histiozytom.

Therapie: Ein malignes Melanom muß sofort und großzügig exstirpiert werden. Eine Bestrahlung ist nicht angebracht, da die Tumorzellen verhältnismäßig strahlenunempfindlich sind. Bei Verdacht auf Metastasierung sind die Lymphknoten mitzuentfernen.

Eine Chemotherapie ist nur beim metastasierenden Melanom angezeigt. Neuerdings werden versuchsweise Kombinationsbehandlungen mit Interferon und Interleukin 2 durchgeführt, die recht erfolgversprechend sind. Wichtig ist die sorgfältige klinische Nachbeobachtung des Patienten, anfangs in vierteljährlichen Abständen, um Metastasen (palliativ) zur Verringerung der Tumormasse zu entfernen.

Prognose: Die Überlebensrate hängt wesentlich von der Eindringtiefe des Tumors ab. Man unterscheidet fünf Ebenen der Infiltration, Level I: intraepidermal, Level V: tief im subkutanen Fettgewebe (s. Tab. 10.5). Die Tumordicke ist für die Prognose besonders wichtig.

95% der Frauen bzw. 80% der Männer überleben das erste Jahr, nur 51% der bzw. 33% der Männer überleben 10 Jahre (s. Abb. 10.1).

Wichtige Faktoren für die Prognose der Melanomerkrankungen (zur Überlebensdauer s. Abb. 10.1):
- Geschlecht,
- Alter,
- Lokalisation,
- Wuchsform,
- Ulzerationen,
- Metastasierung,
- Invasionstiefe,
- Tumordicke,
- Mitose-Index.

10.2.4 Dysplastisches Nävus-Syndrom

Multipel auftretende, bizarr geformte und mehrere Millimeter im Durchmesser messende Nävi mit zentraler, leicht erhabener Knötchenbildung kommen als

10

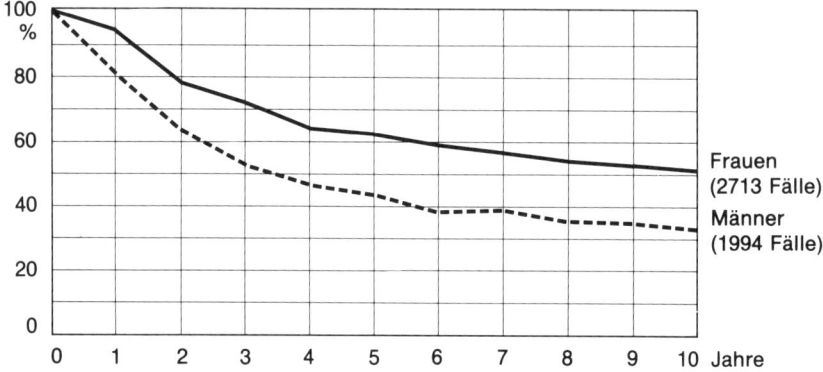

Abb. 10.1   Überlebenschance bei malignem Melanom (alle Formen, n. WHO-Register).

Vorläufer des malignen Melanoms in Betracht. Diese Nävi zeigen histologisch auffällige Zellatypien (Dysplasien) und treten in manchen Familien gehäuft auf. Frühe Exzision und langfristige Kontrollen sind empfehlenswert (Synonyma: BK-mole-Syndrom, FAMMM-Syndrom.

Kennzeichen des dysplastischen Nävus-Syndroms:

- melanozytäre Nävi von 5–15 mm Durchmesser,
- Zahl 10–100,
- morphologische Variabilität,
- proximale Rumpfhaut, Arme, Kopf,
- atypische melanozytäre Hyperplasie,
- lymphozytäres Infiltrat,
- Fibroplasie, Angioproliferation,
- Melanoma in situ.

10.2.5 Morbus Paget

Diese Erkrankung tritt fast nur an der weiblichen Brustwarze auf. Kennzeichnend ist ein ekzematöses Bild (Nässen, Krusten, scharfe Begrenzung), das sich langsam über die Brust ausdehnt. Dabei handelt es sich um ein Milchdrüsenkarzinom, das in die Epidermis eingedrungen ist.

 Ein einseitiges Brustwarzen-„Ekzem" ist immer karzinomverdächtig!

Die **Therapie** besteht in einer Radikaloperation (Mammaamputation), eventuell auch Lymphknotenexstirpation.

10.3 Bösartige bindegewebige Tumoren

Bösartige Geschwülste, die vom Mesenchym, insbesondere von dermalen Strukturen ausgehen, sind in der Haut selten. Der wichtigste Tumor ist das **Sarkom**, eine rasch wachsende, rasch metastasierende, relativ harte Geschwulst in der Dermis, die auch von Blutgefäßen ausgehen kann (Angiosarkom). Eine radikale Operation, u. U. mit Bestrahlung, ist hier erforderlich. Die in der Tabelle 10.7 verzeichneten bösartigen Geschwülste des Bindegewebes, der Gefäße und Nerven sind selten. Oftmals wird die Diagnose erst histologisch gestellt.

Bedingt durch die hochentwickelte Gefäßversorgung der Haut, kann es zu systemischen Absiedelungen von Blutkrebsen (Leukämien) in der Haut kommen (= Metastasen).

Tab. 10.7 Klassifikation der Haut- und Weichteilsarkome (n. Kerl)

Tumoren	Zellen	Gewebe
Dermatofibrosarcoma protuberans	Fibroblasten	fibröses Bindegewebe
Fibrosarkom	Histiozyten	
maligne (fibröse) Histiozytome	Histiozyten,	Monozyten/Histiozyten/
	Lymphozyten	Makrophagen-System
		lymphatisches Gewebe
Kaposi-Sarkom		
Angiosarkom		
malignes endovaskuläres		
papilläres Hämangiom	Endothelzellen	Blut- und
Angioendotheliomatosis	Perizyten	Lymphgefäße
proliferans systemisata		
Lymphangiosarkom		
malignes Hämangioperizytom		
Liposarkom	Fettzellen	Fettgewebe
	(Lipoblasten, Adipozyten)	
Leiomyosarkom	Myoblasten	glatte Muskulatur
Rhabdomyosarkom		quergestreifte Muskulatur
malignes Schwannom	Schwann-Zellen	Nervengewebe
(Neurofibrosarkom)		

10

Häufiger sind generalisierte tumoröse Erkrankungen im Hautbindegewebe.

10.4 Kutane maligne Lymphome

Maligne Lymphome sind bösartige Tumoren der Lymphozyten. Sie entstehen besonders häufig in Organen, die für die Immunkompetenz des Organismus von Bedeutung sind. Dies sind neben den primären (Thymus) und sekundären (Lymphknoten, Milz, Tonsillen, Knochenmark) lymphatischen Geweben diejenigen Organsysteme, die direkt mit der Außenwelt in Kontakt stehen, wie etwa der Magen-Darm-Trakt und insbesondere die Haut. Maligne Lymphome, die in der Haut entstehen, bezeichnet man als **primär kutane maligne Lymphome.**

Innerhalb des lymphatischen Systems findet sich eine Vielfalt unterschiedlich differenzierter Lymphozytenformen. Man geht heute davon aus, daß Lymphozyten aller Differenzierungsformen maligne entarten können und dann zu malignen Lymphomen führen, die die morphologischen und immunologischen Charakteristika der Ausgangszelle aufweisen. Eine moderne Klassifikation muß deshalb sowohl morphologische als auch immunologische Kriterien berücksichtigen. Diesem Anspruch genügt die **Kieler Klassifikation.** In diese Klassifikation ist zusätzlich der Malignitätsgrad der Lymphome eingegangen (s. Tab. 10.8).

10.4.1 Kutane maligne T-Zell-Lymphome niedriger Malignität

Mycosis fungoides
Das häufigste kutane maligne Lymphom, die Mycosis fungoides, tritt überwiegend in höherem Alter auf und beginnt klinisch wie histologisch uncharakteristisch. Meist entwickeln sich großflächige, ekzematöse Herde an Stamm und Extremitäten, die oft über viele Jahre bestehen und zunächst histologisch einem chronischen Ekzem entsprechen (ekze-

Tab. 10.8   Kieler Klassifikation der malignen Lymphome (n. Lennert)

A. Morbus Hodgkin

B. Non-Hodgkin-Lymphome (NHL)
  1. niedrigmaligne NHL
    • lymphozytische maligne Lymphome:
     CLL, Haarzell-Leukämie, Mycosis
     fungoides, Sézary-Syndrom
    • Immunglobulin-sezernierende maligne
     Lymphome (Immunozytome):
     lymphoplasmozytisches, -zytoides
     Immunozytom, plasmozytisches
     Immunozytom (Plasmozytom)
    • Keimzentrums-Lymphome:
     zentrozytisches Lymphom,
     zentroblastisch-zentrozytisches
     Lymphom

  2. hochmaligne NHL
    • zentroblastisches Lymphom
    • lymphoblastisches Lymphom
    • immunoblastisches Lymphom

Tab. 10.9   TNBM-Klassifikation der Mycosis fungoides

T: Haut
T_0 klinisch und/oder histologisch verdächtige Veränderungen
T_1 ekzematöse Herde, Plaques: < 10% Körperoberfläche
T_2 ekzematöse Herde, Plaques: > 10% Körperoberfläche
T_3 Tumoren (mehr als einer)
T_4 Erythrodermie

N: Lymphknoten
N_0 klinisch keine palpablen Lymphknoten; histologisch kein Anhalt für Mf
N_1 palpable Lymphknoten; histologisch kein Anhalt für Mf
N_2 klinisch keine palpablen Lymphknoten; histologisch Mf
N_3 palpable Lymphknoten, histologisch Mf

B: peripheres Blut
B_0 keine atypischen Lymphozyten im peripheren Blut (< 5%)
B_1 atypische Lymphozyten im peripheren Blut (> 5%)

M: viszerale Organe
M_0 keine Beteiligung viszeraler Organe
M_1 histologisch gesicherte viszerale Beteiligung

matöses Stadium; Tafel 52); subjektiv besteht meist Juckreiz. Später werden diese Areale zunehmend von den neoplastischen T-Lymphozyten infiltriert (Plaque-Stadium). Schließlich entwickeln sich rasch wachsende ulzerierende Tumoren (Tumor-Stadium), die mit einer sehr kurzen Überlebensdauer der Erkrankten assoziiert sind.

Unbehandelt besteht die Mycosis fungoides 10 bis 15 Jahre; im Verlauf dieses Zeitraums werden zunächst die Lymphknoten, dann auch die inneren Organe mitbefallen. Für eine Stadieneinteilung werden deshalb alle wesentlichen Organe untersucht (Tab. 10.9 u. 10.10).

Therapeutisch stehen nur palliative Maßnahmen zur Verfügung. Deshalb behandelt man die Patienten zunächst mit PUVA, SUP und topischen Kortikosteroiden, wodurch die Infiltrate über viele Jahre kontrolliert werden können. Später stehen Ganzkörperbestrahlung mit Röntgenstrahlen oder schnellen Elektronen sowie Zytostatikatherapie zur Verfügung.

Sézary-Syndrom

Ein der Mycosis fungoides verwandtes kutanes T-Zell-Lymphom ist das Sézary-Syndrom, das durch Erythrodermie, generalisierte Lymphknotenschwellung und leukämische Ausschwemmung der malignen Lymphozyten charakterisiert ist. Prognostisch ist das Sézary-Syndrom ungünstiger als die Mycosis fungoides einzustufen.

10.4.2 Kutane maligne B-Zell-Lymphome niedriger Malignität

Die verschiedenen Lymphome dieser Gruppe (s. Tab. 10.8) sind sich klinisch sehr ähnlich und manifestieren sich in kutan-subkutanen Knoten ohne epidermale Beteiligung. Der Farbton dieser Infiltrate variiert von hautfarben über

Tab. 10.10 Stadiengerechte Therapie der kutanen T-Zell-Lymphome

Stadium Ia, Ib, IIa	PUVA	Re PUVA IFN PUVA	HN$_2$ BCNU	Radiatio
Stadium IIb	IFN RETINOIDE	Radiatio, (Dermopan, schnelle Elektronen)		Kombinationen
Stadium III	Photophorese	IFN alpha, Re PUVA, Cortison und Chlorambuzil, Methotrexat		
Stadium IV	Interferon, Retinoide in experimentellen Protokollen, systemische Chemotherapie			

10

rötlich bis hin zu blau-violetten Schattierungen.

Die Klassifikation ist meist nur durch kombinierte histologische und immunologische Untersuchungen möglich.

10.4.3 Kutane maligne Lymphome hoher Malignität

Primär kutane maligne Lymphome hoher Malignität (s. Tab. 10.8) sind selten. Sie entstehen entweder im Verlauf von niedrig malignen Lymphomen wie etwa der Mycosis fungoides oder ohne vorbestehendes Lymphom. Man erkennt sie klinisch an rasch aufschießenden, teils bizarr konfigurierten Plaques und Knoten, dem rasanten Befall innerer Organe und dem raschen Verfall der Patienten. Die früher für diese Krankheiten benutzten Begriffe Retikulose, Retikulosarkom und Retikulosarkomatose werden heute nicht mehr verwendet.

11 Genetisch bedingte Erkrankungen

11.1 Epidermolysis bullosa hereditaria

Bei dieser Erkrankung besteht eine angeborene Neigung, aufgrund geringer Verletzungen, manchmal allein durch Druck oder Reiben, **Blasen** zu bilden (Epidermolyse = Ablösung der Epidermis). Je nach Ausprägung der Erkrankung werden verschiedene Formen unterschieden (Tab. 11.1).

Tab. 11.1 Die wichtigsten Formen der Epidermolysis bullosa
a. d. = autosomal-dominant
a. r. = autosomal-rezessiv

ohne Vernarbung:	Vererbung
Epidermolysis bullosa simplex	a. d.
Typ Koebner	a. d.
Typ Weber-Cockayne	a. d.
Epidermolysis bullosa gravis (letalis) Typ Herlitz	a. r.
mit Vernarbung:	
Epidermolysis bullosa dystrophica	a. d. oder a. r.

Die einfachste Form zeigt nur **Blasenbildung bei Belastung,** besonders an den Füßen, Händen, Ellenbogen, die relativ rasch wieder abheilen.

Die schwere Form (dystrophische Form) zeigt eine **Vernarbung** der Haut an Stellen, wo sich Blasen entwickelt haben. Die Finger- und Zehenspitzen werden zunehmend atrophisch, die Nägel fallen aus, und infolge der Narbenbildung können die Finger, manchmal auch größere Gelenke, nicht mehr bewegt werden.

Die Blasenbildung tritt auch an Schleimhäuten auf, besonders am Ösophagus (Vorsicht bei Intubationsnarkosen!). Meist sind die Kinder, wenn sie ins Schulalter kommen, im Wachstum zurückgeblieben und durch die dermogenen Kontrakturen (= Bewegungseinschränkung durch Narbenbildung) weitgehend verkrüppelt. Eine kausale Behandlung gibt es nicht.

11.2 Neurofibromatose (Morbus Recklinghausen)

Die Recklinghausen-Erkrankung ist ein neurokutanes Syndrom, das im Laufe des zunehmenden Alters vielfache Veränderungen zeigen kann:

- weiche, der Haut aufsitzende, hautfarbene Tumoren am ganzen Körper, die Kartoffelgröße erreichen können (Neurofibrome; s. Tafel 42),
- milchkaffeefarbene Pigmentflecke,
- verschiedene Nävi und Fehlbildungen des Skelettsystems,
- zerebrale Störungen. Die Neurofibrome können auch am Augenhintergrund oder im Gehirn auftreten.

Die Behandlung besteht, falls erforderlich, in operativer Entfernung der Tumoren.

In neuerer Zeit wurden zwei Gene entdeckt, von denen eines für die Hirntumoren (zentraler Typ) und das andere für die übrigen Veränderungen (peripherer Typ) verantwortlich ist (s. Tab. 11.2).

11.3 Ichthyosis

Ursache: anlagebedingte Störung der Verhornung, bei der sich die Hornschuppen nicht von der Haut lösen (Tab. 11.3).

Die ersten Erscheinungen treten nach dem ersten Lebensjahr auf.

Bild: trockene Schuppung der Haut ohne Entzündungserscheinungen (Tafel 53). Verminderte Schweißproduktion. Die Schuppenausprägung ist von Fall zu Fall sehr verschieden: puderförmig bis zu dicken Hornauflagerungen (Krokodilhaut).

Sitz: Extremitäten und Stamm.

Therapie: Ursache nicht zu beeinflussen, deshalb je nach Typ der Ichthyosis entschuppende Maßnahmen:

- Öl-, Weizenkleie- oder Kochsalzbäder (3–5%; 2 kg Kochsalz pro Bad),
- abtrocknen und mit Calmurid- oder Urea-Kochsalz-Salbe einreiben,
- Seebäder,
- Acitretin (Neotigason®), anfangs 50 mg/Tag, langsam reduzieren.

Tab. 11.2 Typen der Neurofibromatose (Einteilung der NIH Consensus Conference)

NF-1 Klassische Form, Recklinghausen-Krankheit; periphere Neurofibromatose.
Autosomal-dominant vererbt; Lokus auf Chromosom 17.

NF-2 Früher bilaterale Akustikus-Neurofibromatose; geht mit bilateralen Akustikusneurinomen einher.
Autosomal-dominant vererbt; Lokus wahrscheinlich auf Chromosom 22.

Tab. 11.3 Differentialdiagnose der wichtigsten hereditären Ichthyosen (n. Voigtländer, Anton-Lamprecht u. Schnyder)

Diagnose	Manifestation	Klinische Besonderheiten	Fakultative Begleitsymptome	Histologischer Typ	Ultrastruktur	Erbgang
Autosomaldominante Ichthyosis vulgaris	1. Lebensjahr	milde Schuppung Beugefalten frei Keratosis follicularis vergröbertes Handfurchenmuster; Abortivfälle häufig	Atopie (Asthma, Rhinitis, Neurodermitis)	Retentionshyperkeratose (mit follikulärer Beteiligung)	Keratohyalin defekt	autosomaldominant
X-chromosomalrezessive Ichthyose	Geburt oder 1. Lebensjahr	mäßige Schuppung Beugen beteiligt nur Männer befallen Palmae und Plantae o. B. keine Keratosis follicularis	Hornhauttrübungen	Retentionshyperkeratose (ohne follikuläre Beteiligung)	Keratohyalin normal	X-chromosomalrezessiv
Ichthyosis congenita	Geburt Säuglingsalter (selten)	starke Schuppung Beugenbefall variable Rötung Ektropion	Palmoplantarkeratosen	Proliferationshyperkeratose	quantitative Verschiebungen	autosomalrezessiv
Erythrodermia congenitalis ichthyosiformis bullosa	Geburt	starke Schuppung Beugenbetonung Blasen; Palmoplantarkeratosen	–	Akanthokeratolyse	Tonofibrillenverklumpung	autosomaldominant

11.4 Morbus Pringle

Ursache: autosomal-dominante Erbkrankheit.

Hauterscheinungen: meistens im Bereich der Wangen (Nasolabialfalten) stecknadelkopf- bis erbsgroße, weiche, rötlichbraune Knötchen **(Adenoma sebaceum)**; Knötchen an Nagelfalz und Zahnfleisch **(Koenen-Tumoren)**; Pigmentflecken **(Naevus spilus).**

Organerscheinungen: häufig Veränderungen am Klein- und Großhirn, Augenhintergrund und Skelett.

Während die Hauterscheinungen meistens erst zur Pubertät auftreten, zeigen sich die Folgen der Gehirnveränderungen oft früher, häufig in Form einer Epilepsie.

Therapie: nur symptomatisch; ggf. operative Entfernung der Gesichtsknötchen.

 Epilepsie und geistige Minderentwicklung können auf Morbus Pringle hinweisen!

11.5 Mastozytosen

In der Haut liegen normalerweise 7000 bis 10 000 Mastzellen pro mm^3. Als anlagebedingte Fehlbildung ist diese Zahl erhöht und kann krankhafte Veränderungen auslösen. Die Mastzellvermehrung der Haut (Mastozytose) ist selten und wird vor allem im Säuglings- und Kindesalter beobachtet.

11.5.1 Solitäres Mastozytom

Sitz: Stamm, selten im Kopfbereich.
Bild: bis münzgroße, bräunlich pigmentierte Flecken, gelegentlich leicht erhaben, die bei Reiben urtikariell anschwellen – es besteht dann Juckreiz.

11.5.2 Urticaria pigmentosa (exanthematische Mastozytose)

Sitz: vorwiegend an Stamm und proximalen Extremitätenbereichen.
Bild: disseminiert stehende, bräunliche bis linsengroße Flecken mit scharfer Begrenzung. Auch hier findet der Reibetest eine urtikarielle Antwort; interner Befall möglich (bei 10%).

11.5.3 Seltene Formen

- **Teleangiectasia macularis eruptiva perstans:** generalisierte Mastozytose der Haut mit starker Gefäßneubildung und einer Atrophie der Kutis.
- **Diffuse Mastozytose des Kindes:** Anfallsartige urtikarielle Schwellung der Haut mit heftiger Rötung und blasiger Abhebung der Epidermis. Gefährliches Krankheitsbild, oft vergesellschaftet mit systemischer Mastozytose.

Therapie der Mastozytosen
Bei der solitären Mastozytose ist keine spezifische Therapie erforderlich. Bei der Urticaria pigmentosa ist die Behandlung mit PUVA indiziert. Sie führt zu Beschwerdefreiheit und nachlassender Mastzellneubildung.

11.6 Histiozytosen

Es handelt sich um tumoröse Erkrankungen, die von sog. Histiozyten (Gewebsmakrophagen) ausgehen. Die Veränderungen können gutartig bis bösartig sein.

11.6.1 Juveniles Xanthogranulom

Bild: seltenes, im Kindesalter beobachtetes Auftreten von kleinen bis halbkugelig hervortretenden Knötchen und Knoten von gelblicher Eigenfarbe.

Therapie: nicht erforderlich, allenfalls Exzision.

11.6.2 Histiocytosis X

Dies ist der Oberbegriff für folgende Erkrankungen:
- Abt-Letterer-Siwe-Syndrom,
- Hand-Schüller-Christian-Erkrankung,
- eosinophiles Granulom des Knochens.

Die Diagnose muß in jedem Falle histologisch gesichert werden. Eine Therapie dieser z. T. letal verlaufenden Erkrankung (Abt-Letterer-Siwe-Syndrom und Hand-Schüller-Christian-Erkrankung) erfolgt nach den Regeln einer Tumorbehandlung.

11.6.3 Weitere genetisch bedingte Erkrankungen mit zum Teil vererbbaren Punktmutationen (Tab. 11.4)

Tab. 11.4 Genetisch bedingte Erkrankungen der Haut mit z. T. vererbbaren Punktmutationen

Erkrankung	Verändertes Gen/Protein
Porphyria cutanea tarda	Uroporphyrinogen-Decarboxylase
Akute intermittierende Porphyrie	Porphobilinogen-Deaminase
Erythropoetische Porphyrie	Uroporphyrinogen-III-Synthetase
Osteogenesis imperfecta	Typ-I-Kollagen
Ehlers-Danlos-Syndrom	Kollagen (verschieden Typen)
Marfan-Syndrom	Fibrillin
Chronisch-septische Granulomatose	Neutrophile NADPH-Oxidase
Angioneurotisches Ödem	C1-Inhibitor
Neurofibromatose	Neurofibromatosegen
Xeroderma pigmentosum	DNS-Exzisionsreparaturgen
McCune-Albright-Syndrom	G-Protein
Morbus Fabry	α-Galaktosidase
Albinismus (Typ IA)	Tyrosinase
Lesch-Nyhan-Syndrom	Hypoxanthinguanin-Phosphoribosyltransferase

12 Zirkulationsstörungen

12.1 Akrozyanose

Bild: Livid- bis Blaufärbung der Körperspitzen (Nasenspitze, Ohrmuschel, Kinn, Hände, Knie und Füße), die sich besonders bei Kälte vertieft. Die Haut ist kühl; Vorkommen im Jugendalter.
Ursache: Erweiterung von venösen Kapillaren, gesteigerter Gefäßtonus der Arteriolen, vegetative Dysregulation.
Therapie: Wechselbäder: Unterschenkel zuerst 3 Minuten in warmes, dann 1 Minute in kaltes Wasser eintauchen. In gleicher Weise täglich 10- bis 20mal wechseln. Durchblutungsfördernde Mittel wie Benzylnicotinat (Rubriment®-Essenz) können zugesetzt werden. Oberstes Prinzip: Wärmeschutz (Handschuhe, Pelzstiefel); Besserung mit zunehmendem Alter.

12.2 Frostbeulen (Perniosis)

Bild: knotige, z.T. konfluierende, umschriebene, blaurote, entzündliche Schwellungen, die druckschmerzhaft sind. Selten Spontanschmerz. Bei Wärme stärkerer Juckreiz.
Sitz: vorzugsweise an den unteren Extremitäten, aber auch an den Ohrmuscheln, der Nase und an den Händen. Betroffen sind vorwiegend junge Menschen.
Ursache: vegetativ gestörte Gefäßfunktion schon bei geringgradig erniedrigten Außentemperaturen.
Therapie: wie bei der Akrozyanose.

12.3 Raynaud-Erkrankung

Bild: durch Kältereize auslösbare, anfallsweise Verengung (Spasmus) der Fingerarterien. Dabei zeigt sich zunächst eine Blässe, dann eine blaurote Verfärbung (Zyanose), die schließlich in eine hellrote Farbe übergeht; sehr schmerzhaft.
Die Erkrankung tritt auf:
• primär bei jungen Frauen,
• sekundär bei:
  – Arteriosklerose,
  – Thrombangiitis obliterans,
  – Diabetes mellitus,
  – chronischen Vibrationstraumata (Preßlufthammer),
  – Sklerodermie und anderen Kollagenosen,
  – Blei- und Arsenvergiftungen,
  – Medikamenten (z.B. Betablocker),
  – hämatologischen Störungen (insbesondere Kälteagglutinine),
  – Halsrippen- oder Scalenus-anterior-Syndrom.
Die Krankheit tritt sehr oft als Initialphase der progressiven Sklerodermie auf (s. S. 106).
Therapie: gefäßerweiternde Mittel Pentoxifyllin (Trental®), Unterwassermassagen der nicht betroffenen Körperteile; Kältereize vermeiden! Bei starker Ausprägung des Krankheitsbildes chirurgische Durchtrennung der Sympathikusnerven; internistische Abklärung.

12.4 Teleangiektasien

Bild: feinste Erweiterungen der Kapillaren, einzeln oder dicht zusammenstehend (Tafel 54).
Sitz: im Gesicht älterer Menschen.

Vorkommen: bei Hauterkrankungen (Tab. 12.1); nach langwährender lokaler Kortikoidanwendung.

Therapie: kosmetisch abdecken, eventuell elektrisch veröden mit dem Elektrokauter oder Laser-Therapie (s. S. 29).

12.5 Besenreiser-Varizen

Bild: oberflächlich verlaufende, geschlängelte, bläuliche Gefäßzeichnungen, die einige Zentimeter lang werden können.

Sitz: besonders bei Frauen im Bereich der Oberschenkel und der Knie, am Rippenbogen bei Asthmatikern („Hustenkranz").

Therapie: falls erforderlich, können diese Erscheinungen verödet werden: 0,5%iges Polidocanol (Äthoxysklerol®) in einer kleinen Vollglasspritze aufziehen und dünne Kanüle (Nr. 20) aufsetzen. Flach in das Gefäßlumen einstechen und 0,3 bis 0,4 ccm Verödungsmittel einspritzen. Nach Entfernung der Nadel dieses Gebiet sofort mit einem Tupfer komprimieren und Kompressionsverband anlegen.

12.6 Thrombangiitis obliterans (Morbus Winiwarter-Buerger)

Ursache: entzündliche Erkrankung der großen Arterien und Venen mit Einengung oder Verschluß des Gefäßes. Viele der Patienten sind starke Raucher! Die Thrombangiitis obliterans ist bevorzugt bei Männern mittleren Alters anzutreffen.

Sitz: vorwiegend Unterschenkel.

Bild: zunächst schnelle Ermüdbarkeit der Beine mit stärkerer Blässe; beim Gehen zunehmende Schmerzen („intermittierendes Hinken"), so daß eine kurze Pause eingelegt werden muß. Schließlich zyanotische, unregelmäßig begrenzte, schmerzende Erytheme mit Gewebsuntergang (Ulzera).

Therapie: gefäßerweiternde Mittel. Eine Weitstellung der Gefäße kann auch mit einer Durchschneidung des Nervus sympathicus erzielt werden. Rauchverbot!

Bei Ulzerationen antibiotische Salben; Fersenring als Dekubitusschutz; Kälte vermeiden. Schmerzmittel; bei ausgedehnten Gefäßverschlüssen: Amputation.

Differentialdiagnose: Raynaud-Syndrom (zur Abgrenzung s. Tab. 12.2).

12

Tab. 12.1 Teleangiektasien

angeboren als:	symptomatisch bei:
Naevus flammeus	Sklerodermie
Naevus araneus (Spinnen- oder Spidernävus)	Lupus erythematodes
Naevus teleangiectaticus	Dermatomyositis
essentielle Teleangiektasien	generalisierte Hautatrophien
	(Poikilodermie, Xeroderma pigmentosum,
	Pseudoxanthoma elasticum)
Syndrome:	
Klippel-Trénauney	Narben
Rendu-Osler-Weber	Strahlenatrophie
Mafucci	Cortisonatrophie
Sturge-Weber	Basaliom
Ataxia teleangiectatica	Rosazea
universelle Angiomatose	Mastozytose

Tab. 12.2 Differentialdiagnose von Thrombangiitis obliterans und Raynaud-Syndrom

Thrombangiitis obliterans	Raynaud-Syndrom, beginnende Sklerodermie
vorzugsweise Beine befallen	an Händen häufiger als an Füßen und Beinen
peripherer Puls fehlt fast immer	peripherer Puls meist tastbar
Dauerschmerz	Schmerzattacken
eine Extremität meist stärker befallen	meist symmetrisch
ohne Behandlung kontinuierliches Fortschreiten der Erkrankung bis zu Nekrosen	selten Nekrosen; bei Sklerodermie „Rattenbißnekrosen" der Fingerspitzen
organischer Gefäßprozeß, Systemerkrankung	funktionelle Angiopathie, morphologische Gefäßveränderungen erst im Spätstadium
röntgenologische Gefäßveränderungen, Verschlüsse sichtbar	im Arteriogramm meist keine pathologischen Veränderungen

12.7 Thrombophlebitis (Venenthrombose)

Hierunter versteht man eine umschriebene Entzündung der Venenwand mit Thrombenbildung. Man unterscheidet je nach Sitz die oberflächliche Thrombophlebitis und die tiefe Phlebothrombose.

12.7.1 Oberflächliche Thrombophlebitis

Die oberflächliche Thrombophlebitis (Venenentzündung) ist eine leichte Erkrankung von durchschnittlich 10 Tagen Dauer. Sie hat keine nennenswerten Folgen; Embolien sind äußerst selten und treten nur dann auf, wenn sich durch längere Bettruhe und der damit verbundenen Blutstromverlangsamung an anderer Stelle Thromben gebildet haben.
Bild: Im Bereich einer Vene erscheint ein druckschmerzhafter, entzündlich geröteter Streifen oder Knoten. Gelegentlich besteht ein entzündliches Ödem. Der Allgemeinzustand ist durchweg kaum verändert, die Temperatur normal oder anfangs nur gering erhöht.
Therapie:
- Kompressionsverband: Mit einer 12 cm breiten elastischen Binde wird der ganze Unterschenkel (Zehen freilassen) unter dosiertem Druck eingebunden; d.h. am Fußgelenk und im unteren Unterschenkeldrittel fest, im Wadenbereich und unter dem Knie weniger fest. Der Verband wird gewechselt, sobald er locker geworden ist. Durchschnittlicher Verbandwechsel alle 2 bis 3 Tage;
- lokal: Mucopolysaccharidpolyschwefelsäureester (Hirudoid®), Heparinoid (Lasonil®), Heparin-Natrium (Thrombophob®-60 000-Salbe);
- innerlich entzündungshemmende Mittel, wie z.B. Aspirin®;
- eventuell Inzision und Ausdrücken eines Koagulums;
- viel mit dem Kompressionsverband laufen.

 Ein Patient mit einer oberflächlichen Venenentzündung gehört nicht ins Bett!

12.7.2 Phlebothrombose (tiefe Venenthrombose)

Zivilisationsbedingte Ursachen (chronischer Bewegungsmangel, Übergewichtigkeit) spielen häufig eine Rolle.
Bild: einseitig am Unterschenkel lokalisiert. Ödem: durch den akuten Ver-

schluß der tiefen Venen kommt es infolge des Staus zu einer Ansammlung von Ödemflüssigkeit im Gewebe. Deshalb bei Druck Dellenbildung! Blaurote Hautverfärbung (Zyanose) im Stehen. Schmerzen. Allgemeinsymptome wie Fieber, Pulsanstieg und Beeinträchtigung des Allgemeinbefindens können fehlen.

Zeichen einer tiefen Venenthrombose:
- Wadenschmerz bei stärkerer Belastung der Wadenmuskulatur.
- Druckschmerz im Wadenbereich.

 Die gefährlichste Komplikation: Lungenembolie!

Therapie:
- Anlegen eines straffen Kompressionsverbandes,
- kurzzeitig Bettruhe,
- in ausgedehnten Fällen gerinnungshemmende Mittel und Thrombozytenaggregationshemmer Acetylsalicylsäure (Colfarit®),
- Auflösung des Koagulums mit Streptokinase oder Urokinase (Thrombolyse),
- Heparinisierung.

 Bei einer tiefen Venenthrombose ist jegliche Massage zu unterlassen!

12.8 Krampfadern (Varizen)

Dieses Leiden ist so häufig, daß man es fast eine Volkskrankheit nennen kann.

Bild: sack- oder schlauchförmig überdehnte und geschlängelte Venen, besonders im Bereich der unteren Extremitäten (Tafel 55).

Beschwerden: rasche Ermüdbarkeit in den Beinen; Spannungsschmerzen, besonders abends Schmerzen in der Wadenmuskulatur.

Man unterscheidet:
- **Primäre Krampfadern:** Sie entwickeln sich spontan, meist schon im jungen Alter, ohne erkennbaren Grund. Die Ursache ist eine angeborene „Bindegewebsschwäche". Gleichzeitig besteht eine Neigung zu Leistenbrüchen, Plattfüßen und Varizen am Nebenhoden.
- **Sekundäre Krampfadern:** Sie bilden sich meist nach Thrombosen in den tiefen Beinvenen. Es kommt hier zu stärkeren Veränderungen der Venenwände und Venenklappen, so daß der venöse Blutabfluß größtenteils über das oberflächliche Venensystem erfolgt.

Mögliche Krampfaderfolgen:
- **Hautpigmentierungen:** Durch den erhöhten Venendruck kommt es zu kleinen Blutaustritten. Das Abbauprodukt des Hämoglobins wird in Bindegewebszellen eingelagert,
- **Stauungsekzem:** nässende, schuppende Hautoberfläche,
- **Stauungsödeme,**
- **Hautverhärtung:** meist manschettenförmig mit glatter, atrophischer Oberfläche,
- **Beingeschwüre,**
- **Venenentzündungen.**

 Bei Krampfadern ist die Vorsorge am wichtigsten:
Regulierung des Körpergewichtes – viel gehen, nicht stehen – rechtzeitig hinreichend feste Gummistrümpfe tragen – Unfälle vermeiden.

Therapie: drei Behandlungsmöglichkeiten stehen zur Verfügung:
- **Venenmittel:** sie versagen fast immer.
- **Kompressionsverbände:** ausgezeichnetes Mittel zur Behandlung von stärker ausgeprägten Krampfadern. Hiermit wird der Blutfluß wieder beschleunigt und damit allen chronischen Folgen von Krampfadern vorge-

12

beugt. Wichtig ist, daß der ganze Unterschenkel (Zehen freilassen!) mit einer festen Binde vom Fuß her eingewickelt wird. Dabei soll der Druck von unten nach oben abnehmen. Welche spezielle Verbandtechnik man hierbei benutzt, ist gleichgültig. Schnürtouren sind zu vermeiden.

Varizenexhärese.

Hinweise für Venen-Patienten:

- viel laufen, möglichst barfuß, nicht sitzen oder lange stehen,
- während der Nacht und in Pausen die Beine mit leicht angewinkelten Unterschenkeln hochlagern,
- frühmorgens mit kaltem Wasser Waden 2 Minuten abbrausen,
- Übergewicht vermindern,
- Fußgymnastik,
- Schwimmen und Radfahren,
- enge Kleidung vermeiden, insbesondere abschnürende Strümpfe und Schuhe,
- besonders in der Schwangerschaft und nach operativen Eingriffen Thromboseprophylaxe.

Eine Thrombose der tiefliegenden Venen, die nicht innerhalb weniger Tage beseitigt wird (entweder operativ, medikamentös oder auch spontan) führt zu einem **postthrombotischen Syndrom:**

- zunehmendes Ödem bis zur Elephantiasis (nostras),
- Erythem und Stauungsdermatitis,
- Ulcus cruris als Spätfolge.

12.8.1 Verfahren zur Untersuchung der Venenfunktion

Zur Untersuchung der Durchgängigkeit der Venen und der Funktion der Venenklappen dienen folgende Tests:

Perthes-Versuch

Am stehenden Patienten Stauschlauch oberhalb des varikösen Bezirkes anlegen. Dabei dürfen die tiefen Venen nicht komprimiert werden. Anschließend fordert ciertes Gehen (5 Minuten), und die Varizen entleeren sich weitgehend und schnell: Die tiefen Venen sind durchlässig. Eine nur teilweise Entleerung der Varizen deutet auf eine Insuffizienz der Vv. perforantes hin.

Linton-Versuch

Am stehenden Patienten wird am Oberschenkel ein Stauschlauch angelegt. Im Liegen wird das Bein dann über die Horizontale angehoben, und bei Durchlässigkeit der tiefen Venen entleeren sich die Varizen.

Trendelenburg-Versuch

Beim liegenden Patienten wird das variköse Bein über die Horizontale gehoben und nach zentral ausgestrichen. Ein Stauschlauch wird anschließend unterhalb der Leiste angelegt, oder die Fossa ovalis wird mit den Fingerspitzen komprimiert. Nach dem Aufstehen füllen sich die varikösen Venen rasch und weisen auf eine Insuffizienz der Vv. perforantes hin. Füllen sie sich nicht, so sind die Venenklappen intakt.

Mahorner-Ochsner-Versuch

Am stehenden Patienten werden in unterschiedlicher Höhe am Bein Stauschläuche angelegt und von proximal nach distal vorgeschoben. Eine rasche Füllung der oberflächlichen Varizen zwischen zwei Stauschläuchen weist auf eine Insuffizienz der Verbindungsvenen hin.

Apparative Funktionsuntersuchungen:
Untersuchungen mit dem Doppler-Ultraschallgerät

Einfaches und leistungsfähiges Verfahren zur Ermittlung der Funktion des oberflächlichen Venensystems und der Vv. perforantes. Gemessen werden Strömungsgeräusche unterschiedlich lokalisierter Manschetten. Mit dem Doppler-Verfahren läßt sich die Funktion tiefer

Venen nicht ermitteln.

● **Phlebographie**

Dies ist die sicherste, aber auch komplizierteste Methode zum Nachweis von Veränderungen im Venensystem; sie ist nicht frei von Nebenwirkungen (Phlebitis, Kontrastmittelallergie, paravenöse Injektion).

● **Lichtreflexionsrheographie (LRR)**

Die Lichtreflexionsrheographie ist eine nichtinvasive Methode zur Überprüfung der Venenfunktion. Dazu wird Infrarotlicht in die Haut eingestrahlt, und der von den tieferen Hautschichten reflektierte Anteil wird über einen Photodetektor gemessen. In dieser Weise lassen sich bei bestimmten Fußbewegungen (Dorsalflexion) auftretende Venendruckschwankungen als Reflexions- bzw. Helligkeitsänderungen der Haut messen und als sog. LRR-Kurve graphisch aufzeichnen (Abb. 12.1).

Durchführung: Beim sitzenden Patienten wird der Meßkopf des Gerätes 10 cm oberhalb des Innenknöchels mit einer Klebefolie an der Haut befestigt. Anschließend 10 mal maximale Dorsalflexion innerhalb von 15 Sekunden durch Anheben der Fußspitze bei festaufliegender Ferse (Abb. 12.1). Durch diese Muskelarbeit senkt sich während des Bewegungsprogramms der periphere Venendruck, und die Hautgefäße entleeren sich. Dadurch steigt die LRR-Kurve an. In der Ruhephase füllen sich die Venen wieder durch nachströmendes Blut. Beim Gesunden dauert die venöse Auffüllzeit (t_0) mehr als 25 Sekunden, sie nimmt jedoch bei gestörter Venenfunktion in Abhängigkeit vom Ausmaß der Schädigung ab (Abb. 12.2). Es lassen sich drei Schweregrade einteilen: Grad I = leicht, Grad II = mittel, Grad III = schwer.

12

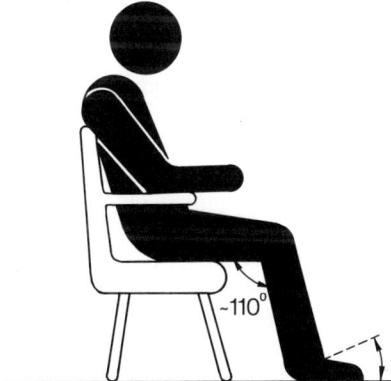

10 maximale
Dorsalflexionen
im Sprunggelenk innerhalb
15 sec
(im Metronomtakt)

~110°

Abb. 12.1 Das LRR-Bewegungsprogramm zur Messung der peripheren Venenfunktion.

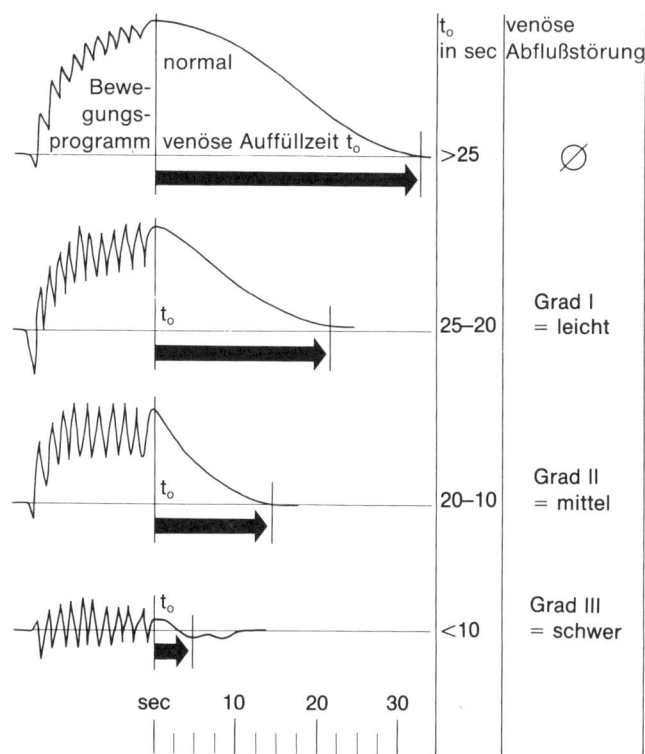

Abb. 12.2 Die venöse Auffüllzeit im LRR bei der venösen Insuffizienz (Grad I-III).

12.8.2 Krampfaderverödung

Zur Verödung läßt man den Patienten sich auf eine Liege setzen. Eine mit 1 bis 2 Millilitern Verödungsflüssigkeit (Polidocanol [Aethoxysklerol®], Na-Jodid [Varigloban®]) gefüllte Spritze (Kanülengröße Nr. 1 oder 2) in eine gut gefüllte Varize einstechen. Patienten hinlegen und das Bein über die Horizontale anheben lassen. Jetzt 1 bis 1,5 ml Verödungssubstanz einspritzen. Nadel entfernen und die Injektionsstelle fest mit einem Tupfer komprimieren, der mit einem Heftpflaster fixiert wird. In gleicher Weise können noch weitere (etwa 2 bis 3) Injektionen vorgenommen werden. Elastische Binde fest anlegen. Der Patient muß anschließend 1 bis 2 Stunden gehen. Vor dem Zubettgehen den Verband abnehmen, morgens wieder anlegen. Nach abgeschlossener Venenverödung sollte der Verband noch 3 bis 4 Wochen getragen werden. Pro Sitzung sollten insgesamt nicht mehr als 5 bis 6 ml Verödungsmittel injiziert werden!

Bei ausgeprägter Varikose großer Venen ist häufig eine chirurgische Venenentfernung angezeigt. Die sog. kombinierte Behandlung besteht in dem „Stripping" größerer Venenstämme mit anschließender Verödung kleinerer Varizen.

Es darf nicht verödet werden bei:
• bettlägerigen Patienten (Gefahr der Lungenembolie!),
• schwerwiegenden Begleiterkrankungen (Arteriosklerose, Nierenerkrankungen, Lebererkrankungen ernster Art, akuten Venenentzündungen) sowie bei Schwangerschaft,
• schweren örtlichen Beinödemen,
• angelegtem Stauschlauch,
• Verödungsmittelunverträglichkeit.

12.9 Unterschenkelgeschwür (Ulcus cruris)

Ursachen:
• Verletzung bei Krampfaderleiden (chronisch-venöse Insuffizienz),
• Infektionen (Ekthyma),
• spontaner Gewebsuntergang infolge gestörter Gewebsernährung bei verminderter oder aufgehobener arterieller Durchblutung und Störungen des venösen Abflusses. Zur Differentialdiagnose von venösen und arteriellen Geschwüren s. Tabelle 12.3.

Sitz: Das venöse Ulkus tritt am häufigsten im unteren Unterschenkeldrittel auf der Innenseite auf.

Bild: Substanzverlust der Haut und der darunterliegenden Gewebsschichten von unterschiedlich großer Ausdehnung, Ulkusgrund oft schmierig-eitrig. Der Rand ist entweder plattenartig verhärtet oder entzündlich gerötet.

Therapie: zunächst die Stauungserscheinungen beseitigen. Diese Ödemfreiheit kann nur mit Hilfe eines Kompressionsverbandes erreicht werden. Hierfür stehen verschiedene Wickeltechniken zur Verfügung: Brann-, Fischer-, Pütter-Verband usw.

Das Prinzip ist immer dasselbe: Abnahme des Druckes vom Fuß bis zum Knie; Ferse einwickeln, da sonst Gefahr eines Fensterödems besteht. Der Fischer-Verband reicht bis zur Leiste; jedoch sind Oberschenkelverbände in den wenigsten Fällen erforderlich (Ausnahme: postthrombotisches Syndrom und insuffiziente Crossen).

12

Tab. 12.3 Differentialdiagnose von venösen und arteriellen Ulzera (n. Grußendorf)

	Ulcus venosum	Ulcus arteriosum
Häufigkeit	häufig	selten
Entstehungszeit	lang	kurz
Lokalisation	medialer Malleolus, später auf den übrigen Unterschenkel übergreifend	Schienbeinmitte, Fußränder, Zehen, Fersen
Umgebung	Zeichen der CVI: Varizen, Dermatosklerose, Atrophie, Pigmentablagerung	umgebende Haut blaß, kühl
Fußpulse	(manchmal infolge der pathologisch veränderten Umgebung nicht tastbar)	–
Oszillographie	seitengleiche Ausschläge	Amplituden der arteriellen Pulsation sind vermindert oder fehlen
Phlebographie	stellt die Klappenveränderungen dar	entfällt
Arteriographie	entfällt	lokalisiert die Gefäßverengung oder den Verschluß

12

Ein venöses Ulkus kann nur abheilen, wenn eine Ödemfreiheit des Beines erzielt worden ist. Der Kompressionsverband ist vom Arzt oder von geschultem Personal anzulegen.

Verbandwechsel: bei großen Wunden täglich, bei kleineren Wunden 2- bis 3mal wöchentlich.

Eine Ausnahme stellt der **Brann-Verband** dar, der im wesentlichen aus einer elastischen Binde mit einer darüberliegenden Steifgazebinde besteht. Dieser Verband wird nur einmal wöchentlich gewechselt. Der sich hierbei entwickelnde Sekretstau beeinträchtigt die Wundheilung nicht, sondern fördert sie.

Lokalbehandlung:
- anfangs täglich feuchte Umschläge oder Beinbäder mit Chinolinol (Chinosol®) oder Kaliumpermanganat-Lösungen,
- Ulkus und Umgebung mit Solutio Castellani oder Solutio Pyoctanini bepinseln (= Erregerbekämpfung),
- Umgebung des Ulkus mit weicher Zinkpaste abdecken (= Hautschutz!),
- zunächst (nicht allergisierende) antibiotische Salben; nach Wundreinigung granulationsfördernde Salben,
- Ulkus mit Mullkompressen und Schaumgummi abdecken,
- zusätzlich in der näheren Umgebung Varizen veröden und bei bestehender Herzinsuffizienz entsprechende Therapie.
- nach Abheilung: Zweizug-Maßgummistrümpfe (z.B. PEZET, JUZO), die alle 6 Monate neu angemessen werden, da in dieser Zeit der Kompressionsdruck nachläßt.

Bei den Gummistrümpfen werden vier Kompressionsklassen unterschieden:

Klasse   I   leichte Kompression
Klasse   II   mäßige Kompression
Klasse   III starke Kompression
Klasse   IV   sehr starke Kompression

Wie wird Maß genommen? Das entkleidete Bein wird auf ein Maßbrett gelegt (Ferse soll den Fußteil des Maßbrettes berühren). Mit Hilfe eines Maßbandes wird an verschiedenen Stellen Maß genommen (Abb. 12.3).

12.10 Einblutungen in die Haut (Purpura)

Einblutungen in die Haut sind immer Zeichen einer pathologischen Störung entweder der Gefäßwand oder des Gerinnungssystems. Bei kleinfleckigen Einblutungen (besonders an den Unterschenkeln) spricht man von Purpura.

Bei Störungen des Gerinnungssystems (Koagulopathie) manifestieren sich purpuriforme Einblutungen weniger kleinfleckig, sondern eher in Form größerer Flächen (Sugillation oder Hämatome). Die überwiegende Zahl der purpuriformen Einblutungen ist entzündlicher Natur (s. Tab. 8.20).

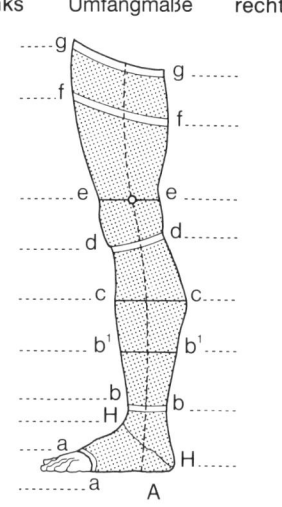

Abb. 12.3 Meßpunkte zur Ermittlung des Beinumfangs.

Die kleinfleckige Purpura, z.B. durch Medikamente ausgelöst (Schlafmittel!), bildet sich im Zeitraum von Monaten langsam zurück.

Bei der entzündlichen Purpura liegt eine Vaskulitis oder Angiitis der kleinen und mittelkalibrigen Kapillaren zugrunde. Neben der Einblutung ins Gewebe entsteht eine umschriebene Gewebsnekrose mit Ulkusbildung (s. Tab. 12.4).

12.11 Extremitäten-Gangrän

Die arterielle Verschlußkrankheit (AVK) zählt zu den sogenannten Durchblutungsstörungen und tritt vorwiegend im höheren Alter auf (Raucher, Diabetes mellitus, Hypercholesterinämie mit Arteriosklerose oder entzündungsbedingt [Arteriitiden]). Kennzeichen ist die schwärzliche Verfärbung mit vollständigem Gewebsuntergang. Die Unter-

Tab. 12.4 Erkrankungen, bei denen Einblutungen in die Haut auftreten, die sich anschließend in kutane Ulzera (Nekrosen) umwandeln

	Anamnese	Bild
1. Medikamentös:		
Cumarin-Nekrose	Beginn der Cumarin-Therapie in den letzten 10 Jahren	Ekchymosen mit zentraler Blasenbildung und Nekrosen
Embolia cutis medicamentosa	vorangegangene schmerzhafte intramuskuläre Injektion	livid-erythematöser bretthart infiltrierter, bald nekrotisch werdender Herd an der Injektionsstelle
Heparinnekrose	subkutane Injektionsstelle Einblutung mit zentraler Blasenbildung und Nekrose	
2. Infektiös:		
Phlegmonös nekrotisierendes Erysipel	Oft nach kleiner Verletzung	Schmerzhafte Rötung und Schwellung mit blasiger Abhebung
Gasbrand	nach Verletzung plötzlich Schmerzen im Wundbereich	blau-rot bis bronzefarbene Zonen mit serös hämorrhagischen Blasen, Krepitation
Purpura fulminans	ausgedehnte z. T. flächenhafte Einblutung nach vorangegangenem Infekt	hämorrhagische Blasen mit Verschorfung, keine Schleimhautblutung
Vaskulär (Angiopathie) Nekrotisierende Vaskulitis	Infekte, Medikamente, Nahrungsmittel, Autoantigene	Purpura, Ulzera, Nekrosen
Kardiolipin-Antikörper-Syndrom	oft Thrombosen und Thrombophlebitiden	Livido racemosa, Purpura, periphere Gangrän, Ulzera
Kälteagglutinin-Krankheit	Kälteempfindlichkeit, schmerzhaft	Blutung an Haut und Schleimhäuten, Zyanose der Akren, Raynaud-Syndrom, Nekrosen
Nekrotisierende Fasciitis Meist nach vorangegangener Verletzung	Erythem, hämorrhagische Blasen	Nekrosen, Ulzera, regionäre Lymphadenitis

schiede zwischen einer neuropathischen und einer ischämischen Gangrän bei Diabetes mellitus zeigt Tabelle 12.5. Man teilt die AVK in insgesamt 6 Schweregrade ein (Tab. 12.6).

Tab. 12.6 Schweregrade der arteriellen Verschlußkrankheit (n. Fontaine)

Stadium I: Schmerzfreiheit

Stadium II: Latenzschmerz (= Claudicatio intermittens)

Stadium IIa: schmerzfreie Gehstrecke über 200 m

Stadium IIb: schmerzfreie Gehstrecke unter 200 m

Stadium III: (nächtlicher) Ruheschmerz ohne Gewebsdefekt

Stadium IV: Nekrobiosen beziehungsweise Gangrän mit oder ohne Ruheschmerz

Tab. 12.5 Unterschiede zwischen neuropathischer und ischämischer Gangrän bei Diabetes mellitus

Neuropathisch infizierter Fuß	ischämisch gangränöser Fuß
Fuß rosig und überwärmt	Fuß kalt und livide
Fußpulse gut tastbar	Fußpulse fehlen
Läsionen schmerzlos	schmerzhafte Nekrosen an Zehenspitzen und Fersen
Tiefensensibilität vermindert (Stimmgabelversuch)	keine Tiefensensibilitätsstörung
–	meist weitere Risikofaktoren für Arteriosklerose
Angiographie nicht indiziert	–
transkutaner Sauerstoffpartialdruck normal bis erhöht	transkutaner Sauerstoffpartialdruck stark erniedrigt

13 Erkrankungen der Anal- und Perianalregion

Untersuchungsmöglichkeiten
Mit dem Finger sind Analkanal, Schließmuskel, Prostata und der untere Abschnitt des Enddarms tastbar. Ferner stehen folgende Instrumente zur Verfügung:
- Proktoskop (Proktoskopie): Einsicht des Analkanals bis 7–8 cm,
- Rektoskop (Rektoskopie): Einsicht des Enddarmes bis maximal 30 cm,
- Koloskop (Koloskopie): Untersuchung des Dickdarmes.

13.1 Hämorrhoiden

Hämorrhoiden sind durch Stauung bedingte, erweiterte subkutane Analvenen. Häufig treten sie bei jungen Menschen auf.

Im Gegensatz dazu nennt man Hautläppchen von unterschiedlicher Größe, die sich nicht mit Blut füllen, **Analfalten** oder **Mariske**. Die Ursachen für die Entstehung von Hämorrhoiden sind vielfältig. Mariske sind oft mit Hämorrhoiden vergesellschaftet.

Ursachen für die Entstehung des Hämorrhoidalleidens sind:
- chronische Obstipation durch ballaststoffarme Ernährung,
- Laxanzienabusus,
- forcierte Bauchpresse,
- opulente Mahlzeiten,
- chronisch entzündliche oder allergische Prozesse im Analbereich,
- raumfordernde Prozesse im unteren Pfortaderbereich,
- Bewegungsarmut,
- „angeborene Schwäche des Bindegewebes",
- Schwangerschaft.

Folgende Beschwerden treten auf:
- bei frischer **Thrombosierung** stärkste Schmerzen,
- erhöhte Blutungsneigung durch Platzen der erweiterten Venen,
- Falten- und Taschenbildung mit Juckreiz und Ekzematisation.

Therapie: eine frische Thrombose sofort inzidieren und den Thrombus auspressen! Salbenverband – Schmerzen lassen sofort nach. Kleinere Hämorrhoiden veröden.

Im fortgeschrittenen Stadium wölben die erweiterten Gefäße die Analschleimhaut wulstartig vor und zeigen je nach Blutfüllung oder -stauung eine rote bis dunkelrot-livide Eigenfarbe. Besonders beim Pressen erscheinen die Knoten in der Analöffnung, ziehen sich jedoch auch spontan zurück. Sie sind weich und mit dem Finger nur ausnahmsweise tastbar. Eine Stadieneinteilung der Hämorrhoiden (Grad I bis III) ist in Abbildung 13.1 dargestellt.

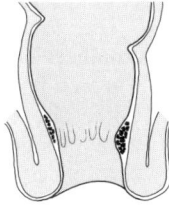 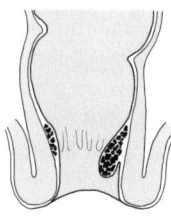 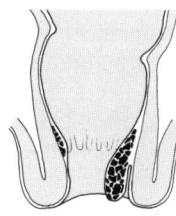

Abb. 13.1 Schematische Gradeinteilung der Hämorrhoiden (n. Berchtold, Hamelmann, Peiper).

I. Grades   II. Grades   III. Grades

Die exakte Lokalisation wird nach dem Uhrzeigersinn (Abb. 13.2) angegeben. Die Hämorrhoidalknoten liegen an der Aufzweigung einer Rektalarterie und sind deshalb bei 3, 7 und 11 Uhr zu finden.

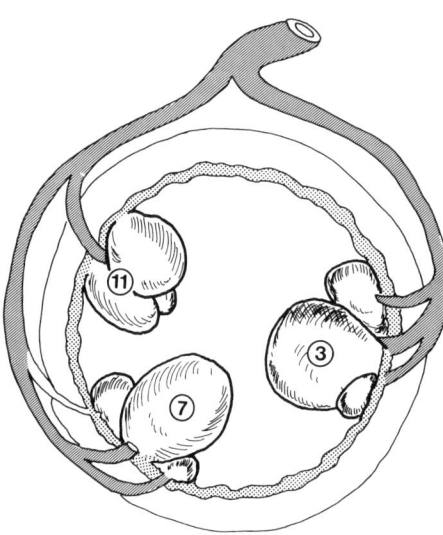

Abb. 13.2 Innere Hämorrhoiden mit typischem Sitz bei 3, 7 und 11 Uhr (in Steinschnittlage).

 Hämorrhoiden sind nicht tastbar!

Beschwerden: Oft bereiten **Hämorrhoidalknoten** keine Schmerzen. In anderen Fällen kommt es zu Jucken, Brennen und Stechen, besonders nach dem Stuhlgang. Blutungen sind häufig. Bestehen gleichzeitig lästiges Nässen und Brennen, so liegt fast immer eine Mastdarmentzündung vor (Proktitis).

 Bei jeder Mastdarmblutung ein Rektumkarzinom ausschließen!

Therapie bei einfachen Hämorrhoiden:
- sorgfältige Waschungen und Reini-

gung nach dem Stuhlgang mit weichen Tüchern; Gerbstoff (Tannolact®)-Sitzbäder,
- Darmträgheit regulieren,
- kurzfristige Behandlung mit Hämorrhoidalzäpfchen (Procto-Jellin®, Procto-Celestan® etc.),
- keine anästhesierenden Zäpfchen, da Gefahr der Allergisierung!

Bei Hämorrhoidenbeschwerden: Verödungsbehandlung.

 Beachte: Kortikosteroid-Salben im Analbereich nur kurzfristig anwenden!

Durchführung der Verödung: den Patienten in Steinschnitt- oder Linksseitenlage lagern (siehe Chirurgie-Lehrbücher). Dann rektal mit dem Finger untersuchen, wofür Plastik-Handschuhe, Gummifingerlinge und Gleitsalbe oder Öl bereitgestellt werden. Proktoskop einführen, Beleuchtung anschließen, Hämorrhoidalknoten einstellen. Spezielle Tropfspritze mit Verödungsmittel (Aethoxysklerol 4%®) füllen, abgewinkelte, geknöpfte Kanüle aufsetzen. Mit einem Desinfektionsmittel die Schleimhaut desinfizieren. Durchführung der Verödung durch den Arzt, wobei das Verödungsmittel streng darmwärts (proximal) vom Hämorrhoidalknoten injiziert wird. Bei ausgeprägten Hämorrhoiden: chirurgische Entfernung.

Das benutzte Proktoskop wird zunächst mit warmem Wasser abgespült und etwa 20 Minuten lang in eine Desinfektionslösung getaucht (z.B. Propanol [Sagrosept®]).

Die **Entleerung von Blut aus dem Analbereich** ist ein häufiger Befund. Vielfach handelt es sich dabei um proktologische Notfälle, die ein unmittelbares Eingreifen erfordern. Hier sind chirurgische Maßnahmen (Inzision, Ausräumung, Abszeßeröffnung etc.) notwendig.

Häufige Ursachen für anale Blutungen (frisches Blut) sind:
- innere Hämorrhoiden,
- rupturierte Perianalvenenthrombose,
- Analfissuren,
- Proktitis (Gonorrhö?),
- Colitis ulcerosa/Morbus Crohn,
- infektiöse Kolitis (z.B. Salmonellen, Shigellen),
- kolorektale Polypen,
- kolorektale Karzinome,
- Sigmadivertikulose/-divertikulitis,

Seltener werden anale Blutungen verursacht durch:
- Fremdkörper-Verletzungen,
- Invaginationen,
- Mesenterialinfarkt,
- solitäre Ulzera,
- Vaskulitiden,
- Blutgerinnungsstörungen, angeborene, (z.B. Hämophilie) oder
- erworbene (z.B. Marcumar, Highdose-Heparin),
- angeborene Gefäßerkrankungen (Hämangiom, Morbus Osler),
- Autoimmunerkrankungen.

Proktologische Notfälle von absoluter Dringlichkeit sind:

massive perianale Blutung:
- Tumorblutung,
- entzündliche Darmerkrankung,
- Hämorrhoidalblutung,
- Ulcus simplex recti,
- Nachblutung nach Analoperationen oder Polypektomie;

perforierende Verletzung:
- perianal,
- transanal;

Fremdkörper:

Von relativer Dringlichkeit sind folgende proktologische Notfälle:

Thrombose:
- Hämorrhoidalthrombose,
- perianale Thrombose;

Abszedierung:
- „rektumnahe Abszesse",
- übrige Abszesse,
- Beckenbodenphlegmone;

obstruktive **Analstenose** und **geburtstraumatische Fistel.**

13.2 Analfissur

Analfissuren sind strichförmige, z.T. tieferreichende Rhagaden mit bevorzugter Lokalisation bei 6 Uhr (Steinschnittlage). Die Umgebung ist meistens entzündet und ekzematisiert, der Sphincter ani steht in Dauerkontraktion. Meist findet sich distal eine sog. „Vorpostenfalte".

Klinik: starke Schmerzen bei der Defäkation („Sofortschmerz"), die einige Stunden lang anhalten können.

Oft bestehen zusätzlich:
- Sphinkter-Krampf,
- Blutungsneigung.

Therapie: Unterspritzung der Fissur mit einem Lokalanästhetikum. Bei stärkeren entzündlichen Erscheinungen Zumischung einer Kortikosteroid-Kristall-Suspension (Volon A® Kristallsuspension, Celestan Solubile® etc.); eventuell operative Entfernung.

Differentialdiagnose: Inkomplette Darmfistel – die hierbei auftretenden Schmerzen setzen erst 5 bis 20 Minuten nach der Defäkation ein („Spätschmerz") und sind nicht so heftig wie bei der Analfissur.

13.3 Perianalthrombose

Klinik: plötzlich auftretende starke Schmerzen im Analbereich, die spontan (unabhängig von der Defäkation) auftreten können. Sie bleiben an Intensität über Stunden gleich. Es zeigen sich dicke, bläuliche, außen sichtbare Hämorrhoidalknoten.

Ursachen:
- Veranlagung,
- Obstipation,
- langes Sitzen.

Therapie: sofortige Stichinzision mit

anschließender Entfernung des Blutgerinnsels (Thrombektomie).

13.4 Pruritus ani

Für den Juckreiz im Analbereich lassen sich verschiedene Ursachen angeben:

- entzündlich: Analekzem, Fissur, Proktitis, Papillitis, Marisken, Intertrigo,
- infektbedingt: Candida-Infektion, spitze und breite Kondylome, Oxyuren,
- allergisch: Medikamentenallergie, Kontaktallergie gegen Salben, Wasch- und Körperpflegemittel,
- unspezifisch: Adipositas, Diabetes mellitus, psychogen.

13.5 Analfistel

Analfisteln stellen röhrenförmige, epithelumsäumte Gänge dar, die vielfach mit dem Enddarm verbunden sind. Sie sind im Analkanal und in der Umgebung des Afters erkennbar und fallen durch Sekretion und hohe Entzündungsneigung auf. Einzelne Analfisteln sind häufiger als mehrere zugleich.

Analfisteln entstehen oft als Folge eines Analabszesses, können sich aber auch unbemerkt entwickeln.

Beschwerden: Nässen und Absonderung eitriger Sekrete, vergesellschaftet oft mit Entzündungszeichen, Ekzem, Druckschmerz und Fremdkörpergefühl.

Therapie: Operation nach röntgenologischer Darstellung der Fistel; eventuell auch Fadendrainage.

13.6 Marisken (Faltungen der Analschleimhaut)

Ursachen: Die innere Wand des Analkanals tritt im Laufe von Monaten oder Jahren langsam tiefer.

Klinik: unterschiedlich große, nicht schmerzhafte und nicht entzündliche Falten, die einzeln oder zu mehreren um den After liegen.

Therapie: bei Beschwerden (häufige Ekzemneigung, Infektionsgefahr) operative Abtragung.

14 Erkrankungen der Mundschleimhaut

14.1 Aphthen

14.1.1 Nichtinfektiöse Aphthen

Ursache: nicht bekannt.

Bild: in Ein- oder Mehrzahl auftretende Erosionen mit einem festhaftenden, gelblichen Fibrinbelag. Typisch ist die hochrote Randzone. Es ist zu unterscheiden zwischen nicht rezidivierenden **solitären Aphthen** und **chronisch-rezidivierenden Aphthen**, die bevorzugt im Erwachsenenalter vielfach auftreten.

Therapie: Mundspülungen mit Kamillenextrakt (Kamillosan®). Vor dem Essen zur Schmerzausschaltung Subcutin®-Lösung; zusätzlich Volon A®-Haftsalbe.

14.1.2 Infektiöse Aphthen (Stomatitis aphthosa)

Ursache: Herpes-simplex-Virus.
Bild: zahlreiche oberflächliche kleine Erosionen mit einem Fibrinbelag. Schmaler, roter Hof (Tafel 13). Regionäre Lymphknoten meistens geschwollen; schnelle Abheilung.
Therapie: siehe oben.

14.2 Mundschleimhaut- und Zahnfleischentzündung (Stomatitis bzw. Gingivitis)

Ursache: fehlende Mundpflege, Vitaminmangelzustände, Arzneinebenwirkungen.
Bild: entzündliche Rötung der Schleimhaut mit z. T. grauweißen Belägen.
Therapie: Hexoral®-Mundspülungen; in schweren Fällen Solutio Pyoctanini (0,5%). Ursache klären.

14.3 Leukoplakie

Ursache: Pathologische Hornbildung; hierdurch verschwindet die normale Durchsichtigkeit des Schleimhautepithels.
Sitz: Mundschleimhaut, Zunge, Eichel, Scheide, Muttermund, Schamlippen.
Bild: weißliche, scharf begrenzte Flächen von unterschiedlicher Größe und vermehrter Konsistenz (Tafel 15); häufig von Furchen durchzogen.
Therapie: chirurgische Entfernung.

 Leukoplakien können in echte Stachelzellkrebse übergehen! Im Gegensatz zu den weißlichen Candida-Belägen sind Leukoplakien nicht abstreifbar.

14.4 Faulecken (Angulus infectiosus, Perlèche)

Ursache: Candida (s. S. 65), bei Kindern häufig bakteriell, Eisen- und Vitamin-B_{12}-Mangel, schlechtsitzende Prothese, Neurodermitis.
Bild: im Bereich der Mundwinkel kleinere Verkrustungen auf entzündlich gerötetem Grund, z.T. von Rhagaden durchzogen.
Therapie: richtet sich je nach Ursache, die behoben werden muß. Touchierung mit 5%iger Argentum-nitricum-Lösung.

14.5 Mundfäule (Stomatitis ulceromembranosa)

Ursache: schlechter Ernährungszustand, Infekte, Arzneimittelnebenwirkungen.
Bild: Bei Fieber und schlechtem Allge-

meinbefinden sind Zahn- und Wangen-schleimhaut stärker gerötet und von schmierig-eitrigen Ulzerationen durch-setzt; ekelerregender Mundgeruch; leichte Blutungsneigung.

Therapie: Hexetidin (Hexoral®)-Spülun-gen, Antibiotika, Vitamine; Ursachen beheben.

14.6 Veränderungen an der Zunge

14.6.1 Faltenzunge (Lingua plicata)

Ursache: angeborene Veränderung der Zungenoberfläche.

Bild: Zungenoberfläche von unter-schiedlich vielen Falten durchzogen; nicht schmerzhaft, nicht behandlungs-bedürftig.

14.6.2 Haarzunge (Lingua villosa nigra)

Ursache: Veränderung von Hornfortsät-zen bestimmter Papillen, häufig hervor-gerufen durch lang angewandte Antibio-tika.

Bild: im mittleren Zungenbereich grauschwarze, fadenförmige Gebilde, die bis zu 1 cm lang werden können.

Therapie: mechanische Abtragung mit einem scharfen Löffel. Antibiotika ab-setzen.

14.6.3 Wanderplaques (Exfoliatio areata linguae)

Ursache: umschrieben ablaufender, ver-stärkter Schälungsprozeß der Zungen-oberfläche. Ausdehnung nach peripher; zentrale Abheilung.

Bild: unterschiedlich große, scharf be-grenzte, gerötete, belagfreie Flächen; ge-legentliches Zungenbrennen.

Therapie: Behandlung kann unterblei-ben, da meistens spontan Abheilung er-folgt. Patienten über die Harmlosigkeit der Erscheinungen aufklären!

15 Erkrankungen der Hautanhangsgebilde (Adnexe)

15.1 Akne

Akne ist eine Erkrankung des jugendlichen Alters und des frühen Erwachsenenalters. Sie setzt mit Beginn der Pubertät ein.

Sitz: ausschließlich Gesicht, oberer Rücken, seltener über dem Brustbein.

Bild und Entstehung: Akne beginnt mit einer verstärkten Verhornung im Haarfollikel. Daraus entstehen Mitesser (**Komedonen**): kleine schwarze Pünktchen, die aus winzigen, in der Haut liegenden Hornsäckchen (degenerierten Haarfollikeln) bestehen. Bei vollständigem Verschluß dieser Zysten erkennt man nur kleine gelbliche Papelchen (geschlossene Komedonen). Unter Vermehrung von Propionibacterium acnes wandelt sich der Komedo entzündlich um – es kommt zu einem **Zerreißen der Zystenwand** (Abb. 15.1). Erst dann tritt eine **massive Entzündung** auf, und es bilden sich größere hellrote, druckschmerzhafte Knötchen (Tafel 56). Alle Akneläsionen gehen ursprünglich von Haarfollikeln aus. Bei langdauernder Akne entwickeln sich z. T. große, maulwurfgangartig verzweigte Zysten in der Haut, die außerordentlich schwer zu behandeln sind (**Acne conglobata;** Tafel 57). Die tieferreichende, ausgedehnte Akne heilt nur unter Vernarbung.

Ursachen: die genaue Ursache der Akne ist nach wie vor ungeklärt, jedoch können Hormone, insbesondere Testosteron, anabole Hormone, Gonadotropin, ACTH, Halogene, INH, Vitamine (B_{12}) und Kortikosteroide eine Akne wesentlich verschlimmern.

Therapie:
- Lokal: Reinigung des Gesichts mit synthetischer Seife (Satina, Sebamed).

Anschließend Behandlung mit antibiotischem Spiritus, Benzoylperoxid, milde Schälbehandlung (Resorcin-Schwefelpaste), sorgfältige Aknetoilette mit Eröffnung der Pusteln, Herauslösung der Komedonen und Eröffnung der Zysten. Zusätzlich Ultraviolettbestrahlung des Gesichts (keine Röntgentherapie!) (s. auch S. 27).
- Diätbeschränkungen sind von zweifelhaftem Wert!

 Kortisonsalben helfen bei Akne nicht, sondern verschlimmern das Erscheinungsbild der Haut.

Therapie der Komedonenakne: Vitamin-A-Säure-Lösung über 4 bis 6 Wochen. Die sich anfangs dabei zeigende Rötung der Haut verschwindet mit der Dauer der Behandlung. Zur tiefreichenden Desinfektion der zystischen und Knotenakne (Acne conglobata) empfiehlt sich Benzoylperoxid-Gel. Bei Erfordernis zusätzlich Tetrazykline oral, 1 g/Tag, etwa 10 Tage lang, dann 0,25 bis 0,5 g über Wochen oder Minocyclin 50 mg/Tag.

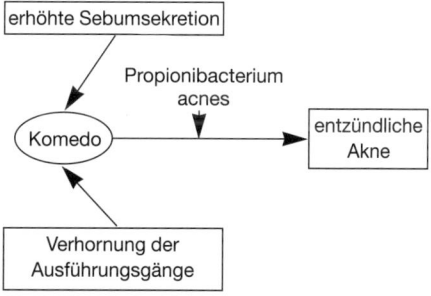

Abb. 15.1 Entstehung der Akne.

Vorsicht! Kein Tetrazyklin bei Schwangeren und Kindern!

Zusätzlich kann 13-cis-Retinsäure (Roaccutan®) bei schweren Fällen zur Anwendung kommen. Die Dosierung beträgt anfangs 40 bis 60 mg und wird dann reduziert.

 Wichtig: Roaccutan® ist fruchtschädigend und sollte bei gebärfähigen Frauen nur unter strenger Beachtung antikonzeptiver Maßnahmen verordnet werden.

15.2 Rosazea

Die Rosazea ist mit der Akne verwandt, unterscheidet sich aber von dieser durch ihr späteres Auftreten (30. bis 50. Lebensjahr) sowie durch ihre Lokalisation (Nase und angrenzende Wangenpartien; Tafel 58).
Bild: ausgeprägte blaurote Verfärbung der Nase und der angrenzenden Wangen, oft sind erweiterte Gefäße sichtbar (Teleangiektasien). In den Haarfollikeltrichtern bilden sich Papeln und Pusteln. Die gesamte Nase kann sich vergrößern und zu einem **Rhinophym** (Knollennase) entwickeln (Tafel 59).
Therapie: Reinigung der Haut wie bei Akne (synthetische Seifen, Antibiotika-Spiritus), nachts Schwefelpaste, elektrische Verödung der Teleangiektasien, kosmetische Behandlung (s. auch S. 189) sowie 2%ige Metronidazol-Creme. Innerlich Tetrazykline wie bei Acne vulgaris über einen längeren Zeitraum.
Metronidazol (z. B. Arilin 500®), 1 bis 2 Tabletten über 4 bis 6 Wochen bei sehr therapieresistenten Fällen. Inzwischen kann auch hier 13-cis-Retinsäure (Roaccutan®) in einer Dosierung von etwa 40 mg/Tag angewendet werden. Dieses Präparat führt zu einer rasch einsetzenden Verkleinerung der Talgdrüsen und damit zum „Austrocknen" der Rosazea.
Das Rhinophym wird chirurgisch abgetragen.

15.3 Periorale Dermatitis

In den letzten Jahren häufig gewordenes Krankheitsbild, vornehmlich bei jungen Frauen.
Ursache: fluorierte Kortikosteroide, Kosmetika, Seifen, fluorierte Zahnpasta etc. sind ursächlich in Beziehung gesetzt worden.
Bild: zunächst im Kinnbereich, dann perioral sich auf untere Wangenpartien, Stirn und Augenlider ausdehnende, dichte Aussaat rötlicher Papeln, die sich vielfach in Pusteln umwandeln; subjektiv Spannungsgefühl und Brennen der Gesichtshaut.
Therapie:
Äußerlich: Aknebehandlung (z. B. mit Aknichthol soft®, synthetischen Seifen, Teewasserumschlägen, etc.; s. S. 189).
Innerlich: Tetrazyklin 1 g täglich über etwa 10 Tage, langsame Reduktion der Dosis auf 500 mg für weitere 10 Tage und Weiterbehandlung mit 250 mg über etwa 3 Wochen.

 Die periorale Dermatitis wird vielfach mit Kortikosteroiden behandelt – jedoch ohne Erfolg! Hautschäden durch Kosmetika und Kortikosteroide sind hier besonders oft zu beobachten.

15.4 Haarerkrankungen

Das menschliche Kopfhaar wächst 2 bis 6 Jahre lang ununterbrochen, danach geht der Haarfollikel (Haarwurzel) in eine Ruhepause, das Haar fällt aus, um nach mehreren Monaten in eine erneute Wachstumsphase einzutreten. Dieses zyklische Wachstum der Haare bedingt, daß wir dauernd Haare verlieren, ein Haarausfall zwischen 80 und 100 Haaren pro Tag entspricht der Norm.

Die Entwicklung einer **männlichen Glatze** ist durch eine Erbanlage zu erklären und wird durch die Anwesenheit von männlichen Geschlechtshormonen (Androgenen) ausgelöst. Oft tritt auch **bei der Frau** im Laufe des Alterns ein zunehmender Haarverlust auf, der sich besonders in der postklimakterischen Phase verstärkt; jedoch verteilt sich dieser Haarausfall gleichmäßig über die Mitte des behaarten Kopfes, so daß keine vollständig kahlen Stellen auftreten.

Haarwurzelstatus
Um einen pathologischen Haarausfall zu diagnostizieren, führt man einen Haarwurzelstatus (**Trichogramm**) durch:
Epilationsstellen (Entnahmestellen):
- 2 cm hinter der Stirn-Haar-Grenze und 2 cm rechts von der Mittellinie;
- 2 cm rechts von der Hinterkopfmitte;
- bei herdförmigen Haarausfällen am Herdrand.

Vorgehen: ein herdförmiges Haarbüschel von etwa 50 Haaren mit einer gummischlauchbezogenen Arterienklemme fassen und bis kurz über den Haarboden aufrollen. Dann mit einem kräftigen Ruck nach oben die Haare epilieren. Die unteren Haaranteile in etwa 2 cm Länge abschneiden und jeweils auf einen mit F (frontal = vorderer Kopfbereich) und O (okzipital = hinterer Kopfbereich) bezeichneten Objektträger bringen und mit Eukitt® einbetten.

Beurteilung:
- telogener Haarausfall: vermehrter Ausfall von Kolbenhaaren (bei geringfügiger Schädigung der Haarmatrix),
- dystrophischer Haarausfall: spitz zulaufende, in Haarfollikeln abgebrochene Haare (bei starker Schädigung der Haarmatrix),

- gemischter Haarausfall: Ausfall von Kolbenhaaren und dystrophischen Haaren (bei mäßig starker Schädigung der Haarmatrix).

15.4.1 Alopecia areata (kreisförmiger Haarausfall)

Alopecia areata tritt besonders im jungen Erwachsenenalter auf und ist gekennzeichnet durch umschriebenen oder (seltener) vollständigen Verlust der Kopfhaare, in schweren Fällen auch der Körperhaare und Augenbrauen.

Bild: plötzlich („über Nacht") entstehende kreisrunde kahle Stellen, auf denen die leeren Follikelöffnungen sichtbar sind. Am Rand dieser Herde sieht man besonders anfangs zahlreiche, nach unten spitz zulaufende, abgebrochene Haare („Ausrufezeichenhaare"). Diese Herde können sich weiter ausdehnen.

Therapie: Kortikosteroide. Unter Okklusivbedingungen, bei starker Ausdehnung auch innerlich, 30 mg/Tag in abfallender Dosierung über 3 bis 4 Wochen. Kleine Herde können auch unterspritzt werden. Überraschend gut spricht die Alopecia areata auf eine künstlich ausgelöste allergische Kontaktdermatitis an. Dabei wird die Kopfhaut mit einem speziell hergestellten Kontaktallergen (Diphenylcyclopropenon, 2%ig), das in der Umwelt nicht auftritt, sensibilisiert und nachfolgend in geringer Dosis bis zum klinisch sichtbaren Erythem behandelt. Danach setzt kräftiges Haarwachstum ein, das bei vielen Patienten auch nach Absetzen dieser Sensibilisierungsbehandlung fortbesteht. Behandlungsdauer: mindestens 20 Wochen.

15.4.2 Diffuser Haarausfall

Nichtumschriebenen, also diffusen Haarausfall beobachtet man bei Vergiftungen des Körpers mit Thallium, Zytostatika (Methotrexat, Endoxan), bei

Antikoagulation, Stoffwechselstörungen (Hypothyreose, Eisenmangel, Vitamin-B_{12}-Mangel), Hypophysenvorderlappenschwäche, nach schweren oder akut fieberhaften Erkrankungen, oftmals bei verzehrenden Allgemeinerkrankungen wie bösartigen Tumoren.

Ursachen des Haarausfalls (n. Zaun):

- umschrieben
  - **physikalische Einflüsse:** Traktion (Haartrachten), Trichotillomanie, Röntgenstrahlen, Verbrennung, Scheuern (z.B. bei Neurodermitis),
  - **entzündliche Haarbodenveränderungen:** z.B. Ekzem, Tinea, Pyodermien,
  - **Alopecia areata.**
- diffus
  - **akute und chronische Infektionskrankheiten:** jede hochfieberhafte Erkrankung (z.B. Grippe, Typhus, Erysipel), Lues II, Tuberkulose,
  - **Mangelkrankheiten:** Eisen- und Kalziummangel, Protein- und kalorisches Defizit (z.B. Fehl- und Unterernährung, Malabsorption),
  - **endokrin-metabolische Ursachen:** Diabetes mellitus, Schilddrüsenfehlfunktionen, Hypophysenvorderlappeninsuffizienz, Hepatopathie, Schwangerschaft, postpartal, Klimakterium, Alopecia androgenetica,
  - **nichtinfektiöse konsumierende Allgemeinerkrankungen:** Kachexie, maligne Tumoren, Dermatomyositis, Blutkrankheiten,
  - **Medikamente und andere chemische Verbindungen:** Zytostatika, Antikoagulanzien, Antihypercholesterinämika, Vitamin A, Schwermetallverbindungen (Thallium, Quecksilber, Arsen, Blei, Gold, Silber), Pflanzentoxine (z. B. Colchicin, Mimosin).

Alle Formen von Haarausfall sind grundsätzlich reversibel, wenn sie frühzeitig behandelt werden und ihre Ursache ausgeschlossen wird. Ausnahme: anlagebedingte Glatzenbildung und vernarbende Alopezien.

15.4.3 Vernarbende Alopezien

Vernarbende Alopezien sind besondere Formen von Haarausfall, bei denen die Kopfhaut langsam in einen derben, festen Narbenzustand übergeht, z.B. bei Lupus erythematodes, Lichen ruber, Sklerodermie, Pseudopelade. Besonders im fortgeschrittenen Stadium ist eine Behandlung hier aussichtslos.

15.5 Erkrankungen der Schweißdrüsen

Die Schweißdrüsentätigkeit dient zur Wärmeregulation des Körpers: Durch Wasserdampfabgabe wird dem Körper Wärme entzogen. Bei starkem Schwitzen, besonders in den Tropen, aber auch bei Säuglingen unter Windeln oder unter feuchten Verbänden (zu lange liegende Plastik-Okklusivverbände!), werden durch Quellung die Schweißdrüsenausführungsgänge verschlossen.

Der Geruch des Schweißes wird immer durch bakterielle Zersetzung von Schweißbestandteilen wie auch von Horn hervorgerufen. Eigentlicher Schweiß riecht nicht. Sauberkeit, Wäschewechseln, Pudern kann diese lästigen Erscheinungen vermindern.

15.5.1 Miliaria rubra

Bild: innerhalb kurzer Zeit aufschießende hochrote, schmerzhafte, kleinste Knötchen, die vielfach von kleinen Bläschen bedeckt sind.

Therapie: Abtrocknung der Haut, Trokkenpinselungen (Lotio alba).

15.5.2 Tiefe Schweißdrüsen-abszesse

Sie entstehen, wo apokrine Drüsen vorhanden sind, also in Axillen und in der Anogenitalregion. Wiederholt auftretende Schweißdrüsenabszesse, die sich über Jahre hinziehen, verursachen starke, z. T. tief ausgezogene Narbenbildung und erfordern meistens chirurgische Maßnahmen.

Therapie: Da die Abszesse durchweg bakterieller Natur sind, ist zusätzlich zur Lokalbehandlung eine innerliche Antibiotikamedikation angezeigt.

15.5.3 Hyperhidrosis

Übermäßiges Schwitzen (Hyperhidrosis) ist meistens anlagebedingt, kann aber auch durch Streßsituationen, Nervosität etc. ausgelöst werden. Hyperhidrosis ist auch ein Symptom der Schilddrüsenüberfunktion.

Therapie: Tranquilizer nur in schweren Fällen und vorübergehend (Abhängigkeitsgefahr!). Bei Hyperhidrosis infolge von chronischem Streß und vegetativer Labilität sind häufig Entspannungstechniken (autogenes Training) sinnvoller als medikamentöse Sedierung.

Ein brauchbares Antiperspirant ist Aluminiumchlorid, das zu einer Verquellung der oberen Schweißaustrittsporen führt. Aluminiumchlorid ist in zahlreichen Antiperspiranzien enthalten. Die Rezeptur ist einfach: 30% Aluminiumchlorid in Wasser. Diese Lösung kann nach Entfernung der Axillarhaare mehrfach reichlich aufgetragen werden und wird nach etwa einer halben Stunde mit einer Syndet-Seife abgewaschen.

Bei sehr starker axillärer Schweißneigung führt eine Exzision der Axillarhaut (ggf. auch Teilexzision) oft zu erheblicher Besserung.

15.5.4 Dyshidrosis

Besonders im Sommer und nach starker nervlicher Beanspruchung zeigen sich an den Handrändern sowie an den seitlichen Fingerarealen plötzlich aufschießende, glasklare Bläschen, die mäßigen Juckreiz hervorrufen. Bei seltenem, schwerem Verlauf können sich diese Erscheinungen auf die Handteller und Fußsohlen ausdehnen (Tafel 60). Das Aufplatzen der kleinen Bläschen sowie das Reiben rufen gelegentlich eine zunehmende Ekzematisation mit Rötung, Schwellung und vermehrtem Nässen hervor (Tafel 61). Auch können sich daraus Sekundärinfektionen (Erysipel!) entwickeln.

Therapie: wie beim Ekzem.

15.6 Erkrankungen der Nägel

15.6.1 Nagelwallentzündung (Paronychie)

Vorwiegend bakterielle Entzündung des Nagelwalls, bei der sich gern Soorpilze (s. S. 65) als weitere Infektionsträger hinzugesellen. Die Infektion wird durch Manipulieren am Nagelwall, häufiges und länger dauerndes Hantieren in Wasser (Seifenlauge!) begünstigt.

Bild: An einem, weniger häufig an mehreren Fingern, ist der Nagelwall hochrot geschwollen und sehr schmerzhaft. Je nach der Stärke der Entzündung kann es zu Abszeßbildung kommen.

Therapie:

- **Akute Paronychie:** bei **Abszeßbildung** chirurgische Eröffnung, innerlich Antibiotika. Sonst antibakterielle und fungizide Lösungen (Solutio Castellani, Pyoktanin-Lösung 0,5%ig) im Wechsel mit Kortikosteroid-Salbenverbänden; Ruhigstellung des befallenen Gliedes.

- Bei der **chronischen Paronychie** ist

eine Therapie oft sehr schwierig. Auch hier sind Pinselungen mit Solutio Castellani etc. nötig, ebenso Kortikosteroid-Salbenverbände. Nur selten ist hier eine chirurgische Extraktion des Nagels mit sorgfältiger Reinigung des Nagelbettes sowie der Nagelfalze erforderlich. Die langdauernde Verabreichung von innerlichen Antibiotika hat wenig Erfolg; Feuchtigkeit vermeiden.

15.6.2 Nagelwachstumsstörungen (Onychodystrophie)

Die Onychodystrophie tritt oft im Zusammenhang mit anderen Hauterkrankungen auf. Sichtbares Zeichen ist eine entzündliche oder narbige Veränderung des Nagelbettes, wodurch sich der Zusammenhalt zwischen Nagelplatte und Nagelbett aufgelöst hat. Bei narbigen, entzündlichen oder auch sonstigen Prozessen im Bereich der Nagelwachstumszone (Nagelmatrix) wächst die dort gebildete Nagelplatte ungleichmäßig, oftmals splitternd und leicht zerfallend vor. Tiefe Spalten, Richtungsänderung und gelblich-bräunliche Verfärbung können weiterhin dazugehören. Besonders bei Psoriasis, Lichen ruber und bei Pilzinfektionen (Fadenpilze) kann eine Onychodystrophie auftreten.
Therapie: die Behandlung der Onychodystrophie richtet sich zunächst nach dem Grundleiden.

15.6.3 Hörnernägel (Onychogryposis)

Die Onychogryposis zeigt sich besonders an den Großzehen von älteren Menschen. Hier sind die Nagelplatten stark verdickt, weisen eine rauhe, geriffelte Oberfläche auf, sind bräunlich-gelb gefärbt und zeigen eine Änderung ihrer Wachstumsrichtung nach der Seite hin. Die Nägel sind hart, so daß sie manchmal mit der Schere nicht mehr beschnitten werden können.
Ursache: falscher Druck der Schuhe über einen langen Zeitraum.
Therapie: Die Nagelplatten sind abzuschleifen oder abzufeilen; am besten nach einem längeren, heißen Seifenbad.

15.6.4 Eingewachsener Nagel (Unguis incarnatus)

Diese nicht selten zu beobachtende Erkrankung entsteht durch ein Mißverhältnis zwischen Nagelbett und Nagelplatte. Oft wird sie durch das Tragen von zu engem Schuhwerk ausgelöst: Das Nagelbett verkleinert sich, und die vorwachsende Nagelplatte gräbt sich an den seitlichen Rändern in die Haut ein. An den Ecken dieser Nagelplatten entstehen Gewebsdefekte, die sich entzünden und durch eine bakterielle Besiedelung rasch zu einer eitrig-entzündlichen, sehr schmerzhaften Paronychie führen.
Therapie: Da das oben beschriebene Mißverhältnis immer grundsätzlich bestehen bleibt, nützt es nichts, die Nagelplatte einfach zu entfernen. Erforderlich ist eine chirurgische Verkleinerung der Nagelmatrixzone: An beiden Seiten des Nagels werden nach Abtragung der Nagelplatte in Lokalanästhesie zwei tiefe keilförmige Exzisionen durchgeführt. Durch diese Resektion entsteht nach Abheilung der Wunden eine schmalere Nagelplatte, die nunmehr flach dem Nagelbett aufliegt und keine Störungen mehr verursachen kann (Emmet- Operation).

15.6.5 Weißfärbung des Nagels (Leukonychie)

Es handelt sich um weiße Flecken in der Nagelplatte, die fast bei jedem Menschen sichtbar sind. Sie haben keinerlei Bedeutung, ihre Ursache ist unklar.

15.6.6 Brech- und Spaltnägel

Das leichte Splittern und Brechen der Nägel wird oft bei Frauen nach längerem Eintauchen der Hände in heißem Waschwasser beobachtet. Wenn eine äußere Verursachung ausgeschlossen ist, sollten Eisenmangelanämie, Vitaminmangel, Ernährungsstörungen etc. beachtet werden. Eine Behandlung des Nagels selbst hat wenig Erfolg.

16 Pigmentstörungen

16.1 Vitiligo

Die Vitiligo ist gekennzeichnet durch eine fehlende Bildung von Hautpigment, dem Melanin.

Bild: Es handelt sich um umschriebene weiße Flecken, die besonders gern um die Augen, um den Bauchnabel, in der Perianal- und Perigenitalregion, in den Axillen und an den Kniegelenken auftreten. Die Herde setzen sich scharf von der normal pigmentierten Haut ab, sie können sich ausdehnen (bis zur totalen Vitiligo) und rufen keine subjektiven Beschwerden hervor. Bei Sonnenbestrahlung setzt in diesen Herden rasch ein Sonnenbrand ein.

Therapie: Eine spezielle Behandlung gibt es nicht. Versuche mit 8-Methoxypsoralen (Meladinine®) in Verbindung mit UVA-Strahlen sind nur teilweise von Erfolg. Wichtig ist Schutz vor Sonne (Contralum®, Eclipse®, Anthelios®), falls erforderlich, kosmetische Abdeckung mit wasserfestem Make-up (z.B. Covermark®).

16.2 Chloasma

Bild: Es handelt sich um umschriebene, z. T. flächenhafte Hyperpigmentierungen im Stirn- und Augenbereich, an Wangen und Oberlippe. Diese Hyperpigmentierungen sind sehr hartnäckig und bleiben manchmal mehrere Jahre bestehen. Besonders bei Sonnenexposition treten sie in verstärktem Maße auf.

Ursache: fast ausschließlich im Gesicht bei Frauen, die schwanger sind oder Antibabypillen einnehmen. Auch von Kosmetika verursacht!

Therapie: Versuch mit milden Schälmitteln (Fabryspiritus), Pigmanorm Creme Widmer® oder kosmetische Abdeckung (s. auch S. 190).

17 Hautveränderungen durch äußere Einwirkung

17.1 Mechanische Hautschädigungen

17.1.1 Dekubitus

Ursache: langanhaltender externer Druck, der über dem Kapillardruck liegt. Daneben gibt es zahlreiche sekundäre Faktoren.

Vorkommen: nur bei bettlägerigen Patienten.

Sitz:

Häufig: Sitzbeinhöcker, Steißbein, Trochanter major, Fersen, Fußaußenknöchel.

Weniger häufig: Knie, Wadenbeinköpfchen, Darmbeinkamm, Ellenbogen, Wirbelfortsätze, Hinterkopf, Schulterblätter, Schienbeinkante.

Klinik: man unterscheidet fünf verschiedene Schweregrade (s. auch Abb. 17.1):

Grad I: seit über 24 Stunden reaktive Hyperämie,

Grad II: Blasen- und Schorfbildung,

Grad III: oberflächliche Ulzeration von Haut und subkutanem Gewebe, die bis an die Muskulatur reicht,

Grad IV: Ulkus, das bis in die Muskulatur hineinreicht,

Grad V: tiefe Ulzerationen, die bis an den Knochen oder die Gelenkstrukturen reichen.

Faktoren, die an der Entstehung von Dekubitalulzera mitwirken (n. Reddy):

• **primärer Faktor:**
  lokalisierte Ischämie infolge von Druck auf Knochenvorsprünge;

• **sekundäre Faktoren:**
  – Sensibilitätsverlust (fehlendes Empfinden von Druck und Schmerz),
  – motorische Paralyse (fehlende Reaktion und Druck),
  – Mangelernährung (höhere Anfälligkeit der Haut für ischämische Ulzeration),
  – negative Stickstoff- und Kalziumbilanz (metabolische Mangelzustände infolge eines Traumas oder prolongierter Immobilisierung),
  – Spastik und Gelenkkontrakturen (Interferenz mit der Lagerung; Ausübung von Druck auf Knochenvorsprünge),
  – Anämie (zelluläre Hypoxie),
  – Ödem (größere Entfernung zwischen Kapillaren und Haut),
  – psychischer Zustand (Bewegungsunlust),
  – Infektion (Hautwunden),
  – Stoffwechselerkrankungen, z.B. Diabetes, Zirrhose (Hautveränderungen),
  – hohes Lebensalter (möglicherweise Arteriosklerose der kleinen Gefäße).

Vorbeugung:

1. **Druckentlastung!** Der maximale Druck besteht in Rückenlage über dem Steißbein, in Bauchlage über den Knien, in Seitenlage über dem Trochanter major sowie im Sitzen unterhalb und hinter dem Tuber ischiadicum.

2. Sitzkissen können ein nützliches Hilfsmittel darstellen, sie sollen jedoch die Druckentlastung durch Umlagerung und Drehung des Patienten nicht ersetzen.

3. Jeder langanhaltende Druck muß durch häufiges Umlagern des Patienten vermieden werden!

Das erste klinische Zeichen für einen beginnenden Dekubitus ist eine anhaltende Hautrötung, die auf Druck abblaßt. Diese reaktive Hyper-

ämie muß durch Umlagerung (Druckentlastung!) zum Abklingen gebracht werden!
Jeder Dekubitus ist ein Pflegefehler!

Hautpflege: Die Haut des älteren Menschen ist trocken und daher wenig belastbar. Sie muß sauber und frei von Feuchtigkeit gehalten werden. Ein Luftfön kann einen Feuchtigkeitsstau beseitigen. Regelmäßig sollte die Haut mit Pasten oder Cremes eingerieben werden.

Jede Hautabschürfung oder -rötung deutet auf eine drohende Ulkusbildung hin.

Therapie: Druckentlastung, radikales Abtragen oberflächlicher Nekrosen, regelmäßiges Reinigen und Verbinden des Geschwürs sowie Infektionskontrolle.

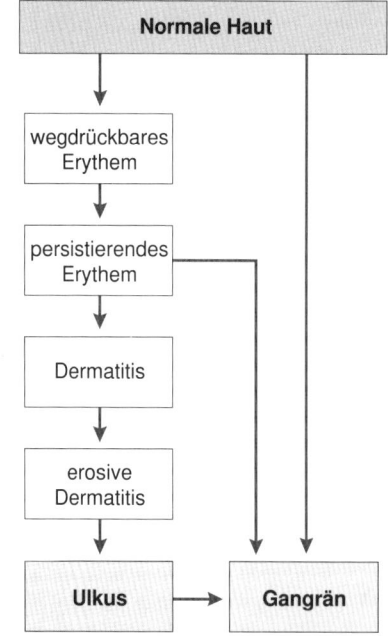

Abb. 17.1 Pathogene des Dekubitalulkus (n. Parish u. Witkowski)

Zur Reinigung sollten feuchte Kompressen (steriler Streifen einer mit Kochsalzlösung getränkten Gazebinde) benutzt werden. Die Gaze muß in alle Taschen des unterminierten Ulkusbereichs eingelegt werden. Dieser Verband muß mindestens dreimal täglich gewechselt werden. Gleichzeitig sollten Bakterienkulturen angelegt und entsprechende lokale und orale Antibiotika verwendet werden.

17.1.2 Schwiele (Kallus)

Ursache: wiederholte, nicht zu lang dauernde Druckeinwirkung.
Sitz: an druckbelasteten Stellen (Handinnenflächen, Füße).
Bild: umschriebene Hornvermehrung mit glatter oder aufgerauhter Oberfläche.
Therapie: zunächst die Ursache beheben; dann die Hyperkeratosen mit Salicyl (Guttaplast®)-Pflaster abkleben. Die nach 4 bis 5 Tagen aufgeweichte Hornschicht mit dem scharfen Löffel abtragen.

Schwielen, die oft durch schlechtes Schuhwerk entstehen, nicht mit Fußwarzen verwechseln!

17.1.3 Hühnerauge (Klavus)

Ursache: dauerhafter Druck auf knochennahe Hautgebiete.
Sitz: meist Dorsalseite der Zehengrundgelenke.
Bild: linsengroße, druckschmerzhafte Hornvermehrung, die zentral einen trichterförmigen, in die Tiefe reichenden Sporn aufweist.
Therapie: entspricht der Kallusbehandlung. Bei Entzündung zunächst offenes Schuhwerk tragen!

17.2 Thermische Hautschädigungen

17.2.1 Verbrennung (Combustio) und Verbrühung

Je nach Intensität und Dauer der Hitzeeinwirkung werden drei Grade unterschieden (s. Tab. 17.1).

Therapie: bei Verbrennungen I. Grades zunächst kühlende Umschläge, dann Kortison-Cremes verwenden.

 Sofortmaßnahmen bei Verbrennungen:
* vorsichtiges Entfernen von Kleidungsresten,
* Kühlung unter fließendem Wasser (bei Verbrennungen I. und II. Grades, solange die Blasen noch geschlossen sind),
* trockenes Abdecken mit sterilem Verbandmaterial,
* Analgetika nach Bedarf intravenös,
* ausreichend Flüssigkeitsersatz, Schock- und Sepsisbekämpfung, Tetanusprophylaxe, ab 10% der Körperoberfläche bei Kindern, 15% bei Erwachsenen und bei Verbrennungen III. und IV. Grades Krankenhauseinweisung.

Bei nicht zu stark ausgeprägten Blasen den Inhalt mit einer sterilen Spritze abpunktieren.

17

Tab. 17.1 Grade der Verbrennungen

Grad I	Rötung der Haut ohne Blasenbildung, lokales Ödem. Heilt ohne Narbenbildung aus.
Grad II, oberflächlich	lokale Hyperämie, Blasenbildung zwischen Epidermis und Korium. Am Blasengrund ist das Korium sichtbar. Haarwurzeln nicht verbrannt, Entfernung der Haare ist schmerzhaft. Berührungs- und Schmerzsensibilität erhalten. Stichwunden beginnen sofort zu bluten. Kann ohne Narbenbildung ausheilen.
Grad II, tief	Blasenbildung, aber mit nekrotischem, weißem Wundgrund. Durch das Weiß schimmert ein Rotton durch, der wegdrückbar ist. Haare fallen z. T. mühelos heraus. Berührung der Wunde schmerzt nicht, ist aber spürbar. Heilt immer mit Narbenbildung aus.
Grad III, knapp	wie tief-zweitgradig, aber Rötung des Koriums nicht mehr wegdrückbar, Schmerzempfindung fehlt vollständig. Alle Haare und Nägel fallen aus. Stichkanäle bluten verlangsamt. Heilt immer mit Narbenbildung aus.
Grad III	trockene dicke Hautfetzen oder Verkohlung der Haut. Auch in der oberflächlichen Subkutis keine Durchblutung mehr. Keine Schmerzempfindung, keine Blutung bei Inzision in den Schorf. Heilt immer mit Narbenbildung aus.

Tab. 17.2 Beurteilung der Ausdehnung von Verbrennungen in % (Neuner-Regel n. Wallace)

Lokalisation	Erwachsener	Säugling	Kleinkind	Schulkind
Kopf	9	21	19	15
Arm je	9	9,5	9,5	9,5
vorderer Stamm	18	16	16	16
hinterer Stamm	18	16	16	16
Genitoanalregion	1			
Bein je	18	14	15	17

Verbrennungsblasen nicht eröffnen, sondern nur abpunktieren, da sonst Gefahr der Sekundärinfektion besteht!

Ausgedehnte Verbrennungen auf Spezialabteilungen verlegen. Zur raschen Beurteilung der Ausdehnung einer Verbrennung dient die sog. „Neuner-Regel" (Tab. 17.2).

17.2.2 Erfrierung (Congelatio)

Auch hier hängt wieder der Grad der Erfrierung von der Intensität und Dauer der Kälteeinwirkung ab. Die Einteilung erfolgt wie bei Verbrennungen in Graden (s. Tab. 17.3). Eine Sonderform stellen die Frostbeulen (s. S. 126) dar.
Sitz: vorwiegend werden die Akren befallen (Nase, Ohren, Hände, Füße).

 Behandlung der Unterkühlung (n. Kahle et al.):
- Sofortmaßnahmen:
  - bei unzureichender Spontanatmung Mund-zu-Mund-Beatmung (keine Beatmung mit Atembeutel, sonst weitere Auskühlung),
  - bei Kreislaufstillstand: Herzdruckmassage,

- Schutz vor weiterer Auskühlung: nasse Kleidung wechseln. Auf keinen Fall aufstehen lassen. Jeder Unterkühlte wird wie ein Schwerverletzter behandelt. Isolationsdecke, wenn möglich Wärmepackung. Nicht mit Schnee und Eis einreiben!
- heiße, gezuckerte Getränke; kein Alkohol!
- warme Glukoseinfusionen, eventuell Natriumbicarbonat-Lösung 8,4 Prozent, eventuell Kortison,
- rascher Transport in eine Klinik, wenn möglich in eine Klinik mit Herz-Lungen-Maschinen-Bereitschaft.
- Stationäre Behandlung:
  - erfrorene Hautpartien im Wasserbad bei 31 bis 41° C rasch erwärmen, anschließend vorsichtige Bäderbehandlung,
  - gefäßerweiternde, warme Getränke,
  - lokal: trockene Behandlung (Puder).

17.3 Lichtschäden

17.3.1 Sonnenbrand (Dermatitis solaris)

Bild: durch Einwirkung von Sonnenstrahlen auf die Haut kommt es nach 4 bis 6 Stunden zu einem brennenden Erythem, einer leichten Schwellung und eventuell zu Bläschen- und Blasenbildungen.
Vorbeugung: Lichtschutz-Salben; besonders die Unterlippe häufiger eincremen, da durch wiederholte, intensive Sonneneinwirkung nach langer Zeit ein Unterlippenkrebs entstehen kann.
Therapie: kortisonhaltige Lotionen (z.B. Ultralan®-Milch). Nach erfolgter Abtrocknung Kortison-Cremes.
Lichtprovozierte Reaktionen: (vgl. S. 74 u. 96)

Tab. 17.3   Grade der Erfrierung

Grad I	Klinisch: Blässe der Haut, Sensibilitätsstörung. Nur oberflächliche Epidermis betroffen. Heilt nach Ausbildung eines Erythems ohne Residuen ab.
Grad II	Klinisch: Blasenbildung. Epidermis betroffen. Ausbildung eines Schorfs, der nach 2–3 Wochen abgestoßen wird. Narbenbildung.
Grad III	Klinisch: Nekrosen. Geht mindestens bis unter die Dermis. Demarkation nach 6–8 Wochen, dann Defektheilung.

17.4 Hautschäden durch ionisierende Strahlen

Hierunter versteht man Hauterscheinungen, die nach Anwendung von Röntgen- oder Gammastrahlen sowie von radioaktiven Substanzen hervorgerufen werden.

Bild: Die akute Röntgenentzündung kann drei Stadien erreichen (wie bei Verbrennungen, s. S. 152):

Stadium 1: Rötung,

Stadium 2: Rötung mit Bläschenbildungen,

Stadium 3: Erosionen und Ulzerationen.

Die Abheilung der Erosionen und Ulzerationen erfolgt unter Narbenbildung. Als Spätfolge bleibt das sog. **Röntgenoderm**, das durch De- und Hyperpigmentierungen, erweiterte Gefäße und Narbenbildung charakterisiert ist. Es stellt eine mögliche Präkanzerose dar.

Therapie: im akuten Stadium feuchte Umschläge, dann antibiotika- und kortisonhaltige Cremes.

Als Nachbehandlung weiße Vaseline. Lichtschutzsalben! Kleinere geschädigte Stellen exzidieren.

17.5 Hautschäden durch chemische Stoffe

Hautschäden durch chemische Stoffe werden vorwiegend durch Säuren und Laugen hervorgerufen. Die Ausdehnung der Verätzung ist abhängig von der Konzentration, Einwirkdauer und Dicke der Hornschicht (s. Tab. 17.4).

17.5.1 Säureverätzung

Werden starke Säuren auf die Haut gebracht, wird Zelleiweiß ausgefällt. Die Säure wird dabei neutralisiert (Koagulationsnekrose.

Bild: oberflächlicher, trockener, pergamentähnlicher Ätzschorf. Die Farbe des Schorfes ist von der einwirkenden Säure abhängig (Schwefelsäure: braunschwarz, Salpetersäure: gelb, Flußsäure: gelbgrün, Salzsäure: weißlich).

Der Ätzschorf ist am Rande scharf abgegrenzt (Tafel 64).

17.5.2 Laugenverätzung

Laugen (Natron-Kalilauge, Ammoniak, Kalk, Kaliumpermanganat) lösen Zelleiweiß auf und dringen dadurch tiefer in die Haut ein (Kolliquationsnekrose).

 Laugenverätzungen sind viel gefährlicher als Säureverätzungen!

Bild: unscharf begrenzte, tieferreichende Nekrosen, von weichgallertiger Konsistenz.

Therapie:

1. Sofortiges Abspülen mit reichlich Wasser.

2. Neutralisationsversuche mit schwacher Lauge (verdünnter Salmiakgeist) bei Säureverätzung sowie mit schwacher Säure (Speiseessig) bei Laugenverätzungen können durchgeführt werden.

Bei einer Neutralisation entsteht immer Wärme, die eine zusätzliche Gewebsschädigung zur Folge hat. Deshalb äußerste Vorsicht!

3. Eventuell lokal Milch (Puffersubstanz für Säuren und Laugen) anwenden.

4. Weitere Behandlung wie bei Verbrennungen.

Tab. 17.4   Wirkungen und Sofortmaßnahmen nach Verätzungen (mod. n. Sprossmann/Müller)

Noxe	Wirkung	Sofortmaßnahmen
Acrylsäure	Erythem, Ödem, bullöse Dermatitis	Spülung mit Wasser, physiolog. NaCl-Lösung und Seifenwaschung
Äthylenimin	Erytheme, Blasen, Nekrosen (Atemgift)	sofortige Hydrotherapie
Aluminintriäthyl	schmerzhafte Blasenbildung	Hydrotherapie und Lokalanästhesie
Ameisensäure	Erythem, Blasen, Ulkus	Hydrotherapie
Brom	Erythem, Blasen, tiefe Nekrosen	Hydrotherapie
Benzoylchlorid	Hautreizungen, Ätzschorf	Hydrotherapie
Calciumhypochlorid	Ödem, Ulzerationen	Hydrotherapie
Chromsäure	chronische Ulzerationen	Natriumhypochlorid, gepufferte Lösungen von mono- und dibasischen Phosphatlösungen
Chlor	Erosionen, Ulzerationen	Glukokortikoide, $NHCO_3$-Infusion
Eisen-III-Chlorid	schwarz-brauner Ätzschorf	Trispuffer
Essigsäure	bräunlicher Ätzschorf (Hämolyse)	Hydrotherapie
Formaldehyd	Reiz- und Ätzwirkung auf Haut und Scheimhäute, Proteinfällung	verdünnte Ammoniaklösung oder 1%ige Ammoniumcarbonat-Lösung
Hydrazin	Erythem, Ulkus	Hydrotherapie
Methyläthylketonperoxid	Ulzerationen, Erblindungsgefahr durch Dämpfe	zuerst Alkoholabtupfung, dann Hydrotherapie
Phosphorpentachlorid Salzsäure Schwefelsäure Zinkchlorid	Erythem, Ätzschorf, Ulzerationen	Hydrotherapie
Phenol	lokale Gefäßschädigung, rasche transkutane Resorption	Hydrotherapie, Nachreinigung mit Glycerin und Polyäthylenglycol
Perchlorsäure	typische Koagulationsnekrose	Hydrotherapie
Peressigsäure	toxische Ekzemreaktion, Nekrose	Alkoholabtupfung, Spülung mit 10%iger Natriumbicarbonatlösung
Salpetersäure	gelber schwarzgelber Ätzstoff (Xanthoproteinbildung)	Hydrotherapie mindestens 1 h, mild gepufferte Lösung
Salpetrige Säure	Ödem, Erythem	Hydrotherapie, kein Neutralisationsversuch
Schweflige Säure	Ödem, Erythem	
Zinkäthyl	Blasen, Nekrosen	Hautreinigung mit Paraffin und Polyäthylenglycol, danach Wasser, kein Fett, kein Alkohol

18 Psyche und Haut

Besonders ausgeprägte Hauterkrankungen wie Acne vulgaris, Psoriasis oder Neurodermitis können zu psychischen Störungen führen. Mit diesen gehen häufig Probleme des Selbstwertgefühls einher, die sich auf die Sozialbeziehungen des Patienten, etwa in der Familie oder am Arbeitsplatz, negativ auswirken. In vielen Fällen ist die Therapie auf die Zusammenarbeit mit einem Psychologen angewiesen. Beispiele für Hauterkrankungen, die in Verbindung mit psychischen Störungen auftreten, sind:

18.1 Artefakte

Unter Artefakten werden Hautveränderungen verstanden, die sich der Patient aus psychischen Gründen selbst beibringt. Lokalisation bei Rechtshändern: Gesicht, linke obere Extremität, Brust; bei Linkshändern umgekehrte Lokalisation.

 Bei Artefakten ist der Rücken fast immer erscheinungsfrei!

Bild: völlig unregelmäßig angeordnete, meist bizarre Hautdefekte von unterschiedlicher Ausdehnung und Abheilung.
Therapie: Eine ambulante Behandlung ist meistens zwecklos; deshalb stationäre Aufnahme. Schutzverbände anlegen. Beweggründe klären, psychotherapeutische Spezialbehandlung.

18.2 Dermatozoenwahn

Es handelt sich hierbei um keine eigentliche Dermatose, vielmehr ist der Patient überzeugt, daß die Haut von Parasiten befallen ist. Mitgebrachtes Material (Schuppen, Krusten u. a.) sollen als Beweis dienen. Häufig wird starker Pruritus angegeben. Frauen sind häufiger betroffen. Die Erkrankung tritt überwiegend im höheren Alter auf und nimmt häufig einen chronischen Verlauf.

18.3 Trichotillomanie

Durch eine neurotische zwanghafte Verhaltensstörung werden vorwiegend im Bereich des behaarten Kopfes die Haare extrahiert. Es zeigen sich dann typischerweise unregelmäßige kahle Stellen mit z. T. abgebrochenen Haaren.

18.4 Acne excoreé

Betroffen sind meist junge Mädchen und Frauen. Minimale Akneeffloreszenzen verursachen ein solch starkes Problem, daß diese ständig mit Fingernägeln oder Instrumenten exkoriiert werden. Die Abheilung erfolgt mit eingezogenen Narben mit Hypo- oder Repigmentierung.

Schwangerschaft und Hautveränderungen

Während der Schwangerschaft treten Veränderungen an der Haut auf, die „physiologisch" bedingt und bei fast allen graviden Frauen anzutreffen sind. Andererseits gibt es Hauterkrankungen, die durch die Schwangerschaft erst ausgelöst werden, also schwangerschaftsspezifisch sind.

19.1 Physiologische Hautveränderungen während der Schwangerschaft

19.1.1 Pigmentierungen

Häufig betroffen sind die Axillen, Mamillenhöfe, Genital-Anal-Bereich sowie Innenseiten der Oberschenkel. Diese Erscheinungen bilden sich meist nach der Schwangerschaft zurück.

Chloasma gravidarum (Melasma)
In der zweiten Schwangerschaftshälfte auftretende schaft begrenzte braune Pigmentierung des Gesichtes bei 50–75% der Schwangeren. Sie bildet sich nach der Entbindung langsam zurück und beruht auf einer Stimulation der Pigmentbildung durch Schwangerschaftshormone.
Therapie: Im Sommer Sonnenschutzmittel mit hohem Lichtschutzfaktor (z.B. Anthélios L®); im Winter Bleichversuch (Hydrochinon, Tetinoin, Hydrocortison (Pigmanorm Widmer®).

19.1.2 Gefäßveränderungen

Vermehrtes Auftreten von Spinnen-Naevi (= Spider-Nävi) besonders im Bereich des Halses, Gesichtes, Augenregion sowie der Arme. Viele bilden sich

nach der Gravidität zurück. Möglicherweise spielen erhöhte Östrogenspiegel eine Rolle. Des weiteren können sich Palmarrötungen, kleine Blutschwämme, Varizen und Hämorrhoiden bilden.

19.1.3 Schwangerschaftsstreifen (Striae distensae)

Bei jeder zweiten Schwangeren treten ab dem 6. und 7. Schwangerschaftsmonat im Bereich des Bauches, der Brüste und evtl. der Oberschenkel rötliche Streifen auf, die später blaß werden. Als Ursache kommt eine Überdehnung des Bindegewebes unter Hormoneinfluß in Frage.
Therapie: rechtzeitig vorbeugende Massage mit Hautölen (z.B. Striatridin®); keine Rückbildung.

19.1.4 Stimulierung des Haarwachstums

Besonders im Bereich des Gesichtes, aber auch der Arme, Beine und des Rückens, tritt verstärkte Behaarung auf, die sich meist zurückbildet, wenn die Schwangerschaft beendet ist.

19.1.5 Postpartaler Haarausfall

Erhöhte Östrogenmengen verlängern die Anagenphase (s. S. 7) im Bereich des behaarten Kopfes um fast 100%. Nachfolgend tritt 4–20 Wochen nach der Entbindung ein verstärkter Haarausfall auf, der über viele Monate anhalten kann. Es fallen jedoch keine Haare mit der „Haarwurzel" aus, sondern nur telogene (s. S. 8). Das Haar wächst wieder normal nach.

19.1.6 Zahnfleischverdickung

Zahnfleischverdickung tritt meistens im Bereich der Schneidezähne und des Unterkiefers auf. Sie bildet sich bereits vor der Entbindung oder kurz danach zurück.

19.2 Schwangerschafts-bedingte Hauterkrankungen

Die überwiegende Zahl von Schwangerschaftsdermatosen tritt im 2. und noch mehr im 3. Trimenon auf. Sie heilen postpartal oft spontan ab (s. Tab. 19.1).

19.2.1 Herpes gestationis

Seltene, stark juckende Hauterkrankung des 2. und 3. Trimenons.
Bild: Es zeigen sich gruppierte Papeln, Bläschen oder Blasen auf gerötetem Grund, die konfluieren können. Es sind meistens der Bauch, Ober- und Unterschenkel, Rücken und Unterarme befallen. Ein schubweiser Verlauf ist typisch, der Allgemeinzustand ist gut. Kein Zusammenhang mit Herpes-Erkrankungen. Herpes gestationis wird auch als „bullöses Pemphigoid" der Schwangerschaft bezeichnet. Im Serum zirkuliert ein IgG-Autoantikörper, der gegen die Basalmembran gerichtet ist. Es besteht Bluteosinophilie; spontane Rückbildung postpartal!
Therapie: systemisch Kortikosteroide, mit langsamer Reduzierung, Antihistaminika und lokal juckreizstillende Lotionen.

19.2.2 Erythema nodosum

Erythema nodosum ist eine eher seltene Dermatose des 1.–2. Trimenons.
Bild: schmerzhafte, bläulich-rote Knoten an den Unterschenkeln (zu Erythema nodosum s. auch S. 110). Auffällig ist der starke Druckschmerz; Ursache unbekannt (Autoimmunvaskulitis?).
Therapie: bei stärkeren schmerzhaften Beschwerden Glukokortikoide unter Folienokklusion.

19.2.3 Juckende urtikarielle Papeln

(Engl. Pruritic urticarial papules of pregnancy, PUP); relativ häufige (1:200), heftig juckende Dermatose des 3. Trimenons.
Bild: zunächst an Abdomen, dann über Oberschenkel, Arme und Gesäß sich ausbreitende Papeln und Plaques mit urtikarieller Schwellung, vielfach aufgekratzt. Die Ursache ist unbekannt, die Dermatose klingt postpartal rasch ab.

Tab. 19.1 Schwangerschaftsdermatosen und Zeitpunkt ihrer Manifestion

Erkrankung	Zeit des Auftretens
Autoimmun-Progesterondermatitis	1. Trimenon
Erythema nodosum	1.–2. Trimenon
Impetigo herpetiformis	4.–5. Schwangerschaftsmonat
Prurigo gestationis	4.–9. Schwangerschaftsmonat
Pruritus gravidarum	3. Trimenon
Herpes gestationis	3. Trimenon
Polymorphe Exantheme (einschl. PUPP)	3. Trimenon

Therapie: juckreizstillende Lotionen, bei starken Beschwerden (Juckreiz!) kurzfristig Kortikoide.

19.2.4 Pruritus gravidarum

Die Erkrankung tritt bei 20% der Schwangeren auf; Beginn meist im 3. Monat.

Bild: zunächst lokalisierter, dann generalisierter Pruritus ohne Hauterscheinungen, besonders während der Nacht, hört sofort nach der Entbindung auf. Bei einer erneuten Gravidität oder bei Einnahme oraler Konzeptiva verstärktes Rezidiv möglich.

Ursache: Gallenstau in den Gallenkapillaren der Leber, manchmal begleitet von einem Ikterus.

Therapie: Antihistaminika-Gele und -Tabletten.

19.2.5 Impetigo herpetiformis

Dies ist eine seltene Dermatose, die als die pustulöse Sonderform der Psoriasis der Schwangerschaft anzusehen ist.

Bild: Meist am unteren Abdomen in der Leistengegend, an der Innenseite der Oberschenkel und Axillae treten z. T. in herpetiformer Anordnung disseminiert kleine Pusteln mit gerötetem Untergrund auf. Diese können konfluieren, wobei am Rande neue Pusteln entste-

hen. Häufig bestehen hohes Fieber, Schüttelfrost, Übelkeit, Brechreiz, Durchfälle, Milz- und Lymphknotenvergrößerung.

Therapie: systemisch Kortikosteroide; mögliche Nebenschilddrüsenstörung abklären.

19.2.6 Prurigo gestationis

Prurigo gestationis tritt relativ häufig auf; Sonderform der Prurigo simplex subacuta.

Bild: An den Streckseiten der Extremitäten, auch an den Schultern und am Bauch, treten z. T. gruppiert angeordnete juckende Knötchen auf, die aufgekratzt werden. Abheilung nach der Schwangerschaft unter Hinterlassung z. T. hyper- oder depigmentierter Bezirke.

19.2.7 Autoimmun-Progesteron-dermatitis

Die Krankheit beginnt im 1. Trimenon.

Ursache: Überempfindlichkeitsreaktion gegen Progesteron.

Bild: nichtjuckende, akneiforme Knötchen im Bereich der Extremitäten und des Gesäßes; gleichzeitig Schmerzen der großen Gelenke und eine periphere Eosinophilie.

Therapie: symptomatisch.

Hautveränderungen bei internistischen Erkrankungen

Eine Reihe von Erkrankungen innerer Organe führt an der Haut zu kennzeichnenden Veränderungen. Diese Symptome zu erfassen ist um so wichtiger, als dadurch oft frühzeitig weitere diagnostische Maßnahmen ergriffen werden können.

20.1 Lebererkrankungen

20.1.1 Spinnennävus (Naevus araneus)

Sitz: Gesicht oder Stamm.
Bild: ein stecknadelkopfgroßes Gefäßknöpfchen, von dem nach allen Seiten feinste Gefäße ausgehen. Spinnennävi findet man auch, wenn keine Lebererkrankung vorliegt.
Therapie: mit einer feinen elektrischen Nadel besonders das Gefäßknöpfchen sticheln.

20.1.2 Andere Hauterscheinungen bei Lebererkrankungen

Weitere Hauterscheinungen bei Lebererkrankungen (z.B. Leberzirrhose) sind:
- Palmarerytheme (diffuse Rötung der Hohlhand),
- Juckreiz (Pruritus),
- Verminderung oder Verlust der Geschlechtsbehaarung (axillär und pubisch),
- Ikterus.

20.2 Stoffwechselerkrankungen

20.2.1 Vitaminmangelerkrankungen

Vitamin-B-Mangel kann Pellagra zur Folge haben. Hier sind mahagonifarbene Erytheme an den Händen und am Hals typisch.

20.2.2 Diabetes mellitus

Als Hauterscheinungen treten auf:
- Candida-Erscheinungen,
- Furunkulose,
- Durchblutungsstörungen,
- Necrobiosis lipoidica (selten).

20.2.3 Porphyria cutanea tarda

Die Porphyria cutanea tarda (PCT) ist die häufigste Form der Porphyrieerkrankung.
Ursache: Die PCT setzt vorwiegend im mittleren und höheren Alter ein und ist in den meisten Fällen mit Alkoholismus vergesellschaftet, seltener mit dauernder Einnahme von Arzneimitteln, hier besonders Östrogeneinnahme bei Frauen. Es besteht eine erbliche Bereitschaft zur Entwicklung dieser Erkrankung.

Biochemisch sind die Uroporphyrine wie auch das Koproporphyrin im Urin erhöht. Der Urin ist oftmals rötlich gefärbt. Im Serum sind die Eisenwerte erhöht.
Klinik: An belichteten Hautarealen (Handrücken, Nacken und Gesicht) zeigen sich dichtstehende, wasserklare Blasen, die sich bei geringem Druck bilden. Bei mechanischer Belastung platzen die

Blasen, verkrusten und verheilen unter Narbenbildung mit späterer Entwicklung von Milien ab. Weitere Merkmale der PCT: Hypertrichose (dunkle Haare, besonders in den seitlichen Gesichtsarealen, Wangen), Hyper- und Depigmentierungen sowie disseminierte Milien.

 Leichte Verletzbarkeit an den Händen sowie roter Urin sind Hinweise auf eine Hautporphyrie.

Therapie: Alkoholverbot. Aderlaßtherapie, bis die erhöhten Eisenwerte auf Normwerte zurückgehen. Chloroquin (Resochin®) kann Rezidive verhindern, jedoch ist im Hinblick auf den vorhandenen Leberschaden diese Medikation mit Vorsicht zu führen.

20.3 Krebserkrankungen innerer Organe

Sie können zu Geschwulstabsiedelungen in der Haut (raschwachsende derbe Knoten!) oder zu generalisierten Infiltrationen (Leukämie) führen.

20.4 Störungen der Blutgerinnung und der Thrombozytenzahl

20.4.1 Morbus Werlhof

Seltene internistische Erkrankung mit kleinen oder auch großflächigen Blutungen an der Haut und den Schleimhäuten.

20.4.2 Altersblutung (Purpura senilis)

Ursache: degenerative Gefäßveränderungen, Leberzirrhose, langfristige örtliche oder innerliche Kortisonbehandlung.

Bild: vorwiegend an den Handrücken und Unterarmstreckseiten alter Menschen bis münzgroße, dunkelschwarze Hautblutungen.

20.4.3 Schamberg-Krankheit (Purpura pigmentosa progressiva)

Ursache: meist allergisch bedingt durch Arzneimittel, besonders carbamidhaltige Schlaftabletten!
Bild: verschieden große bräunlichrote Flecken von unregelmäßiger Begrenzung, befallen sind besonders die Unterschenkel.

20.5 Störungen endokriner Organe

Wenige Hormone können direkt oder indirekt die Haut und ihre Anhangsgebilde beeinflussen. Zu den mannigfaltigen Hautsymptomen bei Diabetes mellitus s. S. 161.

20.5.1 Schilddrüsenüberfunktion

Besonders an den Händen und Füßen fällt eine dünne, feuchte, gut durchblutete, weiche Haut auf. Häufig besteht ein diffuser Haarausfall. Gelegentlich kommt es zu flächenhaften oder umschriebenen bräunlichen Pigmentierungen und zu vermehrter Schweißbildung.

Bei 1 bis 4% der Patienten mit Schilddrüsenüberfunktion treten im Bereich der Schienbeine umschriebene, knotige oder plattenartige Infiltrate von teigiger Konsistenz auf. Die Oberfläche zeigt hier das Bild wie das einer Apfelsinenschale (prätibiales Myxödem).

20.5.2 Schilddrüsenunterfunktion

Bei Schilddrüsenunterfunktion zeigt sich die Haut, besonders im Gesicht, gedunsen (Myxödem). Auf Daumendruck erfolgt keine Dellenbildung. Die Haut ist rissig und trocken; die Haare sind dünn, brüchig und glanzlos.

20.5.3 Funktionsstörungen der Keimdrüsen

Durch Hodenschäden kommt es zu einem Mangel an männlichen Hormonen (Testosteron). Die Hauterscheinungen sind abhängig von dem Zeitpunkt des Auftretens dieses Hormonmangels. Typisch ist eine spärliche Körperbehaarung vom femininen Typ bei vollem Kopfhaar.

Durch Geschwülste der Nebennierenrinde und hormonproduzierende Tumoren der Eierstöcke kann eine Vermehrung männlicher Hormone bei der Frau vorkommen. Typisch dafür ist ein dichtes und vermehrtes Haarkleid (Kinn, Wangen, Oberlippe, Brüste, Bauch, Beine) sowie die Neigung zu Seborrhö und Acne vulgaris. Weiteres s. spezielle Lehrbücher.

20.5.4 Störungen der Nebenniere

Diese können durch einen Nebennierenrindentumor sowie durch Störungen in der Hypophyse bedingt sein. **Vermehrte** Kortisonbildung führt zum **Cushing-Syndrom,** äußerlich erkennbar an:

a) Fettansatz am Stamm und im Gesicht, wodurch es in den subepidermalen Hautschichten zu Zerreißungen elastischer Fasern kommt **(Dehnungsstreifen oder Striae)**. Diese sind anfänglich blaurot;

b) zahlreichen kleinen Hautblutungen, bedingt durch abnorme Gefäßbrüchigkeit.

Bei **Mangel** an Nebennierenrindenhormonen (z. B. durch Zerstörung der Nebennierenrinde durch Tbc) kommt es zu einer vermehrten Ausschüttung von Hypophysenhormonen (ACTH und MSH):

verstärkte Hautbräunung, auch der Handlinien (**Addison-Krankheit**).

20.5.5 Karzinoid-Syndrom

Relativ selten sind Tumoren, die aus Serotonin-produzierenden Zellen (in der Darmwand, im Pankreas oder an anderen Stellen) bestehen. Äußerliches Kennzeichen ist eine anfallsartige fleckige Rötung („Flush") in Gesicht und Brustbereich, die innerhalb von Minuten verschwindet.

20.6 Andere mit internistischen Erkrankungen assoziierte Hautveränderungen

20.6.1 Livedo reticularis (Livedo-Vaskulitis)

Sitz: Unterschenkel, Oberschenkel aufsteigend, Unterarme, Handrücken.
Bild: netzförmig bläuliche Zeichnung der Haut, die selbst eine erniedrigte Temperatur aufweist; Druckschmerz.

Livedo reticularis stellt eine Vaskulitis dar, die oft mit internen Veränderungen, z.B. einem systemischen Lupus erythematodes einhergeht. Zerebrovaskuläre Gefäßläsionen mit Livedo reticularis sind begrifflich zu einem Syndrom (Sneddon-Syndrom) zusammengefaßt.

20.6.2 Acanthosis nigricans

Bild: schmutzig braune hyperkeratotische Veränderungen in den Körperfalten, besonders axillär, genitokrural. Assoziiert mit Diabetes mellitus, vielfach Insulinresistenz; immer assoziiert mit internen Tumoren (meist Magen-Darm-Karzinomen).

20

20.6.3 Pyoderma gangraenosum

Unterschiedlich große, tiefreichende Gewebsdefekte mit randständiger Pustelbildung und einem flottierenden Epidermissaum. Die Ulkusränder sind unterminiert, es besteht auffallend wenig Schmerzhaftigkeit. Das Pyoderma gangraenosum neigt zum Fortschreiten und ist oft assoziiert mit einer IgA-Gammopathie, Colitis ulcerosa und Morbus Crohn.
Therapie: Kortikosteroide, Zytostatika.

20.6.4 Neutrophile Dermatose

Die **akute febrile neutrophile Dermatose (Sweet-Syndrom)** ist ein Krankheitsbild, das sich mit hochroten, z. T. urtikariellen Plaques, besonders im Schulter-, Rückenbereich und Gesicht darstellt. Es besteht Fieber und Leukozytose. Die Krankheit ist oft assoziiert mit myeloproliferativen Erkrankungen (leukämische Vorphasen, myelozytische Leukämie).
Therapie: Tumorsuche, Kortikosteroide.

Teil C

Sexuell übertragbare Krankheiten (venerologische Infektionen)

21 Gonorrhö (Tripper)

In der praktischen Dermatologie spielen die sexuell übertragbaren Krankheiten eine besondere Rolle. Zu ihnen zählen Infektionen durch Chlamydien, Gardnerella, Trichomonaden, Herpes-Viren, Mykoplasmen sowie AIDS.

Zu den eigentlichen Geschlechtskrankheiten werden gezählt:
- Gonorrhö (Tripper),
- Syphilis (Lues),
- Ulcus molle (weicher Schanker),
- Lymphogranuloma inguinale.

Die Zahl der Tripper- und Syphiliserkrankungsfälle hat wieder zugenommen.

Jeder, der an einer Geschlechtskrankheit leidet, ist in der Bundesrepublik Deutschland nach den einschlägigen gesetzlichen Vorschriften (Gesetz zur Bekämpfung der Geschlechtskrankheiten vom 23. 7. 1953) verpflichtet, sich von einem Arzt untersuchen und behandeln zu lassen. **Jede Geschlechtskrankheit ist meldepflichtig!** Die Meldung erfolgt an das Gesundheitsamt ohne Nennung des Namens und der Anschrift.

Die Behandlung ist ausschließlich dem Arzt vorbehalten und darf nur nach eigener Untersuchung erfolgen. Die namentliche Meldung des Patienten ist erforderlich, wenn er sich weigert, die Behandlung zu beginnen oder fortzusetzen.

Ergibt die Untersuchung des Patienten das Vorliegen einer Geschlechtskrankheit oder den begründeten Verdacht einer solchen, so muß der Patient, gleichgültig, ob er dies wünscht oder nicht, darüber aufgeklärt werden.

Darüber hinaus besteht nach den einschlägigen gesetzlichen Vorschriften eine besondere Belehrungspflicht des Arztes. Wenn auch die Verletzung dieser Pflicht nicht unter Strafe gestellt ist, so kann der Arzt unter Umständen für jeden durch sein Unterlassen entstehenden Schaden zivilrechtlich haftbar gemacht werden. Die Belehrung des Kranken hat der Arzt persönlich vorzunehmen. Diese Belehrung hat sich auf folgende Punkte zu erstrecken:
- die Art der Erkrankung, wobei die Geschlechtskrankheit namentlich bezeichnet werden muß,
- die bestehende Übertragungsgefahr, die je nach der Einsichtigkeit des Kranken oder Krankheitsverdächtigen mehr oder minder unterstrichen und betont werden muß,
- die dem Kranken durch die Bestimmung des Geschlechtskrankheitengesetzes auferlegten besonderen Pflichten,
- die Folgen, die sich aus seiner Nichterfüllung dieser Pflichten für den Patienten ergeben können.

Die besonderen Pflichten des Patienten sind: Er hat sich unverzüglich in ärztliche Behandlung bis zur Beseitigung der Ansteckungsgefahr zu begeben. Er ist verpflichtet zur notwendigen Nachuntersuchung und hat sich des Geschlechtsverkehrs so lange zu enthalten, bis keine Ansteckungsgefahr mehr besteht.

Dem Gesundheitsamt hat der Patient auf Verlangen ein ärztliches Zeugnis vorzulegen. Der Anordnung der jeweiligen Landesregierung ist Folge zu leisten, das Blut auf syphilitische Serumreaktionen untersuchen zu lassen. Eine geschlechtskranke Frau darf kein fremdes Kind stillen oder ihre Milch abgeben. Wer an einer Geschlechtskrankheit leidet oder zu irgendeiner Zeit an Syphilis gelitten hat, darf nicht Blut spenden.

Die Belehrungspflicht erfordert vom Arzt ein besonderes Eingehen auf die Persönlichkeit des Kranken.

Nach den einschlägigen Vorschriften ist der Arzt nicht verpflichtet, die Eltern oder die Sorgeberechtigten minderjähriger Patienten vom Bestehen einer Geschlechtskrankheit zu verständigen. Er muß dies aber bei jedem Einzelfall in Erwägung ziehen und sich gegebenenfalls ohne Rücksicht über seine Schweigepflicht hinwegsetzen.

21.1 Allgemeine Hinweise

Erreger: Gonokokken **(Neisseria gonorrhoeae),** die durchweg paarig (Brötchenform) im Eiter, vorzugsweise innerhalb von Entzündungsstellen (Leukozyten; Abb. 21.1), gefunden werden.

Mikroskopischer Nachweis: Gonokokken sind ungefärbt nicht sichtbar. Deshalb muß ein Abstrich mit anschließender Färbung durchgeführt werden.

Durchführung eines Abstriches
- **Beim Mann:**
  1. Das Glied von hinten nach vorne vorsichtig ausdrücken,
  2. die ersten Eitertropfen abwischen; der folgende Eiter wird mit einer ausgeglühten Platinöse auf einen Objektträger dünn ausgestrichen,
  3. die Rückseite des Objektträgers 3mal schnell durch die Flamme eines Bunsenbrenners ziehen,
  4. färben mit Methylenblau oder nach Gram (weiteres s. unten).
- **Bei der Frau:**
  Entnahme des Fluors mit der Platinöse aus der Harnröhrenmündung und dem Muttermund, der vorher mit dem Scheidenspiegel eingestellt wird.

Färbe-Methoden
- **Methylenblau-Färbung**
  - Fixiertes Präparat ganz kurz in eine 1%ige Methylenblau-Lösung halten,

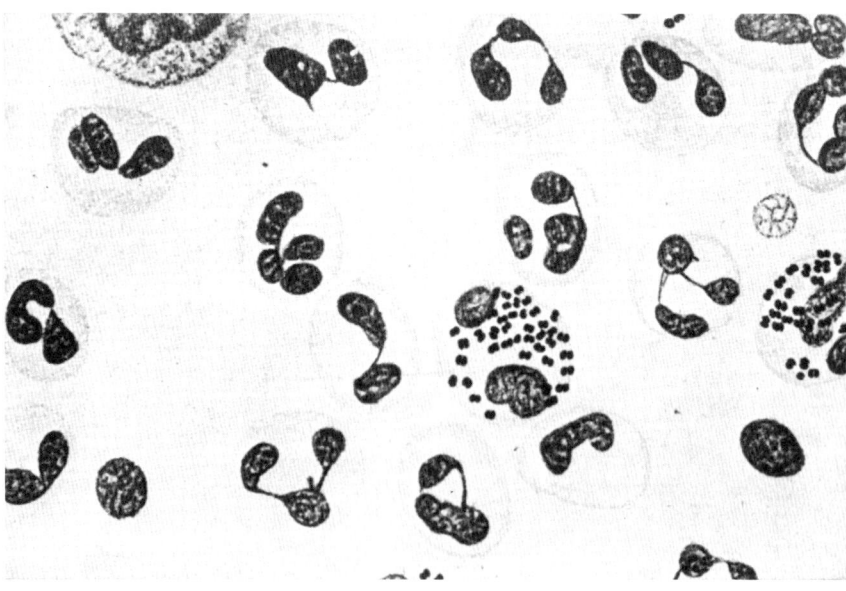

Abb. 21.1   Gonokokken – Ausstrich, Methylenblau-Färbung.

- sofort mit Wasser abspülen,
- trocknen (eventuell mit Filterpapier).

Betrachtung bei Ölimmersion: Gonokokken erscheinen blau als intrazellulär liegende Diplokokken (Abb. 21.1).

- **Gramfärbung nach Jensen:** (wird vorzugsweise bei unklaren Gonorrhöfällen angewandt).
  1. Färbung mit $1/2$%iger Lösung von Methylviolett 6 B, 15 bis 30 Sekunden,
  2. abspülen mit Jod-Jodkalium-Lösung in der Zusammensetzung 1:2:100,0; abgießen,
  3. von neuem Jod-Jodkalium-Lösung auftragen, 45 Sekunden einwirken lassen,
  4. abspülen mit absolutem Alkohol,
  5. weiteres Entfärben durch absoluten Alkohol unter Hin- und Herschwenken, abgießen,
  6. Gegenfärbung mit 1‰ Neutralrotlösung, 15 bis 30 Sekunden (dieser Neutralrotlösung sind 0,2 ccm 1%ige Essigsäure auf 100 cm^3 Lösung zugesetzt),
  7. trocknen.

Betrachtung bei Ölimmersion: Gonokokken erscheinen rot (gramnegativ), Staphylokokken, Streptokokken und andere grampositive Bakterien dunkelblau.

Kultureller Nachweis

Die Anlage von Kulturen ist umständlich und erfordert Speziallaboratorien. Der Nachweis ist spezifisch.

Der kulturelle Nachweis sollte bei unklaren Fällen zum Ausschluß einer Gonorrhö sowie bei ungeklärten, langwierigen Harnwegsinfektionen angewandt werden.

Besonders bei unklaren Gonorrhöfällen sollte ein kultureller Nachweis erfolgen. Hierfür verwendet man entweder:

a) käufliche Gonorrhö-(Go-)Nährböden oder
b) selbsthergestellte Nährböden (nach Misgeld).

Hierzu werden benötigt:
- Go-Agar-Grundsubstanz,
- Hämoglobin-Puder,
- steriles Go-Supplement,
- sterile Einmal-Petrischalen.

Vorgehen:
1. 18 g Go-Agar in 200 ml sterilem Wasser aufkochen, mit Aluminiumfolie verschließen,
2. in einen sterilen Erlenmeyer-Kolben 2,5 g Hämoglobin-Puder geben und mit 125 ml warmem, sterilem Aqua dest. etwa 25 Minuten verrühren (Magnetrührer); Verschluß mit Aluminiumfolie,
3. Lösung 1 und 2 jeweils 15 Minuten bei 121° C autoklavieren und auf 50° C abkühlen lassen,
4. zwischenzeitlich 5,8 g steriles Go-Supplement in 50 ml sterilem Aqua dest. in sterilisiertem Erlenmeyer-Kolben lösen,
5. nach Abkühlung der Agar-Lösung mit 25 ml steriler Supplementlösung mischen und umschwenken; anschließend Hämoglobinlösung hinzufügen. (Schaumbildung vermeiden!!),
6. ausgießen in sterile Petrischalen (ca. 40 Platten),
7. Lagerung im Kühlschrank.

Nach Ausstrich des Untersuchungsmaterials auf diese Go-Selektivagarplatten (37° C vorgewärmt) bringt man sie zusammen mit einer brennenden Kerze in ein Einmachglas, das luftdicht mit einer Klammer verschlossen wird (Gonokokken benötigen zur Kultivierung eine 5- bis 10%ige CO_2-Atmosphäre). Gefäß sogleich in den Brutschrank stellen; Kulturplatten mit dem Deckel nach unten lagern.

Bebrütungszeit: 24 bis 48 Stunden.

Ergebnis: sehr kleine, tautropfenartige, klare bis grauweißliche Kolonien.

Kann der kulturelle Nachweis nicht beim Arzt erfolgen, so sollte ein raumtemperiertes Transportmedium (z.B. Transgrow der Firma Becton, Dickinson u. Co s. u.) beimpft und innerhalb von 24 Stunden in ein Speziallabor gebracht werden.

Weiterer Neisserien-Nachweis

* **Oxidase-Reaktion**

  Eine Messerspitze Paraphenylendiamin in 1 bis 3 ml Aqua dest. lösen. Die 48 Stunden bebrütete Kultur hiermit übergießen und den Überstand verwerfen. Nach wenigen Minuten färben sich die Go-Kolonien schwärzlich.

  Oder man überträgt mit einer Platinöse die verdächtigen Kolonien auf einen Cytochrom-Oxidase-Teststreifen (Patho Tec®; Fa. Gödecke AG, Berlin), der sich bei positivem Befund in kurzer Zeit auch grünschwärzlich verfärbt.

  Von den oxidasepositiven Kulturen dann eine Gramfärbung anfertigen.

* **Zuckervergärung**

  Neuerdings bieten verschiedene Firmen (z.B. Difco; vertreten von der Fa. Becton, Dickinson u. Co.) Spezialnährböden an, denen verschiedene Zucker (Glucose, Maltose, Saccharose, Lactose) und Phenolrot als Indikator zugesetzt sind. Je nach Zuckervergärung mit den entsprechenden Farbumschlägen kann ein sicherer Nachweis der Gonokokken erfolgen (Bebrütung 24 bis 48 Stunden in CO_2-Atmosphäre bei 37° C).

Inkubationszeit: $1\frac{1}{4}$ bis 3 Tage. Die Übertragung erfolgt fast ausschließlich von Mensch zu Mensch durch direkten Kontakt.

21.2 Gonorrhö des Mannes

Akute Form

Nach der Infektion erfolgt zunächst eine Ansiedlung der Keime im vorderen Teil der Harnröhre: „akute vordere Gonorrhö".

Kennzeichen: Jucken und Prickeln in der Harnröhre, Stechen und Brennen beim Wasserlassen, zuerst schleimiger, dann eitriger (gelbgrüner) Ausfluß.

Wird diese Infektion nicht behandelt, so greifen die Erreger auf den hinteren Harnröhrenbereich über: **„akute hintere Gonorrhö".** Die hier liegenden Ausführungsgänge der Prostata, der Samenbläschen und der Samenleiter können miterkranken. Die Patienten klagen dann über:

* dumpfe, beim Wasserlassen sich steigernde, brennende Schmerzen in der Dammgegend,
* quälenden Harndrang,
* Blut im Urin bei Beendigung des Wasserlassens,
* dumpfes Völle- und Schweregefühl mit heftigen Schmerzen im Mastdarm bei Befall der Prostata.

Schließlich kann der Nebenhoden erkranken, der unter hohem Fieber und Schüttelfrost innerhalb von 1 bis 2 Tagen zunehmend anschwillt. Es treten dann auch Schmerzen beim Gehen auf.

Chronische Form

Aus der akuten Form entwickelt sich meist nach 2 bis 3 Wochen die chronische. Der Ausfluß wird weniger und dünnflüssiger; oft wird nur in der Frühe ein gonokokkenhaltiger Eitertropfen beobachtet („Bonjour-Tröpfchen"). Die unbehandelte chronische Gonorrhö stellt einen schwelenden Entzündungszustand sämtlicher abführender Samen- und Harnwege dar (Ausnahme: Hoden).

Diagnose: Akute vordere, hintere und chronische Gonorrhö werden durch das einfache Verfahren der **2-Gläser-Probe**

diagnostiziert. Zur Durchführung soll der Patient 4 bis 5 Stunden kein Wasser gelassen haben. Man nimmt zwei Spitzgläser und gibt die erste Hälfte des Blaseninhaltes in das erste, die restliche Menge in das zweite Glas.

Beurteilung: Bei Trübung der 1. Urinprobe: vordere Gonorrhö; bei Trübung der 2. Urinprobe: hintere Gonorrhö. Im Urin befindliche Schleimfäden ohne Trübung können auf eine chronische Gonorrhö hinweisen. Man fischt sie mit der Platinöse heraus und untersucht sie auf Erreger (s. oben).

Eine Harntrübung kann jedoch auch durch Phosphate, Carbonate, Urate und Oxalate bedingt sein und wird durch Zusätze verschiedener Chemikalien näher abgeklärt (Einzelheiten s. laborchemische Lehrbücher).

Außergenitaler Tripper
Dieser kann durch äußere Übertragung oder auf dem Blutwege zustande kommen.

Bild:
- **Mastdarm-Tripper** wird sowohl beim Mann (Homosexuelle) als auch bei der Frau gelegentlich gefunden. Die Mastdarmschleimhaut ist eitrig gerötet und geschwollen;
- **gonorrhoische Bindehautentzündung** des Neugeborenen: diese Erkrankung ist durch das Credé-Verfahren selten geworden. Es ist Gesetz, dem Säugling unmittelbar nach Geburt eine Antibiotika-Lösung in die Augen zu träufeln;
- **gonorrhoische Gelenkentzündung:** akut einsetzende, schmerzhafte Schwellung eines großen Gelenkes durch hämatogene Keimabsiedlung.

21.3 Gonorrhö der Frau

Sämtliche Teile des Urogenital-Systems können erkranken. Bevorzugt werden aber die Organe befallen, die mit Zylinderepithel ausgekleidet sind. Man unterscheidet folgende Arten:

Unkomplizierte Gonorrhö
Im akuten Stadium gelblichgrüne Schleimabsonderung aus dem Harnleiter und Muttermundkanal (Zervix); im chronischen Stadium schleimiger, unauffälliger Ausfluß.

Im chronischen Stadium schließt ein negativer Abstrich eine Gonorrhö nicht aus! Deshalb Kulturnachweis und wiederholter Abstrich.

Komplizierte Gonorrhö
Durch Aufsteigen der Gonokokken in die Gebärmutter und vor allen Dingen in die Eileiter kann es plötzlich zu einem akuten Krankheitsbild kommen: kolikartige Unterbauchschmerzen, druckempfindlich gespannter Unterbauch, Brechreiz, hohes Fieber. Diese akuten Erscheinungen klingen nach einigen Tagen wieder ab, jedoch bleibt oft eine beidseitige Eileiterentzündung bestehen, die zu Verwachsungen und damit zu einer Unfruchtbarkeit führt.

Gonokokkensepsis
Diese seltene Komplikation mit anfänglich fieberhafter Erregerausschwemmung (Sepsis!) kann zu einer Entzündung verschiedener Organe führen: große Gelenke (Monarthritis gonorrhoica), Herzklappen (Endocarditis gonorrhoica). An der Haut zeigen sich, besonders im Bereich der Hände oder Füße, kleine hämorrhagische Abszesse.

21.4 Therapie

Vor jeder Gonorrhö-Behandlung venerologischer Ausschluß einer Lues mit Wiederholung nach 6 Wochen!
Bei akuter Gonorrhö von Mann und Frau:
- Einzeitbehandlung, oral:
  Ofloxazin (Tarivid®) 400 mg,
  Ciprofloxazin (Ciprobay®) 500 mg;
- Einzeitbehandlung, i.m.:
  Spectinomycin (Stanilo®) 2 g,

Ceftriaxon (Rocephin®) 250 mg;
- in der Schwangerschaft:
  Cefotaxim (Claforan®) 500 mg i.m.,
  Ceftriaxon (Rocephin®) 250 mg i.m.
Bei gonorrhoischer Nebenhodenentzündung:
- Hoden hochlagern (Hodenbänkchen: Tuchballen).
- Lokalbehandlung mit Ichthyolwasser-Umschlägen (Ichthyol® pur bis zur hellbraunen Farbe im Wasser auflösen).

22 Syphilis (Lues)

22.1 Allgemeine Hinweise

Die erste nachweisliche Einschleppung der Syphilis in Europa erfolgte 1520; der Erreger wurde 1905 entdeckt.

Erreger: Es handelt sich um eine Infektionskrankheit, die durch das **Treponema pallidum** (oder **Spirochaeta pallida**) hervorgerufen wird. Dieser Erreger ist kein Blut-, sondern ein ausgesprochener Gewebsparasit, d.h., man findet ihn bevorzugt in Geweben. Der Blutweg wird nur vorübergehend zur Ausbreitung benutzt.

Kennzeichen: 10 bis 20 μm lang, acht bis zehn korkenzieherartige Windungen (Abb. 22.1), typische Knick- und Rotationsbewegungen, schlechte Färbbarkeit, deshalb

Dunkelfeldnachweis: Liegt ein typisches Geschwür vor (Näheres s. u.), so muß man versuchen, lebende Erreger aus den tieferen Gewebsschichten hervorzuholen (= „Reizserum gewinnen").

1. Plastikhandschuhe anziehen und das Geschwür mit Kochsalzlösung säubern,
2. mit einem äthergetränkten Tupfer das Geschwür mehrmals abwischen,
3. das Geschwür von der Seite her vorsichtig zusammendrücken; es darf möglichst kein Blut austreten,
4. das austretende Serum auf einen Objektträger abtupfen und unmittelbar mit einem Deckgläschen bedecken,
5. Nachweis im indirekten Licht (Dunkelfeld).

Übertragungsweg: Die Übertragung der Syphilis erfolgt fast ausschließlich durch den Geschlechtsverkehr, jedoch kann die Eintrittspforte auch jede andere Körperstelle sein. Voraussetzung sind Epitheldefekte. Eine nicht sehr seltene Übertragungsart stellt die berufliche Infektion an den Fingern bei Schwestern, Pflegern und Ärzten dar.

 Nie an unklaren Hauterscheinungen kratzen; es könnte Lues sein!

Indirekte Übertragungen durch gemeinschaftlichen Gebrauch von Toiletten, Handtüchern, Eßgegenständen usw. sind theoretisch möglich, jedoch kaum wahrscheinlich. Außerhalb des Körpers stirbt die Spirochäte rasch. Syphilisinfizierte Schwangere können ab dem 4. bis 5. Monat die Frucht anstecken (Totgeburt oder syphilitische Kinder).

Bild: Der Erkrankungsablauf der Syphilis weist eine Gesetzmäßigkeit auf (Stadieneinteilung s. u.).

22.2 Stadien

Man unterscheidet bei der Syphilis vier Stadien (Tab. 22.1):

Erstes Stadium (Primärstadium)
Inkubationszeit: 3 Wochen.
Verlauf:
a) Am Ort der Infektion Infiltration → Erosion → schmerzloses Ulkus (Ulcus durum, Tafel 65);
b) regionale schmerzlose Lymphknotenschwellung (Bubo).

 Schmerzloses Ulkus, bevorzugt am Genitale, mit schmerzloser regionaler Lymphknotenschwellung: Immer an Syphilis denken!

Phänomen a + b = Primäraffekt; erfolgt keine Behandlung, so heilt das Ulkus ab.

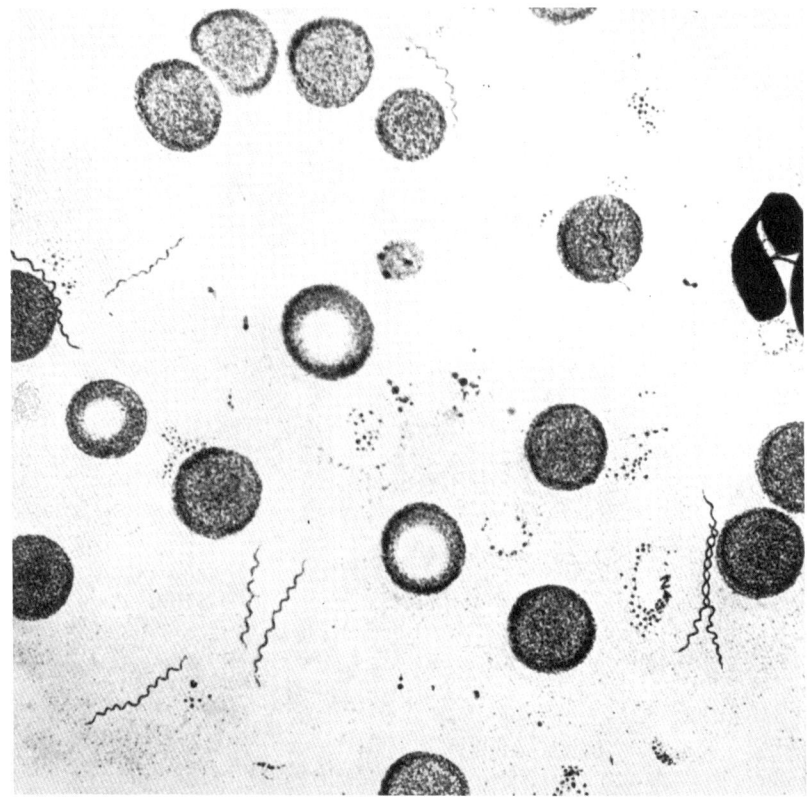

Abb. 22.1   Spirochäten-Nachweis im Dunkelfeld.

Zweites Stadium (Sekundärstadium)
Nun kommt es zu einer massenhaften Aussaat von Spirochäten im Blut. Erreger können jetzt überall auftreten:

a) generalisierte Lymphknotenschwellung,
b) generalisiertes Exanthem, meist makulopapulös: rote, rundliche Herde. Typisch: auch an Handtellern und Fußsohlen (Tafeln 66 u. 67),
c) lokalisierte Veränderungen:
   – Haarausfall („mottenfraßartig"),
   – Angina specifica (plötzlich auftretende Heiserkeit),
   – flache, breite Papeln an den intertriginösen Arealen (besonders perianal): breite Kondylome.

Der Befall innerer Organe (Nephritis, Myositis, Iritis) mit gelegentlichen Veränderungen des Rückenmarkwassers ist selten.

Hinweise auf eine Lues II sind: beschwerdeloser, nichtjuckender Ausschlag an Gesicht, Stamm, Handflächen und Fußsohlen, generalisierte Lymphknotenschwellung, diffuser Haarausfall, Heiserkeit, breite Kondylome.

Die Erscheinungen an der Haut bilden sich nach einiger Zeit wieder zurück. Jedoch kann das syphilitische Sekundärstadium 5 bis 10 Jahre dauern. Während dieser Zeit hat man mit einer Reihe von Krankheitsausbrüchen mit dazwischenliegenden freien Intervallen zu rechnen.

Tab. 22.1 Stadien der Syphilis (n. Lutz)

Infektion		Zeit des Auftretens
Primärstadium		
	Primäraffekt	$3^1/_2$ Wochen (1 bis 7 Wochen)
	regionäre Lymphknoten +	$4^1/_2$ Wochen bis 5 Wochen
Syphilis,	Prodromi	8 Wochen
I. Stadium	Polyadenitis	$9^1/_2$ Wochen
Sekundärstadium		
	Exanthem	10 Wochen = $2^1/_2$ Monate
	Plaques muqueuses	3 Monate
Syphilis,	Condylomata lata	$3^1/_2$ Monate
II. Stadium	abklingendes Exanthem	4 Monate
	Alopecia specifica	5 Monate
	Leukoderm	$5^1/_2$ Monate
erste Latenz – erstes Rezidiv – zweite Latenz		
Tertiärstadium		
	1. papulosquamös-serpiginöses Syphilid	nach 2 bis 5 Jahren
	2. ulzerokrustös-serpiginöses Syphilid	
Syphilis,	3. tiefe ulzeröse Syphilide	
III. Stadium	4. Gumma	
Quartärstadium		
Neurosyphilis		nicht genau zu definieren
Syphilis cerebrospinalis		
Tabes und Paralyse		

22

Hauterscheinungen der frischen Lues II sind reich an Spirochäten; erst im späteren Sekundärstadium nimmt die Erregermenge ab.

Drittes Stadium (Tertiärstadium)
Mit der Dauer der Infektion nimmt die körpereigene Abwehr zu. Deshalb kommt es zur Abnahme der Erregerzahl. Die Erkrankung beschränkt sich nur noch auf wenige Organe.

Bei den Hauterscheinungen unterscheidet man zwei Formen:
a) die oberflächliche Form: kleinknotige zerfallende Infiltrate. Abheilung mit Narbenbildung (Tafel 68).
b) die subkutane gummöse Form; an der Kutis oder Subkutis Knoten, mit der Haut und Unterlage verbacken; Einschmelzung, oberflächliche, meist nierenförmige Geschwürsbildung; Lymphknotenschwellungen fehlen; nach einigen Wochen bis Monaten narbige

Abheilung; die Lokalisation der Gummen nicht nur an der Haut, sondern auch im Bereich der Schleimhäute (Mundhöhle), Knochen, Gelenke, Muskeln, Leber, Nieren, Lunge und des Gehirns möglich.
Besonders gefährlich ist die Erkrankung der Aorta, die sich sackförmig ausstülpen kann (Aneurysma).

Nach Einnahme von Jodkali (Rp. Kal. jodat, 10,0; Aqua dest. ad 150,0; DS: 3 × 1 Teelöffel) bilden sich die Hautveränderungen der tertiären Lues rasch zurück; was differentialdiagnostisch wichtig ist.

Viertes Stadium (Quartärstadium)
10 bis 20 Jahre nach der Infektion kann es auch zu degenerativen Veränderungen im Gehirn und Rückenmark kommen (Metalues). Keine Hauterscheinungen! Zwei Krankheitsbilder treten dann in den Vordergrund:

a) Rückenmarksschwindsucht (Tabes dorsalis) mit Störungen der Sensibilität, der Reflexe, Blasenfunktion und Koordination;
b) die Gehirnerweichung (Paralyse) mit Veränderungen der ganzen Persönlichkeit (fortschreitende Geistesschwäche, Wahnideen, völliger geistiger Verfall).

22.3 Luesserologie

Die moderne Luesserologie beruht auf dem Nachweis spezifischer Treponema-pallidum-Antikörper im Serum (Tabelle 22.2).

Bei frühzeitiger Luesbehandlung verschwinden innerhalb von 24 Monaten 95% der IgM-Antikörper.

Beispiele:
a) TPHA- und FTA-ABS-Test reaktiv bei fehlendem Nachweis von IgM-Antikörpern: ausreichend behandelte (oder spontan abgeheilte) Lues. Der Cardiolipin-Test ist schwach positiv.
b) Werden spezifische IgG- und IgM-Antikörper besonders beim 19-IgM-FTA-ABS-Test-Patientenserum gefunden: behandlungsbedürftige Lues.

Schnell in der Praxis durchführbar ist der RPR-(Rapid-Plasma-Reagin-)Card-Test (Hynson, Westcott und Dunning, Baltimore, Maryland 21201, Fa. Pesel, Borsigallee 6, 60388 Frankfurt/M.), der etwa in der 6. Woche positiv wird.

Hierfür benötigt man etwas frisches Patientenserum, das bis zum Strich der mitgelieferten Kapillare aufgezogen wird. Diese Menge auf ein Feld der beiliegenden Karte tropfen. Dazu gibt man im freien Fall einen Tropfen des mitgelieferten Antigens (Fläschchen zuvor gut schütteln!), rührt mit einem Holzstückchen (liegt bei) um und schwenkt schließlich die Karte horizontal bis maximal 4 Minuten.

Positiv: schwarze Schollenbildung.
Negativ: Antigenkohlenpartikel bleiben fast homogen verteilt.

Es ist ratsam, eine Positivkontrolle mitlaufen zu lassen.

Die oben angegebenen Tests beruhen auf dem Vorhandensein von Antikörpern im Blut. Sie sind deshalb sehr spezifisch. Aus gleichem Grund werden diese Tests auch nach erfolgter Behandlung oft nicht negativ, die Antikörper bleiben im Blut (Abb. 22.2).

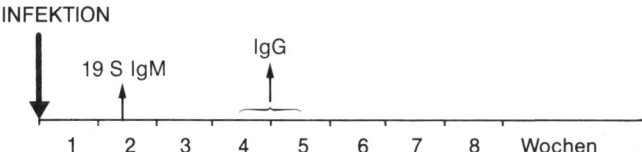

Einsetzen der Produktion von Immunglobulinen nach Infektion mit Treponema pallidum.

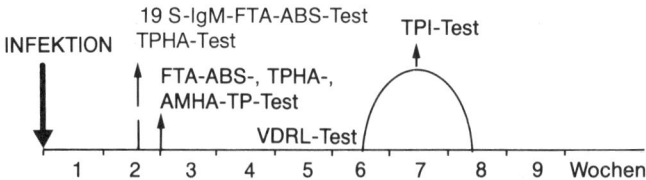

Abb. 22.2 Beginn der Reaktivität in den Syphilistests.

Tab. 22.2 Luesserologie (Übersicht)

TPHA	**Treponema-pallidum-Hämagglutinations-Test**
	Sehr empfindlich; erregerspezifisch; 2 bis 3 Wochen nach Infektion reaktiv. (Nachweis von IgM-Antikörpern nach Agglutinationsprinzip.)
Such-Test	Indikation: Einziger sinnvoller Test bei der Suche (Screening) nach jetziger oder früherer Lues.
	Ergebnis negativ: Der Fall ist erledigt, es sei denn, die Infektion liegt kürzer als 2 bis 3 Wochen zurück.
	Ergebnis positiv: behandlungsbedürftige oder ausgeheilte Lues.
	Zur Kontrolle FTA-Test.
FTA-ABS	**Fluoreszenz-Treponema-AK-Absorptions-Test**
	Gleiche Empfindlichkeit; gleiche Spezifität; etwa zum gleichen Zeitpunkt reaktiv. (Erfaßt andere Partialantigene, Antikörpernachweis durch Immunfluoreszenz.)
Bestätigungs-Test	Indikation: sinnvoll zur Bestätigung eines positiven TPHA-Tests (eher als ein 2. TPHA-Test). Sinnvoll zur Bestätigung eines schwach-reaktiven oder zweifelhaften TPHA-Tests bzw. bei Verdacht auf Laborfehler (TPHA negativ, positiver klinischer Befund).
TPI	**Treponema-pallidum-Immobilisations-Test**
	Gleiche Aussagekraft wie der FTA-ABS-Test. Aber: sehr viel aufwendiger und nur in wenigen Speziallabors durchführbar.
	Bei primärer Syphilis noch nicht reaktiv (Immobilisation lebender Lues-Treponemata).
Zweifelsfall-Test	Indikation: heute praktisch ohne Bedeutung, nur bei nach o. g. Tests verbleibenden Zweifelsfällen.
	Eventuell bei Diskrepanzen zwischen TPHA und FTA.
	Bei Verdacht auf Neurosyphilis oder Spätlatenz, in denen o. g. Tests negativ sein können.
IgM-FTA	**IgM-FTA-ABS-Test und IgM-19S-FTA-ABS-Test**
	Schon bei der Frühsyphilis positiv (also früher als TPHA etc.).
	TPHA, FTA-ABS und TPI bleiben zeitlebens positiv außer bei Therapie in sehr früher Phase (Frühsyphilis).
	Der FTA-(IgM-)Test ist dagegen bei ausreichend behandelter Syphilis aller Stadien i. d. R. nicht reaktiv.
	Nur in Speziallabors durchführbar.
Sonderfall-Test	Indikationen: eventuell zum besonders frühen Nachweis einer frischen behandlungsbedürftigen Lues zum Nachweis einer Infektion des Kindes bei Lues connata (andere Antikörper können von der Mutter stammen).
	Zur Abklärung der Frage der Behandlungsbedürftigkeit bei Fällen mit reaktivem TPH, FTA, TPI, wo nichts über Infektionszeitpunkt, Therapie und Titerverlauf zu ermitteln ist.
Cardiolipin-Reaktionen	VDRL = Veneral Disease Research Laboratory-Tests
	CMT = Cardiolipin-Mikroflockungs-Test,
	Cardiolipin-KBR,
	unspezifische Tests,
	quantitative Tests,
	einfache Technik,
	internationale Durchsetzung.
	Die klassischen Komplement- und Flockungsreaktionen haben dagegen keine Bedeutung mehr.
Verlaufkontroll-Tests	Indikationen: Verlaufs- und Therapiekontrolle durch Titerbeobachtung:
	Ein mehr als zweifacher Abfall im Titer zeigt, daß eine zwischenzeitlich durchgeführte Therapie erfolgreich war.
	Nur Titeranstieg um zwei Stufen bedeutet z. B. Neuinfektion bzw. Behandlungsbedürftigkeit.

22

22.4 Therapie

Clemizol-Penicillin G (Megacillin®, täglich 1 Ampulle i. m.); bei Frühlues 14 Tage, bei späteren Luesformen über 21 Tage. Als Alternativpräparat kann Tardocillin® verwendet werden (Benzathin-Penicillin G plus Tolycain-HCl [Tardocillin 1200®]). Bei der Frühlues am 1. und 8. Tag je 2 Ampullen Tardocillin 1200® i. m., bei Spätlues am 1., 8. und 15. Tag je 2 Ampullen Tardocillin 1200® i. m. (rechte und linke Gesäßhälfte).

Erythromycinbehandlung oral; Erycinum® 250 mg (Erythromycin-Glucoheptonat), Erythrocin® 500-mg-Tabletten (Erythromycin-Stearat); Dosierung 500 mg oral alle 6 Stunden, täglich 2 g über den Zeitraum von 15 Tagen (Frühsyphilis) oder 30 Tage (Spätsyphilis). **Bei Penicillin-Allergie:** Doxycyclin 2 × 100 mg über 15 Tage oder Erythromycin 4 × 500 mg über 15 Tage.

Herxheimer-Reaktion

Durch freiwerdende Giftstoffe infolge Erregerzerfall nach der ersten Spritze kommt es bei 50 bis 80 % der Patienten zu Fieber und verstärkten Hauterscheinungen. Im ersten und zweiten Stadium besteht meist keine Lebensgefahr; im dritten Stadium können jedoch durch Aortenaneurysmaruptur lebensbedrohliche Zwischenfälle auftreten.

Zur Abschwächung der Herxheimer-Reaktion: etwa eine halbe Stunde vor der Penicillin-Injektion 25 bis 30 mg Glukokortikosteroid (Urbason®, Solu-Decortin® H) intramuskulär und intravenös. Anschließend alle 2 Stunden über einen Zeitraum von 8 bis 10 Stunden die Temperatur messen. Bei der zweiten und den nachfolgenden Penicillin-Injektionen sind diese Maßnahmen nicht mehr erforderlich.

Zweitbehandlungen in voller Dosierung sollten durchgeführt werden, wenn

- der Titer der Nebenreaktionen wieder um zwei Stufen ansteigt,
- der Titer der Nebenreaktionen permanent hoch bleibt,
- eine Schwangerschaft vorliegt (zu Beginn des 4. Monats),
- der 19-IgM-FTA-ABS-Test reaktiv ist.

Vor Behandlung einer Spätsyphilis sind Röntgenaufnahme des Brustraumes (Aortenaneurysma?) und Untersuchung des Rückenmarkwassers dringend erforderlich.

23 Ulcus molle (weicher Schanker)

Ulcus molle ist eine sehr seltene Geschlechtskrankheit.

Erreger: Streptobazillen (Haemophilus ducreyi).

Inkubationszeit: 1 bis 2 Tage.

Bild: An der Eintrittspforte bilden sich meist mehrere weiche, schmerzhafte Geschwüre mit unterminierten Rändern. Die Umgebung ist gerötet (Differentialdiagnose zur Syphilis s. Tab. 23.1).

Nachweis: Man entnimmt Material aus dem Geschwürrand und streicht dieses auf einen Objektträger, den man dann 3mal kurz durch die Flamme eines Bunsenbrenners zieht. Anschließend mit einer Methylgrün-Pyronin-Lösung (käuflich im Handel) 5 Minuten färben; abspülen und trocknen.

Unter dem Mikroskop betrachtet, liegen die leuchtend rot erscheinenden Streptobazillen fischschwarmartig zwischen den Gewebstrümmern.

Verlauf: die Geschwüre zeichnen sich durch eine schlechte Heilungstendenz aus (6 bis 8 Wochen). In etwa 50% der Fälle kommt es zu Beteiligung der regionären Lymphdrüsen mit Tendenz zur Vereiterung (**Bubonen**). Durch Kontaktinfektionen können an deren Stellen laufend neue weiche Geschwüre auftreten.

Therapie: Antibiotika, Erythromycin 500 mg über 7 Tage, Ceftriaxon (Rocephin®) 1 × 250 mg i. m., Ciprofloxazin (Ciprobay®) 500 mg 2× tägl. über 3 Tage.

Tab. 23.1 Differentialdiagnose zwischen Ulcus durum bei Syphilis und Ulcus molle (n. Braun-Falco et al.)

	Ulcus durum	Ulcus molle
Inkubationszeit	3 Wochen	2 bis 4 Tage
Zahl der Ulzera	meist Einzahl	meist Vielzahl
Konsistenz	hart	weich
Ulkusmorphologie	kein Dreizonenaufbau	Dreizonenaufbau
Ulkusrand	nicht unterminiert	unterminiert
Symptome	schmerzlos	schmerzhaft
regionale Lymphknoten-schwellung	nicht entzündlich, hart, schmerzlos	Einschmelzungsneigung, weich, schmerzhaft

24 Lymphogranuloma inguinale

Lymphogranuloma inguinale ist ebenfalls eine seltene Geschlechtskrankheit und tritt vorwiegend in den tropischen Ländern auf.

Erreger: Chlamydia trachomatis.

Inkubationszeit: etwa 7 bis 21 Tage.

Bild: zunächst kleine, leicht schmerzhafte Erosionen an den Geschlechtsteilen mit Abheilungstendenz; 7 bis 21 Tage danach schmerzhafte Lymphknotenschwellungen in den Leisten. Durch Verschmelzung können diese sehr groß werden, und es besteht eine ausgesprochene Vereiterungstendenz mit Fistelgängen nach außen. Dieser Erkrankungszustand kann über mehrere Wochen bestehenbleiben.

Diagnose:
- Komplementbindungsreaktion (KBR > 1:64),
- direkter Nachweis mit monoklonalen Antikörpern,
- Impfung von McCoy-Zellen mit Fistelsekret (Nachweis von Einschlußkörperchen),
- histologische Untersuchung eines verdickten Lymphknotens.

Therapie: Antibiotika (im Frühstadium Sulfonamide, dann Doxycyclin 2 × 100 mg tgl. über 14–21 Tage, Erythromycin 4 × 500 mg tgl. über 21 Tage, Sulfamethoxazol 4 × 500 mg tgl. über 21 Tage, Tetracyclin 4 × 500 mg tgl. über 14 Tage.

Weitere sexuell übertragbare Erkrankungen

Eine größere Gruppe von erregerbedingten Erkrankungen, die durch sexuelle Intimkontakte übertragen werden, wird seit einigen Jahren als STD (sexually transmitted diseases) zusammengefaßt. Dazu gehören verschiedene Infektionskrankheiten, die in bezug auf die sie verursachenden Erreger zu klassifizieren sind:

1. bedingt durch Protozoen:
   - Trichomonaden,
   - Entamoeba histolytica,
   - Gardia lamblia;
2. bakterielle Infektionen:
   - Gonorrhö,
   - Kankroid,
   - Lymphogranuloma inguinale,
   - Infekte durch Salmonellen, Campylobacter, Gardnerella vaginalis, Mykoplasmen;
3. Spirochätosen:
   - Syphilis;
4. Chlamydien:
   - Lymphogranuloma venereum,
   - Vaginitis,
   - unspezifische Urethritis;
5. virusbedingt:
   - Herpes progenitalis,
   - Hepatitis A,
   - Hepatitis B,
   - Verrucae,
   - Condylomata acuminata,
   - Mollusca contagiosa,
   - Zytomegalie-Virus,
   - AIDS (HIV-Virus).

25.1 AIDS (Acquired immunodeficiency syndrome)

Erreger: Humane Immun-Defizienz-Viren (HIV); HIV sind hitzeempfindlich und finden sich in Blut, Samenflüssigkeit, Vaginalsekret, im Speichel, in Tränenflüssigkeit, Harn, Stuhl und inneren Körperflüssigkeiten (Gelenke, Liquor). Die Infektion erfolgt durch Geschlechtsverkehr (homosexuell oder heterosexuell), Bluttransfusion, kontaminierte Injektionsnadeln (bei Drogenabhängigen), transplazentar durch HIV-infizierte Mütter auf deren Kinder.

Das HIV-Retrovirus zeigt nur geringe Infektiosität: Infektionsrisiko etwa bei kontaminierten Nadeln nur 0,5%. Bei offenen Wunden jedoch ist das Infektionsrisiko hoch. Die Inkubationszeit beträgt bis zu 10 Jahre.

HIV binden sich an CD4-Rezeptoren von T-Helfer-Lymphozyten und dringen in den Zellkern ein, um hier in das Genom der Wirtszelle integriert zu werden. Die infizierte Zelle ist in der Lage, neue Viren zu produzieren, stirbt aber selbst durch die Veränderungen im Genom ab. Der Verlust der T-Helfer-Lymphozyten führt zu schweren Störungen des Immunsystems mit Schwächung der körpereigenen Abwehr.

Verlauf: Die Erkrankung verläuft in mehreren Stadien (s. Tab. 25.1, CDC-Klassifikation). Nach klinisch unbemerktem Beginn einer HIV-Infektion zunächst uncharakteristische Krankheitszeichen wie bei einem grippalen Infekt, Fieber, Müdigkeit, Abgeschlagenheit, Appetitlosigkeit, Gelenk- und Muskelschmerzen, Kopfschmerzen und Lymphknotenvergrößerung; an der Haut kann es zu einem vorübergehenden fleckförmigen Exanthem kommen (**Stadium I;** Dauer ca. 1–3 Wochen). Nach Abklingen der akuten Symptomatik beginnt die klinische Latenzphase, die mehrere Jahre dauern kann (**Stadium II**). 4–6 Wochen nach Infektion gelingt in der Regel der Nachweis von HIV-Antikörpern im Serum.

25

Tab. 25.1 Stadieneinteilung der HIV-bedingten Infektionen (CDC-Klassifikation)

Stadium I akute Infektion
- Mononukleose-ähnliches Bild
- mit akuter oder ohne akute Meningo-
  enzephalitis
- Serokonversion dokumentiert

Stadium II positive Serologie
IIA asymptomatisch

IIB plus pathologische Laborbefunde
(z. B. Thrombopenie, Lymphopenie,
T4-/T8-Verminderung, Anergie usw.)

Stadium III positive Serologie
IIIA generalisierte Lymphadenopathie

IIIB plus pathologische Laborbefunde
(s. IIB)

Stadium IV positive Serologie
IVA Allgemeinsymptome (mindestens
eines):
- unfreiwilliger Gewichtsverlust über 10%
- Fieber länger als einen Monat
- Diarrhö länger als einen Monat

IVB neurologische Symptome:
Demenz, Myelopathie, periphere
Neuropathie

IVC1 opportunistische Infektionen:
- Pneumocystis-carinii-Pneumonie
- Toxoplasmose mit Pneumonie oder
  ZNS-Befall
- intestinale Kryptosporidiose, Diarrhö
  länger als einen Monat
- Isopsoriasis, Diarrhö länger als einen
  Monat
- Strongyloidiasis mit Pneumonie oder
  ZNS-Befall oder disseminiert
- Pilzinfektionen:
  - ösophageale, bronchiale oder
    pulmonale Candidiasis
  - Kryptokokkose mit Lungen- oder
    ZNS-Befall oder disseminiert

- Aspergillose mit ZNS-Befall oder
  disseminiert
- Histoplasmose, disseminiert
- bakterielle Infekte:
- typische Mykobakteriose, disseminiert
- Virusinfektionen:
- Zytomegalie-Infektionen mit Pneumonie, gastrointestinalem Befall, Retina-
  oder ZNS-Befall
- Herpes-simplex-Infektion mit muko-
  kutaner Beteiligung (mindestens
  1 Monat dauernd, ulzerierend) oder
  Pneumonie, gastrointestinalem Befall
  oder disseminiert

IVC2 andere Infektionen:
- orale „hairy leukoplakia"
- Herpes zoster (über mehrere
  Dermatome)
- Salmonellensepsis
- Nokardiose
- Tuberkulose
- Candida-Stomatitis

IVD Malignome:
- Kaposi-Sarkom
- ZNS-Lymphom
- Non-Hodgkin-Lymphom von hohem
  Malignitätsgrad (diffus, undifferenziert)
  der B-Zellreihe oder von unbekanntem
  immunologischem Phänotyp
- Malignom des lymphatischen oder reti-
  kuloendothelialen Systems (lymphoreti-
  cular malignancy), welches mehr als
  3 Monate nach einer der oben erwähn-
  ten Infektionen auftritt

IVE Anderes:
z. B. chronisch lymphoide, interstitielle
Pneumonie; Psoriasis; andere Befunde
wie Tumoren, Wasting-Syndrom usw.,
die wahrscheinlich HIV-assoziiert sind,
aber nicht in den obigen Gruppen zuzu-
ordnen sind.

Schließlich kommt es über das Lymphadenopathiesyndrom zum AIDS-related-complex (**Stadium III**). Erst das Auftreten von opportunistischen Infektionen zeigt den Übergang in das Vollbild AIDS (**Stadium IV**).

Lymphadenopathiesyndrom (LAS): schmerzlose Vergrößerung der Lymphknoten (axillär, inguinal, Halslymphkno-

ten) über mehrere Monate; allmähliche Rückbildung der Lymphknotenschwellung, bei einigen Patienten Übergang in Vollbild von AIDS.

AIDS-related-complex (ARC): Prodromalstadium der AIDS-Erkrankung (prä-AIDS). Symptome: Müdigkeit, Krankheitsgefühl, Gewichtsabnahme, intermittierende Temperatur über mehrere

Wochen, Lymphadenopathiesyndrom, Nachtschweiß, unklare, längerfristig bestehende Diarrhöen.

Laborparameter:
- Verringerung der T4-Helfer-Lymphozyten auf weniger als $400/mm^3$, Verhältnis T4-Helfer-/T8-Suppressor-Lymphozyten weniger als 1:1 (normal: 1:1 bis 1:3,5),
- Leukopenie, Anämie, Thrombopenie,
- Hypergammaglobulinämie,
- Hauttests negativ (Anergie);

Vollbild von AIDS:
- Infektion mit opportunistischen Erregern (Pneumocystis carinii etc., s. Tab. 25.1), Candida-Infektionen, besonders im Mund und im Ösophagus;
- An der Haut zeigt sich im späteren AIDS-Stadium **Morbus Kaposi** (Tafel 69): linsen- bis fingernagelgroße, anfangs rötliche, dann livid bräunliche, leicht erhabene Tumoren im Gesicht, an der Schleimhaut, im Mund, aber auch an inneren Organen (angioblastische Sarkome),
- seborrhoisches Ekzem (nasolabial, Augenbrauen, behaarter Kopf und Brustregion; Tafel 71),
- Psoriasis (schwere Verlaufsformen mit hoher Therapieresistenz),
- häufig sind erregerbedingte Erkrankungen der Haut; Herpes simplex (Tafel 70), Herpes zoster, Molluscum contagiosum, Dermatomykosen, Condylomata acuminata sowie bakterielle Infektionen (Tab. 25.2).

Diagnose: nach dem klinischen Bild und durch Antikörper- (ELISA) oder Immunfluoreszenztest (Western-Blot) erfolgt die Untersuchung auf Antikörper gegen spezifische HIV-Proteine.

Dermatologische Befunde bei AIDS-Klassifikation nach der diagnostischen Relevanz (n. Schäfer):
- **Diagnosen I. Ordnung** (manchmal pathognomonisch): epidemisches Kaposi-Sarkom, orale Haarleukoplakie; akutes HIV-Exanthem,

Tab. 25.2 Häufigkeit dermatologischer Erkrankungen bei HIV-Infizierten (n. Schäfer)

• seborrhoisches Ekzem	31%
• Pruritus	26%
• Follikulitiden	26%
• Tinea	24%
• Kaposi-Sarkom	24%
• HSV genitoanalis	18%
• Condylomata ac.	17%
• Zoster	16%
• Mollusca contagiosa	15%
• Warzen (HPV)	15%
• bakterielle Infektionen	14%
• Syphilis (keine Seronarben)	13%
• orale Haarleukoplakie	11%
• Gonorrhö	11%
• Arzneimittel-Exantheme	9%
• Haarausfall	8%
• Psoriasis	6%

- **Diagnosen II. Ordnung** (deutlich hinweisend): Zoster (im frühen und mittleren Erwachsenenalter), extragenitale Mollusca contagiosa, ausschließlich anal lokalisierte Kondylome beim Mann, nekrotisierender Herpes analis exulcerans, orale Candida-Infektion (Soor),
- **Diagnosen III. Ordnung** (erst in Kombination mit weiteren Diagnosen von Bedeutung): seborrhisches Ekzem, Xerodermie, generalisierter Pruritus, Dermatophyten-Erkrankungen, akneiforme Follikulitiden, atypische Warzen, Psoriasisexazerbation, wiederholte Gonorrhö und/oder Syphilis, essentielle Teleangiektasien,
- **Diagnosen IV. Ordnung** (vermutlich zufällig bei HIV-Infektion aufgetreten): sämtliche bei HIV-Infizierten beschriebenen dermatologischen Befunde, deren Manifestationshäufigkeit, klinisches Bild, Verlauf usw. nicht auffallend vom Befund bei der restlichen Bevölkerung abweichen.

Therapie
- Azidothymidin (hemmt die reverse Transkriptase),
- Didioxyzitidin (DDC) (hemmt die Virusreplikation),

- immunstimulierende Präparate (z.B. IL-2 oder andere Zytokine).

Trotz größter Bemühungen ist die Prognose schlecht.

Die Verhütung einer AIDS-Infektion läßt sich durch verschiedene Maßnahmen erreichen. Es gilt insbesondere, das Infektionsrisiko des medizinischen Personals zu minimieren. Das Virus ist empfindlich gegenüber den üblichen Desinfektionsmitteln.

25.2 Trichomonadeninfektion

Bild: beim Mann oft unbemerkt und asymptomatisch, gelegentlich Urethritis-Symptome; bei der Frau weißlicher Fluor und Juckreiz, geringgradig ausgeprägte Kolpitis.

Diagnose: Lebendnachweis im Durchlichtmikroskop (Nativpräparat).

Therapie: Metronidazol (Clont®).

25.3 Mykoplasmeninfektion

Die Mykoplasmeninfekton ist eine häufige Infektionserkrankung mit Mycoplasma hominis oder Ureoplasma urealyticum. Durch Vermehrung dieser meist transienten Besiedlung der Schleimhaut kann es zu Entzündungserscheinungen kommen (Kolpitis, Urethritis, selten Salpingitis der Frau).

Diagnose: kultureller Nachweis auf speziellen Nährböden, fluoreszenzoptischer Nachweis.

Therapie: Doxycyclin 2×100 mg über 10 Tage oder Erythromycin.

Teil D

Anhang

Andrologie – Spermiogramm

Unter dem Begriff **Andrologie** wird die Lehre von der Zeugungsfähigkeit des Mannes verstanden. Etwa 15 bis 20% aller Ehen sind primär kinderlos, wobei die Störung genauso häufig beim Mann wie bei der Frau vorkommt.

Bei Kinderlosigkeit muß der Arzt zunächst eine genaue Krankengeschichte erheben und den Patienten untersuchen. Sodann erfolgt die **Samen- oder Spermauntersuchung** (Spermiogramm; zur Nomenklatur s. Tab. 26.1). In ein Spitzgläschen ist nach 5tägiger sexueller Karenz Samen zu gewinnen und nach 20 Minuten in bezug auf folgende Kriterien zu untersuchen:

Tab. 26.1 Nomenklatur

Normospermie	normale Ejakulatmenge (2 bis 6 ml)
Aspermie	kein Sperma
Hypospermie	zuwenig Sperma (< 2 ml)
Hyperspermie	zuviel Sperma (> 6 ml)
Normozoospermie	20 Mio. bis 250 Mio. Spermien pro ml
Oligozoospermie	unter 20 Mio. Spermien pro ml
Polyzoospermie	über 250 Mio. Spermien pro ml
Azoospermie	keine Spermatozoen im Ejakulat
Nekrozoospermie	alle Spermien tot (im Eosintest rot eingefärbt)
Asthenozoospermie	herabgesetzte Motilität (unter 60% bei mehr als 60% normaler Morphologie)
Teratozoospermie	über 40% abnormaler Spermatozoen (bei weniger als 60% normaler Morphologie)
Initialfruktose	> 1200 µg/ml
Viskopathie	Störung der Spermaverflüssigung

- **Menge** (normal: 2 bis 6 ml): abzulesen am graduierten Spitzglas,
- **Farbe** (normal: milchig): bei Vorhandensein von Erythrozyten bräunliche und bei Leukozyten gelbliche Verfärbung,
- **pH** (normal: 6,8 bis 8,0): am frischen Sperma zu untersuchen. Man gibt einen Tropfen des Ejakulats auf Spezialindikator (Fa. Merck; Art.-Nr. 9557),
- **Geruch:** wie Kastanienblüten,
- **Konsistenz:** Verflüssigung nach 20 bis 30 Minuten,
- **Beweglichkeitsbestimmung:**
  sehr gut beweglich: > 40%
  mäßig beweglich: 20%
  nicht beweglich: < 40%.

Man gibt einen Tropfen Ejakulat auf einen Objektträger und legt ein Deckgläschen darüber. Sodann erfolgt die Betrachtung unter dem Mikroskop; und man schätzt die lebenden und toten Spermien. Liegen nur unbewegliche Spermien vor, so kann man mit Hilfe des **Eosintests** unterscheiden, ob es sich um tote oder unbewegliche Spermien handelt: Man setzt zu einem Tropfen Sperma einen Tropfen einer 0,5%igen wässerigen Lösung von bläulichem Eosin; mit der Deckgläschenspitze etwas vermischen; Deckgläschen auflegen, 2 Minuten warten und unter 400facher Vergrößerung betrachten:

- tote Spermien: Rotfärbung,
- unbewegliche Spermien: hellrot oder farblos,
- lebende Spermien: keine Färbung.
  Prinzip: Abgestorbene Spermien sind für Eosin durchlässig, unbewegliche, lebende Spermien nicht.
- **Spermienzahl:** (Normalwert: 20 Mio. bis 250 Mio./ml)

Vorgehen: Das Ejakulat wird zunächst mit einem Glasstab gut umgerührt. Eine Blutmischpipette nach Thoma bis 0,5 füllen und mit Aqua dest. bis 11 aufziehen. Zur Abtötung der Spermien Blutmischpipette 3 Minuten auf einen Vibrator geben. Sodann die ersten Tropfen verwerfen und die Neubauer-Zählkammer beschicken. Es werden unter dem Mikroskop die Spermien in 16 Quadraten gezählt und die Zahl der Spermien pro ml nach folgender Formel bestimmt:

$$\frac{\text{Zahl der Spermien} \times 80\,000\,000}{256}$$

Eventuell beobachtete Leukozyten deuten auf einen Samenwegsinfekt.

- **Zelldifferenzierung:** Es wird nach Art des Blutausstriches ein Präparat angefertigt und nach Methanolfixierung mit Hämatoxilin-Eosin (n. Mayer-Stiasny) gefärbt. (Näheres s. spezielle Lehrbücher der Andrologie.) Im allgemeinen genügt es, normale von nicht-normalen Spermienformen zu unterscheiden. Weitere Differenzierungen beziehen sich auf Veränderungen im Kopf-, Mittelteil- und Schwanzbereich.

- **Fruktose:** Sie ist der Energiespender für die Spermazelle und wird unter Einfluß des männlichen Hormons von den Bläschendrüsen gebildet.

Die Fruktosebestimmung erfolgt enzymatisch mit Hilfe eines Photometers. Ist diese Bestimmung in der Praxis nicht möglich, so gibt man dem Ejakulat eine Messerspitze von Natriumfluorid zu und verschickt es an ein Speziallabor.

Oder 1 ml einer 0,33-n-Perchlorsäure zu 0,1 ml Ejakulat zufügen, zentrifugieren und den Überstand einsenden. Normalwert: >1200 µg/ml.

27 Hinweise zur kosmetischen Pflege

Auch im Krankenhaus ist für viele Patienten ein gepflegtes und ansprechendes Äußeres eine wichtige Bedingung für ihr körperliches und psychisches Wohlbefinden. Auf dieses Bedürfnis sollte nach Möglichkeit eingegangen werden.

Im folgenden werden deswegen die wichtigsten Grundlagen der kosmetischen Pflege kurz umrissen.

Verantwortlich für das Erscheinungsbild der Haut, insbesondere des Gesichtes, sind:

- Durchblutung
- Porendichte und Behaarung
- Talg- und Schweißabsonderung
- Hautpigmentierung („Teint")
- Elastizität.

Diese Faktoren stehen in Beziehung zueinander.

Kosmetische Maßnahmen dienen der ästhetischen Verbesserung des Aussehens. Durch geschicktes Hervorheben wie durch Überdecken kann das ursprüngliche Hautbild verändert und dem jeweils modischen Schönheitsempfinden angepaßt werden. Grundprinzip soll die Pflege der Haut sein, um ein „gepflegtes" Aussehen zu erzielen.

Falsche kosmetische Maßnahmen stören das System – bei langdauernder Fehlbehandlung erkrankt die Haut!

Bei der Anwendung von kosmetischen Präparaten sollte Sparsamkeit erstes Gebot sein. Eine jugendliche Haut bedarf außer einer gründlichen Reinigung abends und einer „leichten" Schutzcreme am Tage keiner weiteren kosmetischen Pflege. Nachtcremes nur auftragen, wenn erforderlich (sehr trockene Haut, extreme Witterungseinflüsse).

Reinigung

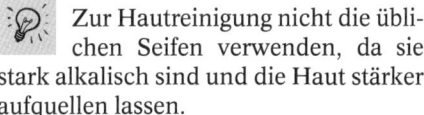 Zur Hautreinigung nicht die üblichen Seifen verwenden, da sie stark alkalisch sind und die Haut stärker aufquellen lassen.

Reinigungsmilch oder waschaktive Substanzen nahe dem Neutralpunkt sind besser geeignet.

Anwendungsform: Die im Gesicht leicht einmassierte Reinigungssubstanz abtupfen und mit viel klarem, lauwarmem Wasser nachspülen (nie Waschlappen benutzen!). Das Gesicht mit einem frischen Handtuch trocknen. Waschaktive Syndets nur verdünnt anwenden!

Nachreinigung: Sie dient der Entfernung restlicher Schmutzteilchen und wird mit einem gesichtswassergetränkten Wattebausch durchgeführt.

Bei **trockener Haut** alkoholfreie Gesichtswässer (höchstens mit 10% Alkoholzusatz), bei **normaler Haut und Mischhaut** Gesichtswasser mit 10- bis 20%igem Alkohol, bei **fettiger und unreiner Haut** Gesichtswässer mit größerem Alkoholanteil verwenden.

Wird ein Gesichtswasser als zu scharf empfunden, dann tränkt man den Wattebausch zuerst mit Wasser, bevor man ihn mit Gesichtswasser beträufelt und dann mit kreisenden Massagebewegungen über das Gesicht gleiten läßt.

Hautschälung

Vor einer chemischen Schälkur mittels Schälsalben im Rahmen kosmetischer Maßnahmen ist zu warnen, da sie den Effekt eines starken künstlichen Sonnenbrandes hervorruft. Sie darf nur unter ständiger ärztlicher Kontrolle durchgeführt werden.

27

Ungefährlich ist dagegen das sog. **Peeling:** Hierbei werden oberflächliche Hautschichten gelöst, die dann mechanisch (Reiben!) abgetragen werden.

„Packungen"
Grundwirkung: Jede Erdepackung, die mit Wasser oder einer Lotion angerührt wird, entzieht nach dem Antrocknen der Haut Feuchtigkeit. Werden sie mit Ölen oder Fetten vermischt, leicht erwärmt und dann auf die Haut aufgetragen, so erweichen diese Packungen die Hornschicht und machen sie geschmeidig; ein Flüssigkeitsverlust entsteht nicht mehr.

Tagesschutz und Nachtpflege
Sparsame Handhabung der verschiedenen Cremes! Jugendliche brauchen keine Cremes, es sei denn, ihre Haut ist großen Belastungen, z. B. Witterungseinflüssen, ausgesetzt; die Creme dient nur zum Schutz.
Tagescreme
- als Schutz gegen Austrocknung (z. B. in beheizten Räumen) nicht zu fett, feuchtigkeitserhaltend (Feuchtigkeitscreme),
- als Schutz vor Kälte, Licht und Sonne: fettend und eventuell durchblutungsfördernd.

Nachtpflege
- Jugendliche Haut 1- bis 2mal wöchentlich mit einer leichten Fettcreme einreiben,
- fette Haut: Öl-in-Wasser-Emulsionen,
- Mischhaut: schwache Wasser-in-Öl-Emulsionen,
- trockene Haut: W-/Ö-Emulsionen, sog. fette „Nähr"-Cremes,
- Altershaut: W-/Ö-Emulsionen mit besonderen Wirkstoffen, Augenfaltencreme.

Der Emulsionstyp der anzuwendenden Creme sollte dem Emulsionstyp des Hauttalges entgegengesetzt sein.

Bei fetter Haut fette Salben vermeiden!

Praktische Gesichtspunkte zur dekorativen Kosmetik
Grundierung: Viele Punkte der Make-up-Emulsion auf das vorher gereinigte und eingecremte (Feuchtigkeitscreme) Gesicht auftupfen und von oben nach unten leicht und gleichmäßig verstreichen; Haaransatz und Hals nicht vergessen! Bei Damenbart und Augenbrauen gegen die Haarwuchsrichtung streichen. Für den Tag dunkles Make-up verwenden, da es Licht schluckt. Helles Make-up läßt hervortreten und reflektiert das Licht, für den Abend günstig. Glänzendes Make-up (Glanz-Make-up) nur bei makelloser Haut verwenden.
Modellieren: mit Wangenrouge, Abdeckstiften, Lidschatten (als Puder, Compactpuder, Creme oder Flüssigkeit).
- Weiß macht groß, betont und hebt hervor (daher Falten nicht weiß abdecken),
- Rot vergrößert und läßt hervortreten (eingefallene Wangen). Ein breites Gesicht wirkt durch Blautöne schmaler. Die Lidschattenfarben müssen immer mit Kleidung und Augenfarbe abgestimmt werden.

Korrigieren
Augenbrauen: Am günstigsten sind Konturenstifte. Bei einem breiten Gesicht: die Brauen über der Nase näher zusammenzeichnen. – Bei einem schmalen Gesicht: über der Nase die Brauen etwas breiter auseinanderziehen. – Den Brauenbogen nicht zu rund und nicht zu tief ziehen, da das Aussehen sonst traurig wirkt. Bei hellem Haar und hellem Teint immer braune oder graue Stifte verwenden; schwarz wirkt hart und kalt.
Wimpern: Schwarz nur bei dunklem Haar färben oder tuschen, sonst braune Farbe oder Wimperntusche verwenden. Künstliche Wimpern passen nur zu einem Abend-Make-up.
Lidstrich: von der Mitte nach außen und

dann von der Mitte nach innen ziehen. –
Schwarzer Lidstrich wirkt zu hart, ein
weißer Lidstrich würde nicht zu den
Wimpern passen; daher dunkle Pastell-
töne verwenden. Ein dicker Lidstrich
vergrößert kleine Augen.

Lippen: Hier lohnen sich große Korrek-
turen nicht, da der Lippenstift nicht
lange haftet. Daher zieht man die natür-
liche Form der Lippen mit einem Kor-
rekturstift nach und malt sie mit einem
Lippenpinsel aus.

Dermatologische Kosmetik

Aknetoilette: Sie dient vor allem der
Eröffnung von Aknepusteln und kleinen
Zysten. Maßnahmen zur Entfettung,
Desinfektion, der Entfernung von Mit-
essern sowie ein besonderes Make-up
unterstützen die Behandlung. Besonders
wichtig ist die gründliche Reinigung.

 Mitesser nicht selbst ausdrücken.
Infektionsgefahr durch Verunrei-
nigungen der Hände!

Pflegeschema:

a) Reinigungskompressen mit wasch-
aktiven Lösungen (Syndets); nachspülen mit viel klarem, warmem Wasser,

b) betupfen mit Alkohol,

c) Dampfbäder- oder Vapozonbehand-
lung,

d) entfernen der Komedonen und Eröffnen von Talgzysten und Pusteln mit einem sterilen Moncorps-Messerchen;
anschließend erneute Desinfektion,

e) Höhensonnenbestrahlung (Lampen-
abstand und Bestrahlungsdauer beachten),

f) Kräuterheilerde-Gesichtspackung: bei
fetter Haut: mit Wasser anrühren und
feuchthalten;
bei empfindlicher oder trockener
Haut: mit Feuchtigkeitsemulsion (Li-
nola®) anrühren,

g) Abdecken mit gefärbten Aknepräpa-
raten; trockene und empfindliche
Haut vorher mit Feuchtigkeitsemulsion (Linola® oder Hydrocreme) einreiben.

Rosazea (s. S. 144): neben ärztlich ver-
ordneten Maßnahmen unterstützt die
nachfolgende kosmetische Behandlung
den Heilungsprozeß.

Pflegeschema:

a) Reinigung, dem Hauttyp entsprechend, z. B. bei Seborrhö mit Syndet-
Kompressen, trockene Haut mit sehr
milder Reinigungsmilch, sehr empfindliche Haut mit Emulsionen. Stets
mit klarem, lauwarmem Wasser nachspülen!

b) desinfizieren und adstringieren mit
milden Gesichtswässern,

c) Massage mit fast fettlosen Emulsionen: Mit den Fingerkuppen werden
kräftige, kreisende Bewegungen durchgeführt, Dauer etwa 10 Minuten; möglichst tägliche Durchführung; keine
Klopf- und Vibrationsmassage!

d) Packung: Kräuterheilerdepackung mit
Linola® angerührt, Dauer 15 Minuten;
niemals Dampfbäder oder Vapozon,

e) Tagesschutz: Ö-/W-Emulsionen; Cremes mit hoher Konzentration an äthe-
rischen Ölen oder Duftstoffen meiden,
da sich sonst die Rosazea leicht wieder
verschlechtert,

f) Make-up: auf den Hauttyp abstim-
men; Möglichst einen hellen Farbton
bevorzugen.

Milien (s. S. 113): sie treten besonders im
Gesicht auf und können leicht entfernt
werden.

a) Desinfizieren.

b) oberflächliche Haut mit einem Milien-
messer anritzen und die Milie mit zwei
Fingerkuppen, die mit sterilem Mull
umwickelt sind, herausrollen,

c) desinfizieren.

27

Abkürzungsverzeichnis

8-MOP	8-Methoxypsoralen	LAS	Lymphadenopathiesyndrom
ACTH	Adrenocorticotropes Hormon	LE	Lupus erythematodes
AIDS	Acquired immunodeficiency syndrome	LMM	Lentigo-maligna-Melanom
		LPCB	Lactophenolcotton-Blue-
ALM	akrolentiginöses malignes Melanom		(Lösung)
		LRR	Lichtreflexionsrheographie
ARA	American Rheumatism Association	LTT	Lymphozytentransformationstest
		MSH	melanozytenstimulierendes
ARC	AIDS-related-complex		Hormon
AVK	Arterielle Verschlußkrankheit	N.	Nervus
BCNU		NHL	Non-Hodgkin-Lymphome
BMZ	Basalmembranzone	NMM	(primär) noduläres malignes
BSG	Blutsenkungsgeschwindigkeit		Melanom
CDC	Center for desease control	PCR	Polymerase-Kettenreaktion
CLL	chronische lymphatische Leuk-	PCT	Porphyria cutanea tarda
	ämie	PPD	Paraphenylendiamin
CMT	Cardiolipin-Mikroflockungs-Test	PUPP	Pruritic Urticarial Papules of
CMV	Cytomegalie-Virus		Pregnancy
CT	Computertomographie	PUVA	Photochemotherapie + UV-A
c.v. I.	chronische venöse Insuffizienz	RAST	Radio-Allergo-Sorbens-Test
EBA	Epidermolysis bullosa acquisita	Re PUVA	Retinoid + PUVA
EBV	Epstein-Barr-Virus	SSM	Superficial Spreading Melanome
ELISA	Enzyme-Linked Immunosorbent	STD	Sexually Transmitted Diseases
	Assay	SUP	Selektive Ultraviolett-Photo-
FTA	Fluoreszenz-Treponema-Anti-		therapie
	körper-Test	TNM	Tumor-Nodus-Metastase
FTA-ABS	Fluoreszenz-Treponema-Anti-	TPHA	Treponema-pallidum-Hämagglu-
	körper-Absorptions-Test		tinations-Test
HIV	humane Immun-Defizienz-Viren	TPI	Treponema-pallidum-Immobili-
HLA	Human Leukocyte Antigen		sations-Test
HPV	humane Papillom-Viren	Ung.	Unguentum (Salbe)
HSV	Herpes-simplex-Virus	VDRL	Veneral Disease Research Labo-
HZV	Varicella-Zoster-Virus		ratory-Test
KBR	Komplementbindungsreaktion		
KOH	Kalium hydroxydatum (= Kali-		
	lauge)		

Glossar

Affektion: Befall, Erkrankung, Krankheit.

Akren: die Körperenden, v. a. die Enden der Gliedmaßen (i.e.S. Finger-, Zehenendglieder) sowie Nase, Kinn, Ohrmuscheln.

aktinisch: Strahlung, d. h. Licht (insbes. UV), i.w.S. auch ionisierende Strahlung betreffend.

Allergen: allergieauslösendes Antigen.

Androgene: die männlichen Keimdrüsenhormone.

Aneurysma: umschriebene, meist asymmetrische, dauerhafte krankhafte Wandausbuchtung eines vorgeschädigten arteriellen Blutgefäßes oder der Herzwand.

Antigen: Bezeichnung für Substanzen, die vom Organismus als fremd erkannt werden und die Befähigung besitzen, eine Immunantwort auszulösen (im Falle der Allergie ein „Allergen").

Aspergillose: eine meist durch Aspergillus fumigatus bedingte Schimmelpilzinfektion, bei der vorwiegend Lungenerscheinungen auftreten.

Axille: Achselhöhle.

Bubo: sicht- oder tastbare Lymphknotenschwellung.

dendritisch: verzweigt.

Dermabrasion: die Entfernung der obersten Haut- = Kutisschichten durch Abschleifen, z. B. mittels rotierender Fräse.

Dermographismus: die „Hautschrift"; die als Reaktion auf eine mechanische Reizung der Haut (Bestreichen nach Art des Schreibens) auftretende örtliche Gefäßreaktion der Haut.

Desmosom (Synonym: Macula adhaerens): eine elektronenmikroskopisch erkennbare Zellmembranverdichtung mit sog. Tonofilamenten entlang interzellulären Spalten von Epithelien.

Diathese, Diathesis: jede erblich-konstitutionelle, i.w.S. aber auch erworbene Bereitschaft (Disposition) des Organismus zu krankhaften Reaktionen an bestimmten Organen oder Organsystemen.

distal: weiter entfernt von der Körpermitte bzw. vom Herzen, vom Zentralnervensystem (vgl. proximal).

Epilation: Entfernung von Kopf- u./oder Körperhaaren.

Erythem: mehr oder weniger umschriebene Hautrötung infolge Erweiterung u. vermehrter Füllung der Blutgefäße (nach deren Ursache unterschieden als aktives u. passives, d.h. durch arterielle oder venöse Hyperämie bedingtes Erythem).

Exazerbation: neuerliche Verschlimmerung einer Krankheit.

Expositionstest: Probe zur Ermittlung des spezifischen Antigens durch Exposition des Allergikers gegenüber den in Frage kommenden Stoffen.

Exsikkation: Austrocknung.

foudroyant: blitzartig einsetzend und rapid verlaufend.

Giemen: trockenes – vorwiegend exspiratorisches – Atemgeräusch von fast pfeifendem Charakter.

Hämorrhagie: Blutung.

Hirsutismus: vermehrte Behaarung vom männlichen Typ bei der Frau.

Hiluslymphknoten: die regionalen Lymphknoten der Lunge u. Luftwege am Hilum pulmonis.

Hyperästhesie: gesteigerte Empfindlichkeit für Sinnesreize, i.e.S. für Berührungsreize, die evtl. als Schmerz empfunden werden.

Hypoxie: i.e.S. herabgesetzter Sauerstoffpartialdruck im arteriellen Blut.

Ikterus: Gelbsucht.

Impetigo (Synonyme: Eiter-, Krusten-, Pustelflechte, feuchter Grind): eitrige, mit Blasen- u. Krustenbildung einhergehende Hautinfektion.

Inguinalregion: Leistenregion.

Inokulation: Einbringung (Übertragung) von Erreger- oder Zellmaterial („Inokulum") in einen Organismus oder Nährboden; auch i.S. von Impfung.

Integument: Bedeckung, Hülle.

intestinal: den Darmkanal, i.w.S. auch den Verdauungstrakt betreffend.

Keratinozyt: keratinbildende Zelle der Haut; sog. Stachel- oder Malpighi-Zelle.

Keratitis: Sammelbegriff für Krankheiten der Hornhaut des Auges.

Kolpitis (Synonym: Vaginitis): Entzündung der weiblichen Scheide.

kongenital: angeboren.

Konjunktivitis: Bindehautentzündung, oft unter Beteiligung der Lidränder.

krural: einen Schenkel, i.e.S. den Oberschenkel, betreffend.

Läsion: umschriebene Störung einer Funktion oder des Gewebegefüges im lebenden Organismus (besser: Funktionsstörung).

Leuko(zyto)penie: Verminderung der Leuko-Zahl im peripheren Blut auf Werte < 4000/ml = < 4 G/l.

Lichen (= Flechte, Plural: Lichenes): Sammelbegriff für akute oder chron. Hautkrankheiten mit Bildung kleiner, flacher oder zugespitzter, einzeln oder gruppiert stehender, evtl. leicht schuppender Knötchen („Knötchenflechte").

livid: bläulich verfärbt, fahl.

Lymphangitis: Lymphgefäßentzündung nach Eindringen von Erregern in die Lymphkapillaren; im Bereich der Haut sichtbar als Schwellung u. streifenförmige Rötung.

Malleolus: hammerförmiger Knochenvorsprung; als Handknöchel oder – i.e.S. – als Fußknöchel.

Mazeration: Aufquellung bzw. Erweichung von Geweben durch längeren Kontakt mit Flüssigkeiten; z. B. als M. der Haut durch Schweiß.

Melanozyt: mit Melanin beladener Melanoblast, der das als Melaningranula vorliegende Pigment an sonst pigmentlose Epithelzellen (Keratinozyten) abgibt; bildet mit den melaninaufnehmenden Epidermiszellen eine funktionelle Einheit.

Myelopathie: Rücken- bzw. Knochenmarkerkrankung.

Naevus, Nävus (Plural: Naevi, Nävi): i.e.S. jede auf embryonaler Entwicklungsstörung (einschl. Phakomatose) beruhende, meist nicht-erbliche, angeborene oder später auftretende, scharf umschriebene, flächenhafte oder tumorförm. Haut- oder Schleimhautfehlbildung von im allg. konstanter Form.

Nausea: Übelkeit, Brechreiz.

Noxe (Plural: Noxen): Schädlichkeit, Krankheitsursache.

nummulär: münzenförmig.

Ösophagus: die „Speiseröhre".

Papillomatose: multiple Haut- oder Schleimhautpapillome; i.e.S. die auf die Oberfläche gerichtete Proliferation der Papillarkörper mit Wellung der Epidermis.

Pollinose: die bei Allergie durch Kontakt (meist Inhalation) mit dem spezifischen Allergen von Pollen ausgelösten Krankheitserscheinungen (in zeitl. Abhängigkeit von der Blütezeit der Pflanzen).

Prodrom, Prodromalerscheinung: uncharakteristisches Symptom, das den typischen Symptomen als Vorbote des Krankheitsgeschehens zeitlich vorangeht.

Proliferation: Vermehrung von Gewebe durch Wucherung oder Sprossung, meist im Rahmen von Entzündung, Wundheilung oder Regeneration.

proximal: näher zur Körpermitte (vgl. distal).

Prurigo: Oberbegriff für stark juckende, ätiologisch und morphologisch uneinheitliche Hauterkrankungen mit typisch urtikariellen Papeln, wobei der eigentliche Prozeß an korialen Gefäßen nebst Bindegewebe und in der Epidermis abläuft; bei Abheilung evtl. oberflächl. Narben.

pubisch: zum äußeren Genitale gehörend.

Remission: das vorübergehende Nachlassen chronischer Krankheitszeichen, jedoch ohne Erreichen der Genesung.

Salpingitis: Entzündung des Eileiters.

Seborrhö: übermäßige Entwicklung des Fettmantels der Oberhaut (Hautfett) infolge vermehrter Talgabsonderung als Symptom einer erblichen Hautkonstitution.

Sphincter: Schließmuskel.

Spirochäten: Ordnung der Bakterienklassifikation.

Stratum corneum: die Hornschicht der Epidermis als oberste Hautschicht; besteht aus verschmolzenen, keratinenthaltenden, flachen Zellen (ohne Zellorganellen).

Stria (Plural: Striae): Streifen

Synostose: knöcherne Verwachsung benachbarter Knochen.

Tel(e)angiektasie: Erweiterung der Endstrombahngefäße (Arteriolen, arterieller u. venöser Kapillarschenkel); i.e.S. die der Hautgefäße.

Tinea: chronische, mehr ekzemartige, in Schüben verlaufende oberflächliche Hautpilzerkrankung.

Titer: diejenige Antigen- oder Antikörper-Menge, die mit dem Reaktionspartner gerade noch eine deutlich positive Reaktion zeigt.

Trimenon: Zeitraum von 3 Monaten (v. a. im Säuglingsalter).

Unguentum: Salbe

Vasculitis: Gefäßentzündung.

Vasodilatation: Weitstellung von Blutgefäßen.

Viszera: Eingeweide; viszeral: die Eingeweide betreffend.

Literatur

Braun-Falco, O., Plewig, G., Wolff, H. H.: Dermatologie und Venerologie. 4. Auflage, Springer-Verlag, Berlin – Heidelberg – New York – Tokio 1995

Fitzpatrick, T. B., Johnson, R. A., Polano, M. K., Suurmond, D., Wolff, K.: Synopsis und Atlas der klinischen Dermatologie. Häufige und gefährliche Krankheiten. Blackwill-Verlag, Berlin 1993.

Much, T.: Leitfaden der praktischen Dermatologie. Springer-Verlag, Wien – New York 1994.

Orfanos, C. E., Garbe, C.: Therapie der Hautkrankheiten. Springer-Verlag, Berlin – Heidelberg – New York 1995.

Rook, A., Wilkinson, D. S., Ebling, F. J. G.: Textbook of Dermatology. Blackwill Scientific Publications, Oxford 1972.

Tebbe B., Goerdt, S., Orfanos, C. E. (Hrsg.): Dermatologie. Heutiger Stand. Thieme-Verlag, Stuttgart – New York 1995.

Sachregister